神经外科高级护理 实践

主审　黄师菊

主编　吴惠文　周志欢

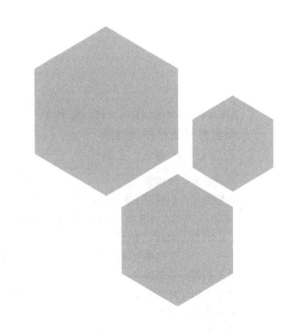

华南理工大学出版社
SOUTH CHINA UNIVERSITY OF TECHNOLOGY PRESS
·广州·

图书在版编目（CIP）数据

神经外科高级护理实践／吴惠文，周志欢主编． -- 广州：华南理工大学出版社，
2024.9． -- ISBN 978 - 7 - 5623 - 7727 - 6

Ⅰ．R473.6

中国国家版本馆 CIP 数据核字第 20248J5A01 号

Shenjing Waike Gaoji Huli Shijian

神经外科高级护理实践

吴惠文　周志欢　主编

出 版 人：**房俊东**

出版发行：华南理工大学出版社

（广州五山华南理工大学 17 号楼，邮编 510640）

http：//hg.cb.scut.edu.cn　E-mail：scutc13@ scut. edu. cn

营销部电话：020 - 87113487　87111048（传真）

策划编辑：吴兆强

责任编辑：吴兆强

特邀编辑：邓荣任

责任校对：盛美珍　李　桢

印 刷 者：广州小明数码印刷有限公司

开　　本：787 mm×1092 mm　1/16　印张：20.75　字数：475 千

版　　次：2024 年 9 月第 1 版　印次：2024 年 9 月第 1 次印刷

定　　价：68.00 元

编　委　会

主　审：黄师菊

主　编：吴惠文　周志欢

副主编：刘玉霞　颜红波　巫秋霞　王晓艳　邓丽萍

秘　书：高艳春　周　灿

参编者：（按姓氏拼音排序）

鲍惠莲　蔡有弟　陈晓群　陈晓敏　陈小玲

邓丽丹　邓丽萍　邓秋菊　段玉玉　高艳春

关玉仙　郭美君　郭小莹　黄凯燕　黄师菊

黄晓婷　何钰熙　贾　阳　江小芳　梁骊敏

刘玉霞　刘　丹　卢泽玲　雷清梅　林淑莹

孙平静　吴惠文　巫秋霞　王娜娜　王晓艳

颜红波　赵琴琴　张美丽　张敏娜　郑　敏

张佳佳　周　灿　周志欢

序

  神经外科是医学学科体系最年轻、最复杂而又发展最快的一门学科。随着科学技术的日新月异，我国神经外科事业迈入了高质量发展的新时代。同时随着新技术、新设备、新药品推陈出新应用于临床，手术难度也不断加大，"生命禁区"手术不断被攻克，这给神经外科专科护理带来了更多的挑战，也为专科护理发展提供了更好的机遇。神经外科护理具有疾病进展变化快、病情危重、护理工作量大等特点，对临床护士的专科理论知识、专业护理技术及疾病康复护理等全病程护理能力提出了更高的要求。护理人员的专业照护对神经外科疾病的治疗、转归和预后发挥着越来越至关重要的作用。

  本书以神经外科高级护理实践的视角，全面阐述了包括神经系统解剖、神经外科评估、神经外科护理评估、神经外科疾病护理、神经外科专科护理技术、神经外科疾病营养管理和吞咽障碍管理、神经外科应急处理流程及神经外科高级护理实践个案等知识，疾病阐述中还附有影像学资料，视角独特，内容新颖，具有很强的专科特色，兼具实用性、指导性和科学性，具备"新、全、准"的特点。因此，本书既可以作为神经外科护理人员的培训用书，也可作为神经外科高级护理实践人员的参考图书。

  本书的编写成员为来自广东省8所高水平医院临床经验丰富的神经外科资深护理专家，在推动广东省神经外科护理的进步与发展过程中发挥了非常重要的作用。希望本书的出版能有助于提高神经外科护理人员的专业能力，也能规范临床专科护理。

  衷心祝贺此书出版。

中山大学孙逸仙纪念医院护理部

邱逸红

2024 年 8 月

目 录

第一章 概　述

一、中国神经外科发展史

神经外科是医学中最年轻、最复杂而又发展最快的学科之一。据史书记载，公元220—265 年，神医华佗就有为患者剖颅治病的历史。据记载，20 世纪 30 年代初期，北京协和医院曾一度做过神经外科手术，但病例、病种很少，20 年间仅发现 50 例脑肿瘤。中华人民共和国成立前，我国没有独立的神经外科科室，只有几个医院的个别外科医师兼做脑部手术，如北京的关颂韬和赵以成。赵以成教授可谓是开创我国神经外科的先驱。他于1934 年毕业于北京协和医学院，1938 年留学加拿大蒙特利尔神经病学研究所，师从著名的神经外科专家 Penfield 教授，从事神经病理及神经外科临床研究。1940 年回国后，他一直从事神经外科相关工作，直到 1974 年辞世。1952 年，赵以成教授受卫生部委托，举办了全国第一个神经外科专科医师培训班，培养了许多神经外科骨干力量，我国著名的神经外科专家王忠诚、薛庆澄等人均师出此班。

中华人民共和国成立后，赵以成、王忠诚、史玉泉、段国升、涂通今等老一辈的神经外科学家在国家处于百废待兴的艰苦环境中，分别在天津、北京、上海、沈阳、西安等地的医学院、医院建立神经外科或培训神经外科医师。20 世纪 60 年代，国内各省及一些大城市已经有专门的神经外科医师，有些地方还建立了独立科室。1960 年，在河南省郑州市召开了中华医学会第七次外科学术会议，神经外科主要参加人员有赵以成、涂通今、史玉泉、段国升、薛庆澄、王忠诚等。会议制定并通过了"颅脑损伤的分类标准"。1978 年开启改革开放后，神经外科队伍不断壮大，专科医师数量增加，高素质人才持续涌现。1985 年中华医学会同意创办《中华神经外科杂志》，时任卫生部部长崔月犁写了创刊词，以示祝贺。次年（1986 年）又成立了中华医学会神经外科学分会，涂通今任名誉主任委员，冯传宜任名誉顾问，王忠诚任主任委员，史玉泉、段国升、薛庆澄任副主任委员，该分会设常委 11 人，秘书 2 人，而学会的成立扩大了该专业在国内外的影响。

自改革开放以来，国外同行不断来华访问，其中不乏国际知名大家，如 Yasargil、Drake、Hardy、Cloward、Samii、佐野圭司、铃木二郎、杉田虔一郎等。他们不仅介绍了学科领域中国际的最新动态，同时也了解了中国神经外科的快速发展，为增进相互合作奠定了基础。

我国神经外科在最近 20 年中，通过不懈的努力，已经取得了很大成绩。获益于国力日益增强，许多医疗中心陆续装备了一些先进的医疗器械，如神经导航、术中磁共振、三维数字减影血管造影、PET-CT、移动式 CT 以及各种手术器械、分析和监测仪等，使医疗和科研水平不断提高。目前，我国的神经外科手术正朝着精准外科方向发展，迈向更高水平，逐渐进入世界前列。

二、中国神经外科护理发展是大势所趋

神经外科是外科学的分支之一，是在外科学以手术治疗手段的基础上，研究人体神经系统（脑、脊髓和周围神经系统）及其附属组织（颅骨、脑膜、头皮、脑血管等）的损伤、炎症、肿瘤、畸形和某些功能紊乱疾病（如神经痛、癫痫等）的病因、发病原理、症状、诊断与防治的理论和技术，是一门高、精、尖学科。神经外科的疾病可以划分为中枢神经系统肿瘤、功能神经外科疾病、脑血管病及颅脑损伤等。大多数神经外科疾病具有起病急、病情重、病残率及病死率较高的特点。同时，在治疗和恢复的过程中，部分神经外科疾病患者伴有不同程度的功能障碍，如认知功能障碍、运动功能障碍、感觉功能障碍及语言功能障碍等，导致患者及其家人的生活质量明显下降，影响身心健康，阻碍他们回归家庭和社会。根据《中国卫生健康统计年鉴》数据，神经系统疾病的患者平均住院日在 9.01 天至 15.95 天之间。

随着神经外科医学的发展，神经外科护理应运而生。随着我国医疗卫生体制改革不断深入，神经外科患者数量逐年增长，神经外科护理工作质量对患者疾病转归和预后起着至关重要的作用。随着护理专业化的发展，专科护士在改善患者结局、降低再入院率和降低医疗费用等方面的重要性已经得到广泛认可。由此可见，为保证患者安全和护理质量，根据神经外科的特点和护理发展的趋势，发展神经外科专科护士是必需的举措之一。

三、神经外科专科护士培训的发展

临床护士的专科化、专业化发展是提升护士职业发展的重要途径，也是护理人员高层次发展的必然趋势。如何根据护士的职称、学历、年资以及专科护理能力，合理、高效地为临床使用，是护理管理者应当思考的主要问题。目前，在校本科生的专业学习以疾病基本理论知识为主，毕业后的培训以掌握工作流程、实施患者分级护理以及应急动手能力的配合为主，要实现让临床护士在夯实专业基础的前提下，更好地发挥护士的专科思维能力，在观察患者病情、对患者及家属实施专科疾病教育，解决疑难护理问题，并根据临床护理问题进行科研设计提升护理质量方面，必须进行专科化再培训。作为发展迅速的专科之一，神经外科护士更应意识到走专科化发展的必要性，精准的治疗手段和专业化的护理服务均是提高神经外科患者治愈率的坚实保障。因此，培养具有神经外科专业内涵的专科护士势在必行。

四、神经外科专科护士国内外发展现状

美国最早在 20 世纪 40 年代提出"专科护士"这一概念。美国神经科学护士委员会（ABNN）认为：神经专科护士是指从事神经专科护理工作，具有丰富的专业知识和技能，能够为神经创伤和神经疾病患者提供高质量护理服务的护理人员。我们国内认为：神经专科护士是指经过专业化培训，获得神经专科护理上岗证书，能直接向患者提供高质量护理服务的注册护士。作为专科护士为患者提供的护理服务不同于普通临床护士，他们是能在复杂的、不确定的护理情境中，依照自己的判断和自主性，向患者提供高质量护理治疗的护理人员。自 20 世纪 60 年代后，神经科护理学迅速发展，美国多所大学开设神经内科和神经外科护理学硕士学位专业课程。美国神经内科护理学会建立于 1968 年，并于 1984

年更名为美国神经科学护理学会；1969 年，全球神经学护理联盟成立、神经外科护理学杂志创刊；1978 年，世界上第一个神经学资格认证考试启动；2012 年，世界上第一个脑卒中资格认证考试开始实行，这些都标志着神经护理学作为一个护理专科得到快速发展。专科护士的概念是从 20 世纪 80 年代末引入中国。进入 21 世纪后，专科护士的培养和认证工作已经在北京、上海、广州等地逐步开展。较早发展专科护士的是造口和 ICU 两个专科，后续急诊、手术室、糖尿病、血液净化、消毒供应、肿瘤、老年以及康复等多个专业迅速发展。国家卫生健康委员会发布的《全国护理事业发展规划纲要（2016—2020）》明确提出，要分步骤在针对临床护理技术性较强的重点临床专科护理领域开展专科护士培训，选择一批临床急需、相对成熟的专科护理领域，发展专科护士，加大培训力度，提高专科护理服务水平。各家医院的护理管理者应在完善医院护理岗位设置的基础上，建立和完善专科护理岗位培训制度，制定专科护士培训方案，有计划地推送符合培训标准的护理人员参加专科护士培训。目前，神经外科专科护士的培养已经在部分省市开展，第四军医大学唐都医院在全军率先开展了神经外科专科护士的培养和资质认证，为神经外科专科护士的培养提供了一定的借鉴经验。目前，多个省市护理学会也在陆续开展神经外科专科护士的培养工作。广东省护理学会在 2023 年培养了广东省第一批神经外科专科护士 36 名，具体培养方式如下。

1. 培训对象

本科以上学历，具有 3 年以上临床护理实践经验。广东省护理学会将对报名学员进行资格审查和面试考核，择优录取。

2. 课程设计

课程以"国内外及广东省专科护士认证培训标准"为依据，参考"国外、国内其他省市专科护士认证培训课程"的内容，经广东省神经外科护理专家精心设计、充分讨论、严格审核后实施，旨在为学员提供全面、系统的神经外科专科护士理论培训和临床实践课程。

3. 主要培训内容

（1）专科基础理论：中枢神经系统基础知识，常见症状评估、体格检查、头颅 CT/MR 基本阅片，脑血管疾病、神经肿瘤、颅脑损伤、功能神经外科等亚专科疾病的基本知识，前沿创新与发展，护理新进展，神经外科护理质量与安全等。

（2）专科核心技术：专科引流管护理技术（脑室外引流、腰大池引流），颅内压监测技术，亚低温治疗技术，气道护理技术，危重患者观察与抢救技术，镇静、镇痛与谵妄管理技术，术中唤醒技术，吞咽障碍筛查与评估技术，营养筛查与评估技术，鼻肠管置管技术等。

（3）早期康复与人文护理：医康护一体化实践，VTE 防控、早期康复与延续性护理、护患沟通技巧与人文病房建设等。

（4）护理科研与创新：围绕神经外科护理研究热点与护理创新，设置护理科研选题、数据库使用、常用护理研究设计、论文写作与投稿技巧、护理创新与专利申报等。

4. 培训形式与师资

采用课堂讲授、操作示范、案例讨论、专科工作坊、临床观摩等方式。授课老师由广东省三甲医院资深医疗、护理专家担任。

5. 临床实践

(1) 实践内容：实行导师制，实践内容包括专科护理临床实践、核心技能学习、高级护理临床实践个案管理、护理教学与科研、护理质量改善等内容，实践结束后进行综合能力考核，具体实践要求和考核安排见表 1-1 和表 1-2。

表 1-1 临床实践具体要求

阶段	时长	要求
第一阶段	4周	(1) 个案≥3 例，需选其中 1 例以 word 形式上交并在基地医院进行汇报； (2) 护理查房：主持护理查房/病例讨论≥1 次； (3) 组织患教活动≥1 次； (4) 专科操作； (5) 组织教学活动 1 次
第二阶段	4周	(1) 个案≥3 例，需选其中一例以 word 形式上交； (2) 护理查房：主持护理查房≥1 次； (3) 主持患教活动一次； (4) 进行科研项目 1 项
见习与毕业周	1周	(1) 个案汇报； (2) 选题开题； (3) 临床实践结束手册上交留档； (4) 毕业活动

表 1-2 临床实践考核安排

形式	内容	方式	时间	占比/%
理论考核	理论学习内容	闭卷考试		20
操作考核	专科操作项目	实际操作	第一阶段	20
个案护理	详见第十章	书面报告	第一阶段	15
护理查房	护理查房考核表	现场考核	第二阶段	15
患教考核	患教考评表	现场考核	第二阶段	10
科研项目开题	具体要求	书面报告+汇报	第二阶段	20

(2) 实践基地：均为高水平三甲医院，获得广东省护理学会"神经外科专科护士临床实践基地"授牌。

(3) 实践时间：学员在两家基地医院各轮转 4 周，这期间安排实践基地特色工作坊见习。

（周志欢　刘玉霞）

第二章　神经系统解剖

第一节　头　皮

【摘要】头皮是覆盖于颅骨之外的软组织，在解剖学上可分为五层，分别为皮肤、皮下组织、帽状腱膜、腱膜下层、骨膜。其中前三层粘连紧密，称之为固有层，在头皮挫裂伤时容易被暴力撕脱。

【关键词】头皮；软组织；皮肤；皮下组织；帽状腱膜；腱膜下层；骨膜

【学习目标】①掌握头皮的定义；②掌握头皮的解剖结构。

一、定义

头皮是覆盖在头颅穹窿部的软组织，按位置可分为额、顶、枕和颞部。

二、头皮的结构

1. 额顶枕部

前界为眶上缘，后界为枕外隆和上项线，两侧以颞上线与颞部分界，该范围头皮可分五层结构，自外向内，依次如图 2-1 所示。

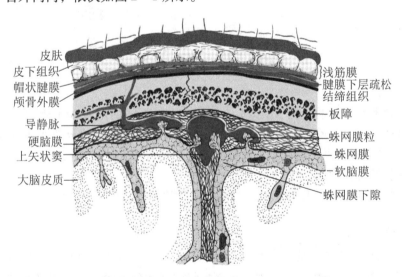

图 2-1　颅顶结构（冠状面）

（1）皮肤：厚而致密，血管及淋巴丰富，内含大量的汗腺、皮脂腺、毛囊及头发，发根穿过真皮直入皮下组织内，因而易于隐匿细菌。

（2）皮下组织：位于皮下和帽状腱膜之间。皮下组织由具有连接皮肤和帽状腱膜层的致密纤维性小梁将皮下组织分隔成许多小叶，其间充以脂肪、血管和神经。头皮自颅顶撕脱时，常将此三层一并撕脱，使颅骨骨膜暴露。

（3）帽状腱膜：为白色坚韧的膜状结构，前连额肌，后连枕肌，侧方与颞浅筋膜融合。

（4）腱膜下层：为薄层疏松结缔组织，与颅骨外膜疏松结合，其中有许多导静脉与颅内静脉窦相通。

（5）骨膜：附于颅骨表面，在颅缝处贴附紧密，其余部位贴附疏松，故骨膜下血肿可被局限在一块颅骨的范围之内，小儿粘连尤为紧密。

2. 颞部

颞部头皮向上以颞上线与额顶枕部相接，向下以颧弓上缘为界，组织结构共分为六层。

（1）皮肤：颞后部皮肤与额顶枕部相同，前部皮肤较薄。

（2）皮下组织：与皮肤结合不紧密，没有致密纤维性小梁，皮下组织有耳颞神经、颞浅动脉及静脉通过。

（3）颞浅筋膜：系帽状腱膜直接延续而成，在此处较薄弱。

（4）颞深筋膜：覆盖在颞肌表面，上起颞上线，向下分为深浅两层，分别附于颧弓的内外面，两层间合成一封闭间隙，内有脂肪组织，深层筋膜质地较硬，内含腱纤维，创伤撕裂后，手指触及裂缘，易误认为骨折。

（5）颞肌：起自颞窝表面，向下以肌腱止于颌骨缘突。颞肌表面与颞深筋膜之间有一间隙，内含脂肪。

（6）骨膜：骨膜与骨紧密结合，不易分开。

（颜红波　张敏娜　林淑莹）

第二节　颅　骨

【摘要】颅骨位于脊柱上方，由 23 块形状和大小不同的扁骨和不规则骨组成（中耳的 3 对听小骨未计入）。除下颌骨及舌骨外，其余各骨彼此借缝或软骨牢固联结，起着保护和支持脑、感觉器官以及消化器和呼吸器的起始部分的作用。

【关键词】颅骨；颅骨结构

【学习目标】①掌握颅骨的定义；②掌握颅骨的解剖结构。

一、定义

颅骨是由额骨、枕骨、蝶骨、筛骨各 1 块和顶骨、颞骨各 1 对相互连接而成。颅骨借枕外粗隆—上项线—乳突根部—下颌线—眶上缘的连线分为颅盖和颅底（见图 2 - 2）。

二、颅骨的结构

1. 颅盖部

（1）颅盖骨：由内骨板、外骨板及板障构成。颅内、外板的坚韧度几乎相同，当颅骨外板受到暴力打击时，颅骨因弹性而变形，由于内板所受的张力比较大，往往首先破裂，只有当外力的强度较大时，才可引起颅骨全层骨折。在颅底部，内骨膜与颅骨内板结合紧密，故颅底骨折时硬脑膜撕裂，会产生脑脊液鼻漏。

（2）颅盖外面：在外骨板表面可见锯齿状的骨缝，在内骨板表面呈直线状。在额骨与顶骨之间，有近于横位的冠状缝，在左右两侧顶骨之间有矢状缝，顶骨与枕骨之间为人字缝，颞骨与额顶枕骨之间为鳞状缝。在额骨前面居两眉弓之间的颅骨中空部分是额窦。

（3）颅盖内面：颅骨内面有脑回

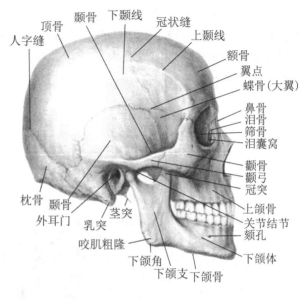

图 2 - 2　颅骨解剖

静脉窦和脑膜血管的压迹，使颅盖内面凹凸不平。正中线有矢状窦的压迹，称为矢状窦沟。在两面有呈树枝状的压迹，为硬脑膜中动脉、静脉的压迹。

2. 颅底部

（1）颅底的内面。蝶骨嵴和岩骨嵴将颅底分成三个呈阶梯状的颅窝，按其位置分别称为颅前窝、颅中窝、颅后窝（见图 2 - 3）。

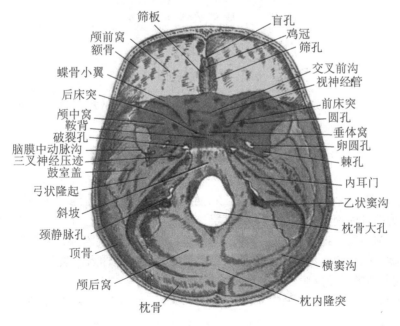

图 2 - 3　颅底内面解剖

（2）颅底的外面：前部被面颅遮盖，后部的中央为枕骨大孔。孔的前外侧有枕骨髁，孔的后方为枕外嵴，其上方为枕外粗隆。粗隆两侧是上项线（与枕横沟相对应）。颅底外面有多个孔，即颅底孔洞的外口。在茎突的后方有一小孔，为面神经通过的茎乳孔（见图2-4）。

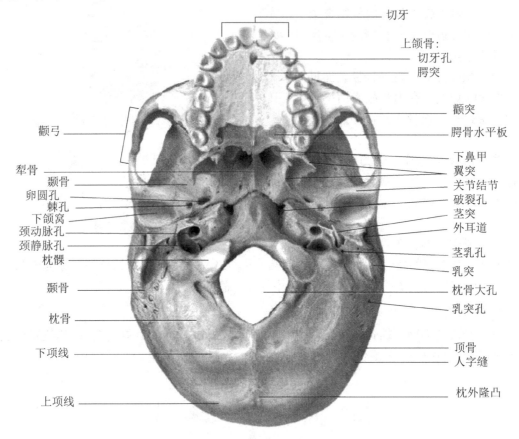

图2-4　颅底侧面解剖

（颜红波　张敏娜　林淑莹）

第三节　脑　膜

【摘要】脑膜，由外向内为硬脑膜、蛛网膜和软脑膜。硬脑膜为一厚而坚韧的双层膜，其外层为颅骨内面的骨膜，称为骨膜层；内层较外层厚而坚韧，与硬脊膜在枕骨大孔处续连，称为脑膜层。蛛网膜为一层半透明的膜，位于硬脑膜深部，其间有潜在性腔隙，为硬脑膜下隙。软脑膜为紧贴于脑表面的一层透明薄膜，并伸入沟裂。

【关键词】脑膜；硬脑膜；蛛网膜；软脑膜

【学习目标】①掌握脑膜的定义；②掌握硬脑膜、蛛网膜和软脑膜的解剖结构。

一、定义

脑的表面有三层被膜，由外向内依次是硬脑膜、蛛网膜和软脑膜，三层膜合称脑膜。

二、脑膜的结构

1. 硬脑膜

由两层坚硬致密的胶质纤维构成，缺乏弹性，在两层之间有薄层的网状组织，有血管和神经从中通过。其外层附于颅骨内表面，称为骨膜层，内层则称为脑膜层。成人的硬脑膜与颅顶骨附着疏松，易于分离，故形成一潜在的腔隙（硬膜外腔），在颅底部硬脑膜与颅骨外膜相连接，不易分离。

（1）硬脑膜突起。硬脑膜内层伸入颅腔至脑裂中形成突起，它们是大脑镰、小脑幕、小脑镰及鞍膈等。

①大脑镰呈镰刀状，在矢状位由颅顶向下伸至两大脑半球之间。上缘附着于颅顶内面的矢状沟，下缘游离与胼胝体相邻，内隐有下矢状窦。

②小脑幕呈半月状，横位于小脑与大脑枕叶和部分颞叶之间。后缘附着于枕骨的横沟，外侧缘附着在蝶骨的后床突和颞骨岩部，内侧缘游离构成小脑幕切迹，并与鞍背围成小脑幕孔，有中脑和动眼神经通过，是脑疝的好发部位之一。

③小脑镰后部附着于枕内嵴，前缘游离，呈镰刀状，部分分割小脑两半球。向上连于小脑幕，下接枕骨大孔边缘。

④鞍膈为环状皱襞，中央有一孔，漏斗从此通过。其前方附着于鞍结节和前床突，后方附着在鞍背和后床突，两侧附着于小脑幕游离缘，构成垂体窝的顶。

（2）硬膜窦（静脉窦）。

①上矢状窦位于颅顶中线偏右，居于大脑镰的上缘，主要接受大脑背外侧面上部和部分内侧面的静脉血。

②下矢状窦位于大脑镰的游离缘，在小脑幕的前缘处于大脑静脉汇合共同延为直窦。

③直窦位于大脑镰和小脑幕的汇合处，直行向后，在枕内隆凸附近于上矢状窦汇合成为窦汇，并向两侧延伸为横窦。

④横窦和乙状窦横窦位于枕骨横沟处，向前行至岩枕裂处转向下成为乙状窦。

⑤窦汇为上矢状窦、下矢状窦、直窦和左、右横窦的汇合处。

⑥枕窦位于小脑镰内，自枕内隆凸延枕内嵴向下，至枕骨大孔边缘时分为左、右支，在枕骨大孔后缘形成环窦。

⑦海绵窦位于蝶骨体的两侧，是不规则状的静脉窦。海绵窦内又有颈内动脉、动眼神经、外展神经、滑车神经和眼神经通过。

（3）硬脑膜的血管。主要来自上颌动脉发出的脑膜中动脉，是营养硬脑膜的重要血管。

2. 蛛网膜

蛛网膜薄而透明，缺乏血管和神经。蛛网膜与硬脑膜之间是硬脑膜下腔，与软脑膜之间是蛛网膜下腔，腔内有蛛网膜小梁，充满脑脊液。在脑表面的凹陷处蛛网膜下腔扩大，称为脑池。

3. 软脑膜

软脑膜薄且透明，紧贴于脑的表面，伸入到脑的沟裂中。脑的血管在软脑膜内分支成网，并进入脑实质浅层，软脑膜也随血管进至脑实质一段。由软脑膜形成的皱襞突入脑室内，形成脉络丛，分泌脑脊液。

4.脑脊液

在蛛网膜下腔和脑室中，充满无色透明的液体——脑脊液。正常成年人脑脊液的总量为 $100 \sim 150ml$，其相对密度为1，呈弱碱性。脑室内的脉络丛是产生脑脊液的主要结构。脑脊液每日分泌量为 $400 \sim 500ml$。

脑脊液的循环：脑脊液的流动具有一定的方向性。两个侧脑室的脉络丛产生脑脊液最多，这些脑脊液经室间孔流入第三脑室，再经中脑导水管流入第四脑室。各脑室脉络丛产生的脑脊液都汇至第四脑室，并经第四脑室的正中孔和外侧孔流入脑和脊髓的蛛网膜下腔。最后经矢状窦旁的蛛网膜颗粒将脑脊液回流到上矢状窦，流入硬膜静脉系统。

（颜红波　张敏娜　林淑莹）

第四节　中枢神经系统

【摘要】 中枢神经系统是人体神经系统的主体部分。中枢神经系统接收全身各处的传入信息，经它整合加工后成为协调的运动性传出，或者储存在中枢神经系统内成为学习、记忆的神经基础。人类的思维活动也是中枢神经系统的功能。

【关键词】 中枢神经系统；脑；脊髓

【学习目标】 ①掌握中枢神经系统的定义；②掌握脑和脊髓的解剖结构。

一、定义

中枢神经系统由脑和脊髓组成。

二、中枢神经系统的结构

（一）脑

脑位于颅腔内，由大脑、间脑、脑干和小脑组成（见图2-5）。

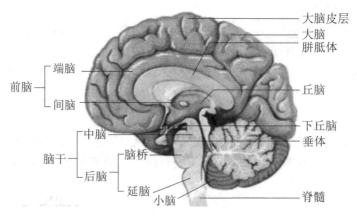

图2-5　脑的解剖

1. 大脑

大脑占人脑的大部分，略呈卵形，中间被前后向的大脑纵裂分成左右两半球。大脑半球外层为灰质，位于脑表面，称大脑皮质；其深处为白质，称为髓质。

（1）额叶：位于中央沟前方。中央沟和中央前沟之间为中央前回。其前方有额上沟和额下沟，两沟相间将额叶表面分为额上回、额中回和额下回。

（2）顶叶：位于中央沟后方，顶枕裂与枕前切迹连线之前。中央沟和中央后沟之间为中央后回。横行的顶间沟将顶叶分为顶上小叶和顶下小叶。顶下小叶又包括缘上回和角回。

（3）颞叶：位于外侧裂下方，自上而下分别称为颞上回、颞中回和颞下回。侧副裂与海马裂之间为海马回，围绕海马裂前端的钩状部分称为海马沟回。

（4）枕叶：位于顶枕裂和枕前切迹连线后方。

（5）岛叶：位于外侧裂的深部，其表面的斜行中央沟分其为长回和短回。

2. 间脑

间脑位于中脑之上，尾状核和内囊的内侧。间脑一般被分成丘脑、丘脑上部、丘脑下部、丘脑底部和丘脑后部五部分。两侧丘脑和丘脑下部相互接合，中间腔隙称第三脑室。第三脑室经其两侧的室间孔与侧脑室相通，向下通过中脑导水管与第四脑室相通。

（1）丘脑：间脑中最大的卵圆形灰质核团，位于第三脑室的两侧，左右丘脑借灰质团块相连。丘脑前端尖圆隆凸称为丘脑前结节，后端钝圆宽厚称丘脑枕，其后下方为丘脑后部，有两个隆起称内、外膝状体。

①丘脑前核：位于丘脑前结节的深处。它接受发自乳头体的乳头丘脑束，发出纤维投影至大脑半球的扣带回。②丘脑内侧核接受丘脑其他核的纤维，发出纤维投影到额叶前部皮质。③丘脑外侧核位于内髓板与髓板之间，分背部和腹部。

（2）丘脑上部：位于第三脑室顶部周围。包括左右缰三角、缰连合及后方的松果体。起于嗅觉中枢的丘脑髓纹，止于缰三角的灰质，灰质发出纤维到脑干的内脏运动核，故丘脑上部与嗅觉内脏反射有关。

（3）丘脑下部：借丘脑下部沟与丘脑分界，内侧面是第三脑室侧壁的下部。丘脑下部包括视交叉、终板、灰结节、漏斗、垂体及乳头体。丘脑下部的主要机能为水代谢、体温调节、糖代谢、脂肪代谢。

（4）丘脑底部：是中脑被盖与背侧丘脑的过渡区，其中有丘脑底核和 Forel 氏区。接受苍白球和皮质运动区的纤维，发出纤维到红核、黑质及中脑的被盖。此部位损伤，可出现对侧肢体不自主运动。

（5）丘脑后部：位于丘脑后外侧的下方，包括内侧膝状体、外侧膝状体和丘脑枕。可接受听觉纤维发出纤维组成听辐射，投影至颞叶皮质区。接受视束纤维，发出纤维称视辐射，投影到枕叶皮质。

3. 脑干

脑干包括延髓、脑桥及中脑。延髓尾端在枕骨大孔处与脊髓相接，中脑头端与间脑相接。

4. 小脑

小脑位于颅后窝内，在脑干菱形窝的背侧，与菱形窝之间的空间为第四脑室。小脑可分为蚓部和半球部。

（二）脊髓

脊髓位于椎管腔内，与脊神经直接联系，是人躯体和内脏机能活动的另一中枢。脊髓与脑之间，在形态和机能上有密切联系，既接受脑的控制和调节，又对脑的机能活动有着重要的影响和调节作用。

1. 脊髓的位置与外形

（1）脊髓。脊髓位于椎管腔内，其外形呈前后略扁的圆柱状。脊髓上端在枕骨大孔处与延髓相续，下端逐渐变细呈圆锥形，称脊髓圆锥。圆锥末端在成年人可达第一腰椎下缘水平。脊髓全长 42～45cm。

（2）脊髓的被膜。脊髓的被膜总称为脊膜，从外向内依次为硬脊膜、蛛网膜和软脊膜。硬脊膜为硬脑膜内层向椎管内的延续，在硬脊膜与椎骨骨膜之间为硬膜外间隙，其中有椎内静脉丛和脂肪组织。在纵长的脊髓外，由硬脊膜形成管状硬膜囊包裹着脊髓。硬脊膜上端紧附于枕骨大孔，下端终于第二骶椎平面，在此水平以下，硬膜囊形成硬脊膜终丝，与尾骨背面的骨膜接续成为尾韧带。在蛛网膜与硬脊膜之间为硬脊膜下腔，蛛网膜和软脊膜之间为蛛网膜下腔。

（3）脊髓和脊椎。在脊髓和脊椎的生长过程中，脊髓的生长速度比脊椎迟缓，因而脊髓的长度较脊椎短。脊髓节段与椎骨序数的关系如下：颈髓和上胸髓节段比相应的椎骨高 1 个椎骨；中胸髓较相应的椎骨高 2 个椎骨；下胸髓较相应的椎骨高 3 个椎骨；腰髓则位于 T10－T12；骶髓位于 T12－L1。各椎间孔与相应脊髓节的距离由上而下逐渐增加，从胸髓开始，神经根要向下斜行一段才能到达相应的椎间孔。腰、骶、尾部的脊神经根垂直下降很远才到达相应的椎间孔，这些垂直下降的神经根围绕终丝，形成束状，称马尾。

2. 脊髓的内部结构

脊髓由灰质和白质两部分组成。灰质集中在内部，在横断面上呈蝶形，主要包括神经元的胞体和树突；白质分布在灰质的外层，主要为神经纤维。

3. 脊髓的功能

脊髓内有多种上、下行的传导束，将脑和躯干、四肢连成整体，实现各种感觉和运动的功能。当脊髓的某部分发生病变时，脊髓的传导功能则受到影响，身体的相应部位将出现感觉和运动的障碍。

神经系统活动的基本方式是反射活动。脊髓反射的反射弧由 5 个部分组成，其中最主要的是感受器，即位于皮肤、黏膜、肌肉、肌腱、内脏等处的感觉神经末梢，它们接受刺激并将其转化为神经冲动。

（颜红波　雷清梅）

第五节　颅神经与脊神经

【摘要】颅神经各纤维成分较脊神经复杂。从胚胎发育和组织结构来讲，第Ⅰ、Ⅱ对颅神经为中枢神经系统的直接延伸，不属于周围神经系统。第Ⅲ～Ⅻ对颅神经与脑干神经核相连，支配头颈部的感觉、运动及腺体分泌功能。脊神经是周围神经，在整个脊髓上，呈左、右对称，从腹外侧和背外侧形成4束发出。

【关键词】颅神经；脊神经

【学习目标】①掌握颅神经的定义；②掌握脊神经的定义；③掌握颅神经的结构及功能；④掌握脊神经的结构及功能。

一、颅神经

人的颅神经共12对：Ⅰ嗅神经、Ⅱ视神经、Ⅲ动眼神经、Ⅳ滑车神经、Ⅴ三叉神经、Ⅵ外展神经、Ⅶ面神经、Ⅷ前庭蜗神经、Ⅸ舌咽神经、Ⅹ迷走神经、Ⅺ副神经、Ⅻ舌下神经。它们主要分布于头面部，其中迷走神经还分布到胸腹腔内脏器官。在这12对颅神经中，第Ⅰ、Ⅱ、Ⅷ对是感觉神经；第Ⅲ、Ⅳ、Ⅵ、Ⅺ、Ⅻ对是运动神经；第Ⅴ、Ⅶ、Ⅸ、Ⅹ对是混合神经（见图2-6）。

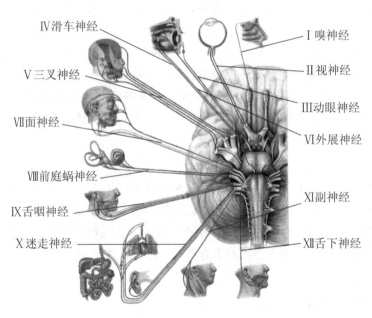

图2-6　颅神经

（一）嗅神经

嗅神经由上鼻甲和鼻中隔上部黏膜内的双极嗅细胞的中枢突聚集而成，向上穿筛孔入颅前窝，进入嗅球，嗅球内的僧帽细胞轴突构成嗅束，嗅束在额叶底面走行，向后连接嗅三角。

（二）视神经

视网膜自深层向上依次为视锥和视杆细胞（光感受器）、双极神经细胞、神经节细胞。神经节细胞的轴突向后穿过视神经乳头，构成视神经。来自视网膜鼻侧的纤维在视交叉处交叉，来自颞侧的纤维不交叉。

（三）动眼神经

动眼神经核位于中脑上丘平面，导水管周围灰质腹侧。它分为两部分：位于两侧的动眼神经核和位于中间的 Edinger-Westphal 核。前者发出一般躯体运动纤维，后者发出副交感节前纤维，两者共同形成动眼神经向腹侧走行，穿过红核、黑质，从脚间窝两侧离开脑干后，自小脑上动脉和大脑后动脉之间穿过，紧贴小脑幕边缘继续前行，然后穿过硬脑膜进入海绵窦，最后经眶上裂入眶，一般躯体运动纤维支配上睑提肌、上直肌、下直肌、内直肌和下斜肌，副交感节前纤维经睫状神经节换元后支配瞳孔括约肌和睫状肌。

（四）滑车神经

滑车神经核位于中脑下丘平面，导水管周围灰质腹侧，发出纤维向后环绕中央灰质，然后上髓帆内交叉至对侧，绕大脑脚侧面向腹侧前行，然后伴动眼神经经眶上裂入眶，支配上斜肌。

（五）三叉神经

三叉神经含有一般躯体感觉纤维和特殊内脏运动纤维，部分分支还有来自其他神经的交感和副交感纤维。特殊内脏运动纤维始于脑桥中段的三叉神经运动核，其纤维组成三叉神经运动根，并在感觉根下方出脑，然后进入下颌神经，分布于咀嚼肌等处；其内尚含有咀嚼肌的本体觉传入纤维，止于三叉神经中脑核。一般躯体感觉纤维的假单极神经元胞体位于三叉神经节（半月节）内，其中枢突构成了三叉神经粗大的感觉根，在脑桥基底部和桥臂交界处入脑，其中传导痛温觉的纤维止于三叉神经脊束核，传导触觉的纤维止于三叉神经感觉主核。

（六）外展神经

外展神经核位于脑桥下部被盖内，紧贴第四脑室底的下方，面神经运动根纤维环绕其周围并在第四脑室底形成一凸起，该凸起称为面神经丘。外展神经核发出纤维向前穿过脑桥，在桥延交界腹侧、锥体束上方穿出成为外展神经，然后沿斜坡上行至颞骨岩部尖端，自后壁穿入海绵窦，窦内沿颈内动脉外下方前行，经眶上裂入眶，支配外直肌。

（七）面神经

（1）面神经含有 4 种纤维成分。

①特殊内脏运动纤维起源于脑桥被盖部的面神经核，支配面部的表情肌。

②副交感纤维节前纤维起源于脑桥下部的上泌涎核，经相关神经节换元后支配泪腺、鼻及腭黏膜的腺体、下颌下腺及舌下腺。

③特殊内脏感觉纤维即味觉纤维，胞体位于膝状神经节内，周围突分布于舌前 2/3 的味蕾，中枢突止于孤束核。

④一般躯体感觉纤维胞体位于膝状神经节内，周围突分布于鼓膜外表面、外耳及耳道

的部分皮肤，中枢突止于三叉神经脊束核。

（2）面神经由两个根组成，一个是较大的运动根，支配面部的表情肌；另一个是较小的混合根，称中间神经，含有内脏和躯体传入以及内脏传出纤维。两根在内耳门合成一干，穿内耳道底进入与中耳鼓室相邻的面神经管，最后经茎乳孔出颅，向前穿腮腺到达面部。其主要分支如下。

①岩大神经自膝状神经节分出后，经面神经管裂孔出面神经管，达颞骨岩部前上面前行，穿破裂孔至颅底，与来自颈交感丛的岩深神经合成翼管神经，再经翼管入翼腭窝，进入翼腭神经节换元后，顺次混入上颌神经、颧神经、泪腺神经，最后到达泪腺、鼻及腭黏膜的腺体，支配其分泌。

②镫骨肌神经在面神经通过鼓室后壁时发出，支配鼓室内的镫骨肌。

③鼓索在面神经出茎乳孔之前发出，向前上穿行进入鼓室，继而穿一窄隙（岩鼓裂）出鼓室，向前并入三叉神经的下颌神经分支舌神经并随其走行分布。鼓索内包含两支纤维：味觉纤维分布于舌前 2/3 的味蕾，副交感节前纤维进入在下颌下神经节换元后到达下颌下腺和舌下腺，支配其腺体分泌。

④茎乳孔外分支面神经出茎乳孔后首先发出三小支，支配枕肌、耳后肌、二腹肌后腹和茎突舌骨肌。主干前行进入腮腺实质，在腺体内分支组成腮腺内丛，自丛中发分支至腮腺前缘，呈辐射状穿出，分布于面部表情肌。

（3）面神经的五大终支，自上而下依次为：

①颞支支配额肌和眼轮匝肌。

②颧支支配眼轮匝肌及颧肌。

③颊支支配颊肌、口轮匝肌及其他口周围肌肉。

④下颌缘支支配下唇诸肌。

⑤颈支支配阔筋膜张肌。

（八）前庭蜗神经

前庭蜗神经由前庭神经和蜗神经两部分组成，前者传导平衡觉，后者传导听觉。

（1）前庭神经的双极感觉神经元胞体在内耳底聚集成前庭神经节，周围突分布于内耳球囊斑、椭圆囊斑和三个半规管中壶腹嵴的毛细胞。中枢突组成前庭神经，经内耳门入颅，在桥小脑角处，经桥延沟外侧入脑，终于前庭神经核群和小脑等部。

（2）蜗神经的双极感觉神经元胞体在内耳耳蜗的蜗轴内聚集成蜗神经节，周围突分布于内耳螺旋器上的毛细胞，中枢突组成蜗神经，与前庭神经伴行入脑，终于蜗神经前、后核。

（九）舌咽神经

（1）舌咽神经含 5 种纤维成分。

①特殊内脏运动起自疑核，支配茎突咽肌。

②副交感纤维节前纤维起自下泌涎核，加入鼓室神经、鼓室丛，耳神经节换元后支配腮腺分泌。

③一般内脏感觉纤维神经元胞体位于舌咽神经下神经节，周围突分布于咽、舌后 1/3

处、咽鼓管和鼓室等处黏膜，以及颈动脉窦（压力感受器）和颈动脉小体（化学感受器），中枢突止于孤束核。

④特殊内脏感觉纤维神经元胞体位于舌咽神经下神经节，周围突止于舌后 1/3 味蕾处，中枢突止于孤束核。

⑤一般躯体感觉纤维神经元胞体位于舌咽神经上神经节，周围突分布于耳后皮肤，中枢突止于三叉神经脊束核。

（2）舌咽神经在延髓后沟出脑，与迷走神经、副神经同穿颈静脉孔前部出颅，孔内有膨大的上神经节（躯体感觉核），出孔时又形成稍大的下神经节（内脏感觉核）。出颅后在颈内动、静脉之间下降，继而向前经舌骨舌肌内侧到达舌根。其主要分支如下：

①鼓神经含有副交感纤维和感觉纤维，前者经耳神经节换元后支配腮腺分泌，后者主要传导鼓室和咽鼓管黏膜的一般感觉。

②颈动脉窦支至颈动脉窦和颈动脉小体，感受动脉压力变化和二氧化碳浓度变化。

③咽支与迷走神经和颈交感神经的咽支构成咽丛，支配咽肌和咽黏膜。

④舌支传导舌后 1/3 处的一般感觉和味觉。

⑤发出肌支支配茎突咽肌和腭扁桃体。

（十）迷走神经

（1）迷走神经亦含 5 种纤维成分。

①特殊内脏运动起自疑核，支配软腭及咽喉部的横纹肌。

②副交感纤维节前纤维起自迷走神经背核，随迷走神经分支分布于颈、胸、腹腔脏器（结肠脾曲以上），并在器官旁或内的副交感神经节换元后支配这些器官的平滑肌、心肌和腺体的活动。

③一般内脏感觉纤维神经元胞体位于迷走神经下神经，周围突分布于咽喉、气管、胸腔脏器、腹腔脏器、主动脉黏膜，以及主动脉弓（压力感受器）和主动脉小体（化学感受器），中枢突止于孤束核。

④特殊内脏感觉纤维神经元胞体位于迷走神经下神经节，周围突止于声门以上咽喉部的味蕾处，中枢突止于孤束核。

⑤一般躯体感觉纤维神经元胞体位于迷走神经上神经节，周围突分布于硬脑膜、耳廓及外耳道皮肤，中枢突止于三叉神经脊束核。

（2）迷走神经自延髓后沟出脑，经颈静脉孔出颅，此处有膨大的迷走神经上神经节（躯体感觉核）和下神经节（内脏感觉核）。出颅后在颈动脉鞘内下行至颈根部，此后左、右迷走神经干走行略不同。左迷走神经在左颈总动脉与左锁骨下动脉之间下行，越过主动脉弓的前方，经左肺根后方到达食管前方，分支构成左肺丛和食管前丛，于食管下段延续为迷走神经前干。右迷走神经越过右锁骨下动脉前方，经右肺根后方到达食管后方，分支构成右肺丛和食管后丛，于食管下段延续为迷走神经后干。前、后干伴食管一起穿膈肌食管裂孔进入腹腔，分布于胃前后壁，其终止为腹腔支，参与构成腹腔丛。其主要分支如下：

①喉上神经起自下神经节，分为内、外两支。外支含躯体运动纤维，并支配环甲肌；内支颈部分支分布于咽、会厌、舌根及声门以上喉黏膜，传导一般内脏感觉和味觉。

②颈心支分为 2 ～ 3 支，参与构成心丛、分布于主动脉弓壁内，感受动脉压力变化和二氧化碳浓度变化。

③耳支传导耳廓及外耳道皮肤的一般感觉。

④咽支、舌咽神经和颈交感神经的咽支构成咽丛，分布于腭肌、咽肌和咽黏膜。

⑤脑膜支传导后颅窝硬脑膜感觉。

（3）胸部的分支。

①右喉返神经在迷走神经干经右锁骨下动脉前方处发出后，自下后方绕此动脉上行，返回颈部。左喉返神经在迷走神经干跨过主动脉弓前方处发出后，自下后方绕动脉弓上行，返回颈部。在颈部，双侧喉返神经均走行于气管、食管之间的沟内，至甲状腺侧叶的深面，环甲关节后方进入喉内，终支为喉下神经。特殊内脏运动纤维支配除环甲肌以外所有的喉肌，内脏感觉纤维分布于喉黏膜。行程中尚发出分支，参与构成心丛、肺丛和食管丛。

②支气管支、食管支与交感神经的分支共同构成肺丛和食管丛，分布于气管、支气管、肺及食管，传导脏器和黏膜的感觉，支配气管的平滑肌和腺体。

（4）腹部的分支。

①胃支迷走神经前干构成胃前支，迷走神经后干构成胃后支，分别分布于胃及幽门管的前、后壁。

②腹腔支迷走神经后干的终支，与交感神经一起构成腹腔丛，分布于肝、胆、胰、脾、肾脏及结肠脾曲以上的腹部消化管。

（十一）副神经

副神经由脑根和脊髓根两部分组成。脑根起源于延髓的疑核，自延髓后沟迷走神经下方出脑后，与脊髓根同行，一起经颈静脉孔出颅后加入迷走神经，随其分支支配咽喉肌。脊髓根起源于颈髓（C1 ～ C5 或 C6）前角腹外侧的细胞柱（副神经核），其根纤维先在侧索内上升 1 ～ 2 个节段，然后在齿状韧带后方、颈髓前后两根之间传出脊髓侧面，继续在椎管内上行，经枕骨大孔入颅，与颅神经根一起经静脉孔再出颅，此后与脑根分开，在胸锁乳突肌后缘上、中 1/3 交界处继续向后下方行走，在斜方肌前缘中、下 1/3 交界处进入其深面，分支支配此两肌。

（十二）舌下神经

舌下神经核位于延髓下部的中线两旁，发出若干根丝自延髓前外侧经舌下神经管出颅，在下颈部与颈丛的交通支舌下神经襻一起走行于颈内动、静脉之间。舌下神经支配舌肌和部分舌外肌（茎突舌肌、舌骨舌肌和颏舌肌）。

二、脊神经

脊神经共 31 对，包括颈神经 8 对、胸神经 12 对、腰神经 5 对、骶神经 5 对和尾神经 1 对。每对脊神经通过脊神经根连于一个脊髓节段，借前根连于脊髓前外侧沟，借后根连于脊髓后外侧沟。

（一）颈丛

颈丛由第 1 ～ 4 颈神经前支组成，位于胸锁乳突肌上部的深面，中斜角肌和肩胛提肌上端的前方。其分支主要包括浅皮支、深肌支和交通支三大类。

（1）颈丛浅皮支均在胸锁乳突肌后缘中点附近浅出，散向各方分布于相应皮肤。主要分支如图2-7所示：

①枕小神经（C2）沿胸锁乳突肌后缘上行，分布于枕外侧及耳廓背面上部的皮肤。

②耳大神经（C2、C3）沿胸锁乳突肌表面向耳垂方向上行，分布于耳廓下部前后面及其附近的皮肤。

③颈横神经（C2、C3）沿胸锁乳突肌表面向前行，分布于颈前部的皮肤。

④锁骨上神经（C3、C4）分为2～4支，呈辐射状行向下、外方，分布于颈侧部、胸上部及肩部的皮肤。

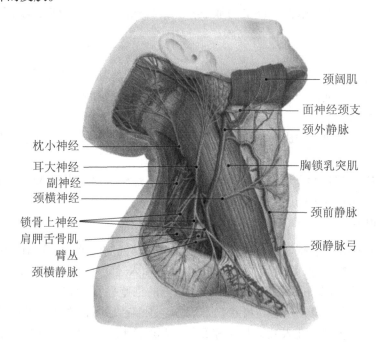

图2-7　颈丛神经

（2）颈丛深肌支除膈神经外均较短小，分布于颈深部的肌肉。膈神经（C3～C5）为混合性神经，在前斜角肌前面自外上向内下斜行，经锁骨下动脉、静脉之间经胸廓上口进入胸腔，经肺根前方，在纵隔胸膜和心包之间下达膈肌，运动纤维支配膈肌，感觉纤维分布于胸膜、心包、膈下面的部分腹膜和胆囊。

（3）颈丛交通支包括与副神经、迷走神经和交感神经之间的交通支等。其中最重要的是与舌下神经的交通支。来自C1、C2神经根的运动纤维并入舌下神经后，部分纤维沿舌下神经本干走行，支配颏舌骨肌和甲状舌骨肌；另一部分纤维离开舌下神经继续下行成为舌下神经降支，与颈降神经（来自C2、C3神经根）吻合成舌下神经袢，支配舌骨下肌群胸骨甲状肌、胸骨舌骨肌和肩胛舌骨肌。

（二）臂丛

臂丛位于下颈部及腋部之间，穿过斜角肌间隙，经锁骨后方进入腋窝。它来源于

C5～C8 神经根前支及 T1 神经根前支的一部分，随后合并为上、中、下三个干，每个干分为前后两股，再次重新组合成外侧束、后束、内侧束三个束，最后发出周围神经的分支。其分支按照发出位置可分为锁骨上部分支和锁骨下部分支（见图 2-8）。

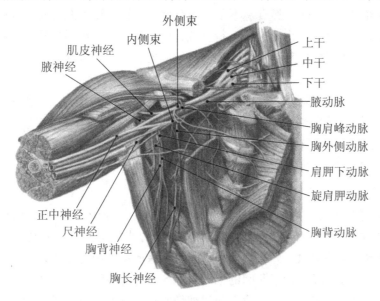

图 2-8　臂丛神经

1. 锁骨上部主要分支

（1）胸长神经（C5～C7）直接起自神经根，支配前锯肌。

（2）肩胛背神经（C5、C6）直接起自神经根，支配肩胛提肌和菱形肌。

（3）肩胛上神经（C5、C6）起自臂丛上干，支配冈上肌和冈下肌。

2. 锁骨下部主要分支

（1）胸外侧神经（C5～C7）经臂丛上干、中干和外侧束后，发出分支支配胸小肌和胸大肌（锁骨部）。

（2）肌皮神经（C5～C7）经臂丛上干、外侧束后，发出分支支配肱二头肌、喙肱肌和肱肌；其余纤维在肱二头肌下端穿出，延续为前臂外侧皮神经，分布于前臂外侧皮肤。

（3）腋神经（C5、C6）经臂丛上干、后束后，发出分支支配三角肌、小圆肌；其余纤维自三角肌后缘穿出，称为臂外侧上皮神经，分布于肩部、臂外侧上部皮肤。

（4）桡神经（C5～T1）经臂丛上干、中干、下干、后束后，在上臂进入桡神经沟之前发出肌支支配肱三头肌；再发出 3 个皮支：即上臂后侧皮神经，分布于肱三头肌表面的皮肤；臂外侧下皮神经，分布于臂外侧下部皮肤；前臂后侧皮神经，分布于前臂伸面的皮肤。

（5）肩胛下神经（C5～C7）经臂丛上干、后束，发出分支支配肩胛下肌和大圆肌。

（6）胸背神经（C6～C8）经臂丛下干、后束后，发出分支支配背阔肌。

（7）正中神经（C5～T1）经臂丛上干、中干、下干后，C5～C7 神经根纤维主要进入外侧束，C8～T1 神经根纤维进入内侧束，C5～C7 神经主要为感觉纤维，分布于手掌桡侧、拇指、示指以及中指的皮肤；其内还有运动纤维，支配旋前圆肌和桡侧腕屈肌。

C8～T1 主要是运动纤维，正中神经所支配的前臂远端及手部肌肉运动纤维均来源于此。另外，含有很少部分的感觉纤维，分布于环指桡侧半的皮肤。正中神经在上臂不发出任何分支，在肱二头肌内侧沟与肱动脉伴随至肘窝，然后穿过旋前圆肌进入前臂。

（8）尺神经（C8～T1）经臂丛下干、内侧束后，在上臂沿肱二头肌内侧沟下行至臂中部，穿内侧肌间隔至臂后内侧区，下行至肱骨内上髁及尺骨鹰嘴组成的尺神经沟，继而在尺侧腕屈肌两个头组成的腱弓下方穿过，此处称为肘管（Cubital 管），然后转至前臂内侧继续下行。

（9）胸内侧神经（C8～T1）经臂丛下干内侧束后，发出分支，与胸外侧神经协同支配胸小肌和胸大肌（胸肋部）。

（10）臂内侧皮神经和前臂内侧皮神经（C8～T1）均为纯感觉纤维，经臂丛下干、内侧束，依次从臂中份浅出，分布于臂内侧和前臂内侧的皮肤。

（三）胸神经前支

胸神经前支共 12 对，第 1～11 对走行于相应的肋间隙中，称为肋间神经；第 12 对走在第 12 肋下缘，称为肋下神经。除第 1 肋间神经分出一部分入臂丛外，其余均不形成神经丛。肋间神经在肋间内、外肌之间，沿肋骨下缘的肋沟内与肋间动、静脉伴行，行至腋前线附近离开肋骨下缘，行于肋间的中央。上 6 对肋间神经均到达各肋间隙前端，分布于相应区域的胸壁肌及皮肤，其中第 2 肋间神经的皮支与同侧臂内侧皮神经有交通。下 5 对肋间神经和肋下神经侧越过肋弓进入腹壁，支配相应的胸壁肌、腹肌、皮肤及邻近的胸腹膜的壁层。

（四）腰丛

腰丛由 L1～L3 神经根前支及 L4 神经前支的一部分组成，位于腰大肌深面，腰椎横突前方，很多重要的分支自腰椎发出。

（五）骶丛

骶丛由 L4 神经根前支的余部和 L5 神经根前支形成的腰骶干和全部骶神经及尾神经前支组成，在骶骨和梨状肌前方下行出骨盆。

（颜红波　林淑莹）

第六节　脑的动脉系统

【摘要】人脑是多血供应的器官，它丰富的血液供应以高密度的动脉分支网为特征。在安静状态下供应脑部的血液占全身心脏输出量的 15%～20%。由于持续性的神经活动的能量需要，它需要消耗大约全身 25% 的氧气。

【关键词】大脑；动脉系统

【学习目标】①掌握大脑动脉系统的概述；②掌握大脑动脉系统的各个动脉及分支；③了解颅内动脉系统血液循环及供应。

一、概述

脑循环系统的特点：由成对的颈内动脉和椎动脉在脑底相互衔接而组成；静脉系统多不与同名动脉伴行，所收集的静脉血先进入静脉窦再汇入颈内静脉；各级静脉都没有瓣膜。脑循环包括脑的动脉系统和脑的静脉系统。

（一）脑动脉的组成

脑的动脉系统包括颈内动脉系和椎-基底动脉系（见图2-9）。颈内动脉系指颈内动脉主干及其分支，主要供应额叶、顶叶和部分间脑。椎-基底动脉系指椎动脉主干、基底动脉主干以及它们的分支，供应脊髓上部、大脑颞叶、枕叶和部分间脑、脑干、小脑。

（二）脑动脉的主要特点

（1）血管壁很薄，平滑肌稀少，颅内压可防止其扩张。

（2）血管内的内弹力膜较发达，使血液对管壁的冲击力减少，几乎没有脑动脉的搏动，对脑具有保护作用。

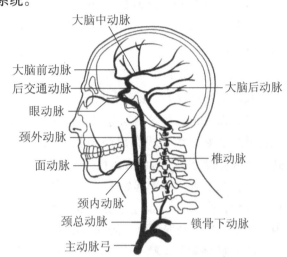

图2-9　颈内动脉系与椎-基底动脉系

（3）脑表面的中央支（或旁中央支）不如皮质支（或回旋支）吻合丰富，并且它们之间吻合也很少。

（4）主干及其分支位于脑的腹侧面（脑底面），再回绕至脑的背侧面。

二、颈内动脉系

（一）颈内动脉

颈内动脉约在第4颈椎平面、甲状软骨上缘处，由颈总动脉分出，直径为4～5mm。以颅底的颈动脉管外口为界，分为颅外段和颅内段（图2-10）。

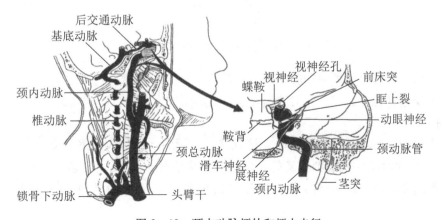

图2-10　颈内动脉颅外和颅内走行

（1）颅外段又称颈段，前面有舌下神经、面总静脉和枕动脉横过，后面与颈上交感神经节、舌咽神经、迷走神经相毗邻，前内侧有颈外动脉，前外侧有颈内静脉。

（2）颅内段可分为延续的6段：岩段、破裂孔段、海绵窦段、床突段、眼段和交通段（图2-11）。

（二）颈内动脉主要分支

颈内动脉有以下主要分支。

（1）眼动脉：为颈内动脉第一个主要分支，起自颈内动脉海绵窦段穿出硬脑膜移行于膝段处，伴视神经穿越视神经孔入眶。

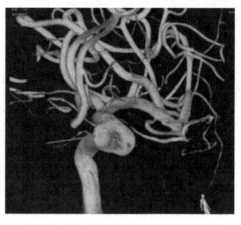

图2-11 左侧颈内动脉虹吸段动脉

（2）后交通动脉：起始于颈内动脉终段，水平后行，与椎-基底动脉系的大脑后动脉相吻合，全长约15mm。它是后交通动脉，是组成Willis环的重要动脉之一，是连接颈内动脉系和椎-基底动脉系的一座桥梁。

（3）脉络膜前动脉：多数在后交通动脉远端1.5～4.5mm处，自颈内动脉下外侧壁发出，外径约1.05mm。脉络膜前动脉参与形成侧脑室脉络丛（图2-12）。

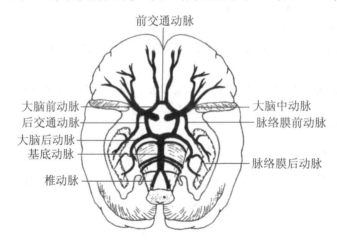

图2-12 脉络膜前动脉分布示意图（底面）

（4）大脑前动脉：为颈内动脉的终支，是Willis环的组成部分。

（5）前交通动脉：是左、右大脑前动脉中间的横支，其数目、形态、长度以及直径的变化都较大。

（6）大脑中动脉：是颈内动脉的直接延续，是颈内动脉最大的终末支，分成4个部分：①M1，从颈内动脉末端到分叉处，该段又称为蝶部；②M2，该段走行于大脑外侧裂，又称作岛部；③M3，穿出大脑外侧裂后的部分，又称为外科部；④M4，为皮质支。

三、椎－基底动脉系

（一）椎动脉

椎动脉左右各一（图 2－13）。椎动脉和基底动脉以及它们的分支统称为椎－基底动脉系统。该系统是脑血液供应的又一个主要来源，主要供血给脊髓上方、脑干、小脑、大脑枕叶。

（二）基底动脉

（1）基底动脉由左、右两条椎动脉在延髓脑桥沟汇合而成。基底动脉形态可分为直行和弯曲两类。

（2）基底动脉的主要分支有小脑下前动脉、迷路（内听）动脉、脑桥支、小脑上动脉和大脑后动脉（见图 2－14、图 2－15）。

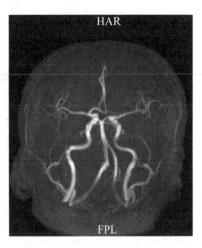

图 2－13　右侧椎动脉动脉瘤
（V4 段，血流导向装置介入术后）

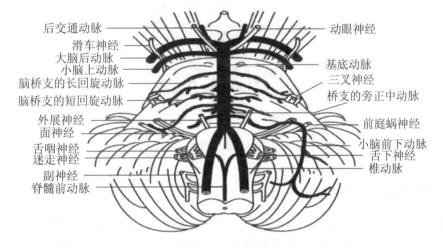

图 2－14　基底动脉及脑桥支

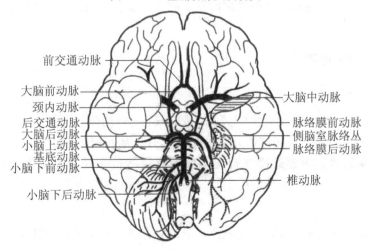

图 2－15　脑底动脉

四、大脑动脉环

大脑动脉环（cerebral arterial circle）又称基底动脉环或 Willis 环，位于脑底的视交叉、灰结节、乳头体和脚间窝的周围，居于脚间池的脑脊液中。环由成对的大脑后动脉交通前段、后交通动脉、颈内动脉、大脑前动脉交通前段和不成对的前交通动脉组成。大脑中动脉不参与此环的构成（图 2-16）。

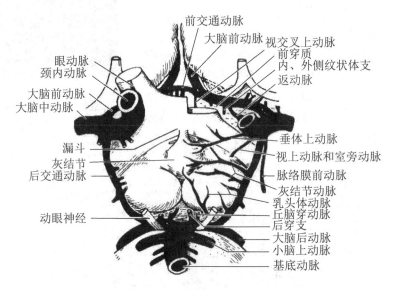

图 2-16　基底动脉环上发出的中央支（腹面观）

五、脑动脉侧支循环

脑血管疾病的各种临床表现是基于脑血液循环障碍。急性脑血液循环障碍即脑卒中，其临床特点为起病急，脑受损症状呈局灶性。一般认为，脑内各动脉并非终动脉，颈内动脉各分支之间、椎-基底动脉各分支之间皆有吻合存在。颅内外动脉之间也存在着系统间吻合。

六、重要脑区血液供应

（一）基底神经节和内囊

基底神经节包括尾状核和豆状核（壳、苍白球）、杏仁核、屏状核，它们与丘脑底核（Luys 体）、红核、黑质等构成锥体外系的组成部分。基底神经节自前脑泡壁发生，其血供皆来自颈内动脉系。内囊纤维穿行于尾状核、豆状核和丘脑之间，其血供与之基本相同。

（二）海马结构

海马结构的血液供应主要有：①脉络膜前动脉；②大脑中动脉的颞极动脉和钩动脉分布于颞极内、外侧面及钩；③大脑后的脉络膜后外侧动脉参与侧脑室脉络丛，并供应穹隆和海马连合；④颞下前动脉分布于海马旁回。

（三）丘脑

丘脑的血供来源较多，以椎－基底动脉系为主，颈内动脉系为辅，主要来自于后交通动脉、大脑后动脉和基底动脉的分支。

（四）脑干

脑干是由椎－基底动脉供血。其中，延髓部分是由椎动脉供血，脑桥部分是由基底动脉供血，中脑部分是由大脑后动脉、脉络膜前动脉和脉络膜后动脉供血。

（五）小脑

小脑是由两侧的小脑上动脉、小脑前下动脉和小脑后下动脉供血，均来自椎－基底动脉系统，3 条动脉在小脑表面相互吻合。

（吴惠文　陈晓敏）

第三章　神经外科评估

第一节　神经功能评估

【摘要】神经系统体格检查是神经功能评估的一个重要手段，主要包括颅神经、感觉功能、运动功能、神经反射、脑膜刺激征和自主神经功能。一般情况下，按照身体自上而下的部位顺序检查，并注意双侧对比。通过体格检查，护理人员对患者的病变部位、性质及疾病的严重程度形成初步了解，从而证实在病史采集中的判断。

【关键词】神经功能；评估；检查

【学习目标】①掌握神经功能评估内容及要点；②对患者进行正确的神经功能评估。

一、定义

神经功能评估主要包括感觉功能、运动功能、自主神经功能及颅神经、神经反射，下面只介绍前面四个功能。

二、神经功能评估

（一）颅神经

1. 嗅神经（第Ⅰ对颅神经）

嗅神经（olfactory nerve）为感觉性神经。检查前应先确定受检者鼻腔是否通畅、有无鼻黏膜病变，以排除局部病变对检查结果的可能影响。

测试嗅觉时，嘱受检者闭目，检查者先压住受检者一侧鼻孔，然后选用日常生活中熟悉的有挥发性气味但无刺激性气味的液体或物品，如醋、香水、薄荷、牙膏、香皂、樟脑等，置于另一侧鼻孔前，让受检者辨别不同气味；用相同方法检查另一侧鼻孔。注意不能使用酒精、氨水、福尔马林等液体，其气味可直接刺激三叉神经末梢。

受检者无法嗅到气味，即为嗅觉缺失；能嗅到气味但无法辨别，为嗅觉减退。在排除鼻腔局部病变的前提下，嗅觉障碍常提示同侧嗅神经损害，见于颅前窝颅底骨折、占位性病变等。

2. 视神经（第Ⅱ对颅神经）

视神经（optc nerve）为感觉性神经。检查内容包括视力、视野和眼底检查。

视力检查应运用标准视力表来判断，注意患者是否有复视等情况，并排除近视、老花、青光眼等眼科疾病。

视野检查应动用视野仪来精确得出，但在没条件的情况下可用手指粗测法：即与患者相对而坐，约1m距离，嘱患者保持眼球不动，护理人员用手指分别自上、下、左、右由外周向中央慢慢移动，注意手指位置应在检查者与患者之间，正常人双侧视野范围可达

120°以上，如患者与护士在各方向同时看到手指，则视野大致正常。视野缺损常说明视传导通路损害，如鞍区占位。眼底检查需要眼底镜。

3. 动眼神经、滑车神经、外展神经（第Ⅲ、Ⅳ、Ⅵ对颅神经）

可同时检查，检查内容包括眼裂（大小、是否对称）、眼睑（有无下垂、闭合不全）、眼球（位置、运动、眼震）、瞳孔（大小、形态、位置、对光反射、调节和辐辏反射）。

4. 三叉神经（第Ⅴ对颅神经）

（1）感觉功能：分别用针刺检查痛觉，棉絮检查触觉，盛冷、热水的玻璃试管检查温度觉。检查时自上而下轻触前额至下颌，由内向外轻触口鼻部至面部周边区域，注意两侧及内外的对比。根据受检者的反应确定有无感觉过敏、减退或消失以及出现的区域，进而判断属手周围支感觉障碍还是核性感觉障碍。

（2）运动功能：检查者首先观察两侧颞肌和咬肌有无萎缩；然后将双手置于受检者两侧下颌角上面咀嚼肌隆起处，嘱受检者做咀嚼动作，比较两侧咀嚼肌力量的强弱；再将双手置于受检者的颏下，向上用力，嘱受检者做张口动作，感触张口时的肌力，并以上下门齿中缝为标准，观察张口时下颌有无偏斜。一侧三叉神经运动纤维受损时，可表现为张口时下颌偏向病灶侧。

5. 面神经（第Ⅶ对颅神经）

（1）运动功能：首先观察受检者的双侧额纹、眼裂、鼻唇沟和口角是否对称；然后嘱受检者做皱眉、睁眼、闭眼、示齿、微笑、鼓腮和吹口哨等动作，观察能否正常完成、左右是否对称。一侧面神经周围性（核性或核下性）损害时，病灶侧额纹变浅、皱眉不能、闭眼无力、鼻唇沟变浅，微笑或示齿时口角向健侧歪斜，鼓腮或吹口哨时病灶侧漏气，见于面神经炎、脑干肿瘤等；一侧面神经中枢性（核上的皮质脑干束或皮质运动区）损害时，皱眉和闭眼无明显影响，仅出现病灶对侧下部面肌瘫痪，表现为鼻唇沟变浅、口角下垂，常见于脑血管病。原因是上部面肌（额肌、皱眉肌、眼轮匝肌）受双侧皮质脑干束支配，下部面肌（颧肌、颊肌、口轮匝肌等）受对侧皮质脑干束支配（见图3-1）。

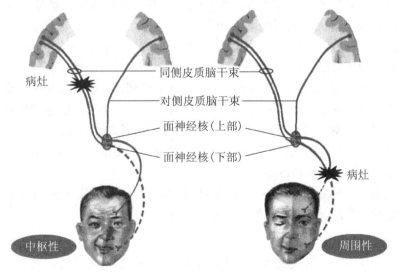

图3-1 中枢性和周围性面神经麻痹

（2）味觉功能：嘱受检者伸舌，将具有不同味感的溶液（盐、糖、醋、奎宁等）用棉签涂于舌前部的一侧，受检者此时不要说话、缩舌或吞咽，同时需要用手指出纸上的咸、甜、酸、苦四个字之一。先检查可疑病变侧，再检查另一侧。每种味觉测试完成后，先用清水漱口，再测试下一种味觉，注意对比舌两侧的味觉。面神经损害时，舌前2/3的味觉丧失。

6. 前庭蜗（位听）神经（第Ⅷ对颅神经）

（1）蜗神经（cochlear nerve）。一般采用粗测法测定听力，方法是在安静的室内，嘱受检者闭目静坐，并用手指堵塞一侧耳道，检查者以拇指与示指互相摩擦（或手持手表），自1m以外逐渐移近受检者耳部，直到其听到声音为止，测量距离。用同样方法检测另一耳听力。正常人一般约在1m处即可听到捻指音或机械表的嘀嗒声。精确法为使用规定频率的音叉或电测听器设备进行的测试。如果粗测法发现有听力减退，建议进行精确法测试及其他相应的专科检查。

音叉试验：Rinne试验和Weber试验是常见的音叉试验。Rinne试验为气骨导比较试验，将振动的音叉柄放在受检者耳后乳突上（骨导），至其听不到声音后，再将音叉移至同侧外耳道旁（气导）。正常时气导能听到的时间长于骨导（气导＞骨导），即Rinne试验阳性；感觉神经性耳聋时（内耳或蜗神经病变），虽然气导＞骨导，但两者时间均缩短；传导性耳聋时（外耳或中耳病变），骨导＞气导，即Rinne试验阴性。Weber试验为骨导偏向试验，用于比较双耳骨导听力。将振动的音叉放在受检者前额或颅顶正中。正常时两耳感受到的声音相同；传导性耳聋时患侧较响，即Weber试验阳性；感觉神经性耳聋时健侧较响，即Weber试验阴性。

（2）前庭神经（vestibular nerve）。该神经功能较复杂，与躯体平衡、眼球运动、肌张力体位反射、自主神经功能等有关。前庭神经受损时，受检者可出现眩晕、呕吐、眼球震颤、步态不稳、向患侧倾倒等症状。

7. 舌咽神经、迷走神经（第Ⅸ、Ⅹ对颅神经）

（1）运动功能：通过与患者谈话，观察受检者有无声音嘶哑、带鼻音或失音。检查有无吞咽困难，饮水有无反流及呛咳。再嘱其张口发"啊"音，观察悬雍垂是否居中，双侧软腭上抬是否有力、对称。一侧舌咽迷走神经麻痹时，病灶侧软腭上抬受限，位置较低，悬雍垂偏向病灶对侧，见于吉兰-巴雷综合征等。若悬雍垂居中，但双侧软腭上抬受限，甚至完全不能上抬，则提示双侧舌咽、迷走神经麻痹；若双侧皮质脑干束受损，受检者可出现构音障碍和吞咽困难，而咽反射存在，常见于两侧半球的脑血管病变。

（2）感觉功能：嘱受检者张口，用棉签轻触两侧软腭和咽后壁，观察有无恶心、呕吐，询问受检者有无触碰感觉；味觉检查方法同面神经。咽部感觉减退或丧失，舌后1/3味觉减退或丧失，提示舌咽神经损害。

（3）咽反射：用棉签轻触受检者两侧咽后壁黏膜，正常反应为作呕、软腭上抬。一侧舌咽和迷走神经受损时，患侧咽反射减弱或消失。

8. 副神经（第Ⅺ对颅神经）

检查时，先观察有无斜颈或塌肩，胸锁乳突肌与斜方肌有无萎缩；然后检查者将一手置于受检者腮部，嘱其对抗阻力做转颈动作，以测试其胸锁乳突肌的肌力；检查者将两手置于受检者双肩向下按压，嘱其对抗阻力做耸肩动作，以测试其斜方肌的肌力。一侧副神经受损时，可出现肌肉萎缩，受检者不能向对侧转颈，患侧肩下垂并耸肩无力；双侧副神经受损时，受检者头前屈无力，直立困难，多呈后仰位，仰卧位时不能抬头。副神经损害多见于肌萎缩侧索硬化等症状。

9. 舌下神经（第Ⅻ对颅神经）

检查时先嘱受检者张口，观察舌在口腔内的位置、形态、有无肌纤维颤动；然后嘱受检者伸舌，观察有无伸舌偏斜、舌肌萎缩；再请受检者用舌尖分别顶推两侧口颊部，检查者用手指按压受检者腮部，测试肌力强弱。

（二）感觉功能

1. 浅感觉

浅感觉包括来自皮肤和黏膜的触觉、痛觉、温度觉。

（1）触觉：用棉絮轻触受检者皮肤或黏膜，询问是否察觉及感受的程度，也可以让受检者口头计数所察觉到的棉絮接触的次数。注意两侧对称部位的比较，判断有无触觉障碍、类型（感觉减退或缺失）及范围。触觉障碍常见于脊髓丘脑前束（粗略触觉）损伤或脊髓丘脑后束（精细触觉）损伤。

（2）痛觉：用大头针轻刺受检者的皮肤，询问有无疼痛及疼痛程度。注意两侧对称部位的比较，判断有无痛觉障碍、类型（感觉过敏、减退或缺失）及范围。痛觉障碍常见于脊髓丘脑侧束损伤。

（3）温度觉：用分别盛有热水（40～50℃）和冷水（5～10℃）的玻璃试管，交替接触受检者皮肤，让其辨别"热"或"冷"。注意两侧对称部位的比较，判断有无温度觉障碍、类型（感觉倒错、减退或缺失）及范围。温度觉障碍常见于脊髓丘脑侧束损伤。

2. 深感觉

深感觉包括来自肌腱、肌肉、骨膜、关节的运动觉、位置觉、振动。深感觉障碍见于脊髓后索损伤。

（1）运动觉：用示指和拇指轻持受检者手指或足趾的两侧，做被动伸或屈的动作，嘱受检者根据感觉说出"向上"或"向下"。如果受检者判断方向有困难，可加大关节被动运动的幅度，或尝试较大的关节（腕、肘、踝、膝）。

（2）位置觉：将受检者肢体移动至某一位置，让其回答所处位置，或用对侧肢体模仿移动位置。

（3）振动觉：将振动的音叉柄（128Hz）置于受检者骨隆起处，如足趾、内踝、外踝、髂前上棘、胫骨结节、指尖、桡骨茎突、肘部、锁骨等，询问有无振动感，注意两侧对比。

3. 复合感觉

复合感觉又称为皮质感觉，是大脑顶叶皮质对深浅感觉进行综合分析、比较、整合和判断的结果。复合感觉障碍多见于皮质病变。

（1）皮肤定位觉：用手指或棉签轻触受检者的体表某处皮肤，让受检者指出被触部位。正常人误差在10cm以内。

（2）两点辨别觉：用分开的两脚规钝头轻触受检者皮肤上的两点，若受检者能分辨为两点，则再逐步缩小双脚间距，直至受检者感觉为一点时，测其实际间距。正常人身体不同部位的分辨能力不同，舌尖、鼻端、指尖的敏感度最高，四肢近端和躯干敏感度较低。

（3）实体觉：嘱受检者用单手触摸熟悉的物件，如硬币、钥匙、钢笔等，并说出物件的名称、形状、大小。先检查功能差的一侧，再检查另一侧。

（4）图形觉：用钝物在受检者皮肤上画圆形、方形、三角形等简单图形，或写一、二、十等简单的字，观察其能否正确识别。

（三）运动功能

1. 肌容积

肌容积（muscle bulk）是指肌肉的体积。观察和比较对称部位的肌肉容积，注意有无萎缩或假性肥大、有无肌束震颤，还可用软尺测量肢体周径，以便左右比较和随访观察。若有肌肉萎缩或肥大，应注意其发生部位、分布和范围，以便确定其受累的肌肉或肌群。肌萎缩常见于下运动神经元病变和肌肉病变。运动神经元病（如肌萎缩侧索硬化）和脊髓空洞症患者，还可伴有肌束震颤。上运动神经元病变（如脑血管病）时，瘫痪肢体可发生失用性肌萎缩。

2. 肌力

肌力（muscle strength）是主动运动时肌肉产生的最大收缩力。检查时，嘱受检者做各关节的随意运动或维持某种姿势，观察运动的速度、幅度和耐久度，然后施以阻力与其对抗，判断其肌力的强弱。注意两侧肢体肌力的对比，并考虑右利手或左利手所致两侧肢体肌力的生理差异，尤其是上肢。肌力的记录常采用 Lovett 0 ～ 5 级的六级肌力分级法，见表 3 – 1。

表 3 – 1　Lovett 肌力分级

级别	肌力表现
0 级	肌肉无任何收缩（完全瘫痪）
1 级	肌肉可轻微收缩，但不能活动关节，仅在触摸肌肉时感觉到
2 级	肌肉收缩可引起关节活动，但不能对抗地心引力，肢体不能抬离床面
3 级	肢体能抬离床面，但不能对抗阻力
4 级	肢体能对抗阻力，但较正常差
5 级	正常肌力

3. 肌张力

肌张力（muscular tone）是指静止松弛状态下肌肉的紧张度，正常肌肉均有一定张力。肢体被动运动时，可感受到这种张力的存在。嘱受检者完全放松被检肢体，检查者通过触摸检查受检者肌肉硬度以及关节被动运动时的阻力进行判断。

（1）肌张力增高：触摸肌肉较硬，被动运动时阻力较大。

（2）肌张力降低：触摸肌肉松弛，被动运动时阻力减小，关节活动范围增大。

4. 不随意运动

（1）震颤（tremor）：主动肌和拮抗肌交替收缩的节律性摆动样动作，常见于上肢、下肢、头、舌、眼睑等处。

（2）舞蹈样动作（choreatic movement）：为面部肌肉及肢体出现的不能控制、无目的、无规律快速多变、运动幅度大小不等的不自主运动。

（3）手足搐搦（tetany）：发作时手足肌肉呈紧张性痉挛。

（4）痉挛发作：肌肉阵发性不自主收缩，常见于癫痫发作。

5. 共济运动

共济运动（coordination movement）是指机体完成任一动作时，依赖某组肌群协调一致的运动。

（1）指鼻试验（finger-to-nose test）：嘱受检者手臂外旋、伸直，用示指触碰自己的鼻尖，先慢后快，先睁眼后闭眼，重复上述动作。小脑半球病变者，病灶侧指鼻试验不准，接近鼻尖时动作变慢，睁眼、闭眼无明显差异，可出现动作性震颤。感觉性共济失调者（深感觉传导路径损伤），睁眼时指鼻试验稳准，闭眼时指鼻试验很难完成动作。

（2）跟－膝－胫试验（heel-knee-shin test）：受检者仰卧，嘱其高抬一侧下肢，然后将足跟置于对侧下肢的膝部，再沿胫骨前缘向下移动至足背，先睁眼后闭眼，重复进行。小脑损害者抬腿和触膝动作幅度大、不准确，贴胫骨下移时摇晃不稳。感觉性共济失调者闭眼时足跟难以准确触及膝盖，下移时不能保持和胫骨的接触。

（3）轮替试验（rapid alternating test）：嘱受检者做快速、往复动作，观察其准确性和协调性。如伸直手掌做前臂快速旋前、旋后动作，手掌和手背快速交替接触桌面或床面，伸指握拳快速交替等。

（4）闭目难立征（romberg sign）：嘱受检者直立，双足并拢，两臂前伸，先睁眼，后闭眼，观察其姿势平衡性，若出现身体摇晃或倾斜，则为阳性。

6. 步态

（1）蹒跚步态（waddling gait）：走路时，身体左右摇摆如鸭步。

（2）酒醉步态（drunken gait）：行走时，躯干重心不稳，步态紊乱如醉酒状。

（3）共济失调步态（ataxic gait）：起步时一脚高抬，骤然垂落，双目下视，两脚间距很宽，摇晃不稳，闭目时不能保持平衡。

（4）慌张步态（festination gait）：起步困难，起步后小步急速前冲，身体前倾，越走越快，难以止步。

（5）跨阈步态（steppage gait）：患足下垂，行走时必须高抬下肢才能起步。

（6）剪刀步态（scissors gait）：由于下肢肌张力增高，移步时下肢内收过度，两腿交叉呈剪刀状。

（7）间歇性跛行（intermittent claudication）：步行中因下肢突发性酸痛、软弱无力，患者被迫停止行进，需休息片刻后才能继续走动。见于血栓性动脉脉管炎、腰椎间盘突出症等。

（四）神经反射

1. 浅反射

浅反射（superficial reflexes）是指刺激皮肤、黏膜或角膜引起的肌肉快速收缩反应。其反射弧比较复杂，除了脊髓节段性的反射弧外，还有冲动到达大脑皮质，然后随锥体束下降至脊髓前角细胞。因此，当中枢神经系统或周围神经系统病变时，均可出现浅反射减弱或消失。

（1）角膜反射（corneal reflex）：将一手的食指置于受检者眼前约30cm处，引导其眼睛向内上方注视，另一手用棉签上的细纤维由受检者眼外侧，从视野外向内接近并轻触角膜，注意避免触及眼睫毛、巩膜。正常反应为该侧眼睑迅速闭合，称为直接角膜反射；对侧眼睑也同样出现闭合，称为间接角膜反射。直接角膜反射消失，间接角膜反射存在，见于该侧面神经瘫痪（传出障碍）；直接与间接角膜反射均消失（传入障碍），见于该侧三叉神经病变；深昏迷患者角膜反射完全消失。

（2）咽反射（gag reflex）：用棉签轻触受检者两侧咽后壁黏膜，正常反应为作呕、软腭上抬。一侧舌咽、迷走神经受损时，患侧咽反射减弱或消失。

（3）腹壁反射（abdominal reflex）：受检者仰卧位，双膝稍屈曲、腹壁放松，然后用棉签杆分别沿肋缘下（上）、平脐（中）、腹股沟上（下），由外向内轻而快速地划过腹壁皮肤。正常反应为受刺激部位的腹壁肌肉收缩。双侧腹壁反射均消失。常见于昏迷、麻醉、深睡、急腹症患者或1岁内婴儿；一侧腹壁反射消失常见于同侧锥体束损伤。肥胖老年人及经产妇等人群的腹壁过于松弛，腹壁反射不易引出。

（4）提睾反射（cremasteric reflex）：受检者仰卧位，双下肢稍分开，然后用棉签杆由下而上轻划股内侧近腹股沟处皮肤。正常反应为同侧提睾肌收缩，睾丸上提。双侧反射消失见于腰髓1～2节损伤；一侧反射减弱或消失见于锥体束损伤。局部病变如腹股沟疝、阴囊水肿等，也可影响提睾反射。

（5）跖反射（plantar reflex）：受检者仰卧位，双下肢伸直，检查者手持受检者踝部，用棉签杆沿足底外侧，由足跟向前划至小趾根部足掌时，再转向拇趾侧。正常反应为足趾向跖面屈曲，反射消失见于骶髓1～2节损伤。

2. 深反射

（1）肱二头肌反射（biceps reflex）：受检者坐位或卧位，肘部半屈，坐位时检查者左手需托扶住受检者肘部，检查者将左手拇指或中指置于受检者肱二头肌肌腱上，右手持叩诊锤叩击此手指。正常反应为肱二头肌收缩，前臂快速屈曲。

（2）肱三头肌反射（triceps reflex）：受检者坐位或卧位，上臂外展，肘部半屈，检查者左手托扶其上臂，右手持叩诊锤直接叩击受检者鹰嘴上方的肱三头肌肌腱。正常反应为肱三头肌收缩，前臂伸展。

（3）桡骨膜反射（radial reflex）：受检者坐位或卧位，前臂半屈半旋前位，检查者左手托扶受检者腕部使其自然下垂，右手持叩诊锤叩击受检者桡骨茎突。正常反应为肱桡肌收缩，前臂旋前、屈肘。

（4）膝腱反射（knee jerk reflex）：受检者取坐位或仰卧位。坐位时，膝关节屈曲90°，小腿自然下垂；仰卧位时，检查者用左手从双膝后托起其双下肢，使膝关节压曲约

120°，右手持叩诊锤叩击髌骨下方股四头肌肌腱。正常反应为小腿伸展。

（5）跟腱反射（achilles tendon reflex）：又称踝反射（ankle reilex）。受检者仰卧位，下肢外旋外展位，屈膝约90°，检查者用左手握住受检者足掌使足背屈成直角，右手持叩诊锤叩击受检者的跟腱，正常反应为腓肠肌收缩，足向跖面屈曲。卧位不能引出者，可叮嘱受检者跪位，双足自然下垂，或俯卧位，屈膝约90°，然后轻叩跟腱，正常反应同前。

（6）阵挛（clonus）：深反射高度亢进的表现，见于锥体束损害。①踝阵挛：受检者取仰卧位，膝关节半屈曲；检查者一手托扶受检者小腿，另一手握住受检者足掌前端，迅速而突然用力使踝关节背屈，并持续施压于足底。阳性反应为腓肠肌与比目鱼肌持续性节律性收缩，使足部呈现交替性屈伸动作。②髌阵挛：受检者取仰卧位，下肢伸直，检查者用拇指和示指捏住受检者髌骨上缘，快速用力向下方推动数次后维持推力。阳性反应为股四头肌节律性收缩，使髌骨连续上下移动。

（7）霍夫曼征（Hoffmann sign）：深反射高度亢进的表现，多见于锥体束损伤，尤其是颈髓病变。受检者手指微屈，检查者左手持握受检者腕部，右手中指及示指夹持受检者的中指并稍向上提，使其腕部轻度过伸，然后检查者以右手拇指快速弹刮受检者的中指指甲。阳性反应为其余四指轻度掌屈。

3. 病理反射

（1）巴宾斯基征（Babinski sign）：是最经典的病理反射，检查方法同跖反射检查。正常反应（阴性）为所有足趾向跖面屈曲；阳性反应为蹈趾背屈，可伴其余四趾扇形展开。

（2）查多克征（Chaddock sign）：受检者仰卧位，检查者用棉签杆由外踝下方向前划至足背外侧。阳性反应同巴宾斯基征。

（3）奥本海姆征（Oppenheim sign）：受检者仰卧位，检查者以拇指和食指沿受检者胫骨前缘用力自上而下滑压。阳性反应同巴宾斯基征。

（4）戈登征（Gordon sign）：检查者用手挤压受检者的腓肠肌。阳性反应同巴宾斯基征。

4. 脑膜刺激征

脑膜刺激征（meningeal irritation sign），严格来说脑膜刺激征和传统的病理征本质完全不同，多见于各种中枢神经系统感染、蛛网膜下腔出血、脑脊液物理或化学性状改变等，在神经外科手术后也常会导致患者脑膜刺激征阳性。检查应包括颈强直、克尼格征、布鲁津斯基征。

（1）颈强直（neck rigidity）：受检者仰卧位，检查者用一手置于其胸前，另一只手托扶其枕部做被动屈颈动作。若感到颈有抵抗，下颏不能触及胸骨柄，则称为颈强直，其程度可用下颏与胸骨柄间的距离（几横指）表示。需注意排除颈椎或颈部肌肉局部病变、肥胖及老年人等特殊情况。

（2）克尼格征（Kernig sign）：受检者仰卧位，检查者将一侧髋关节、膝关节屈曲成直角，然后用左手固定受检者膝关节，右手将其小腿尽量上抬。正常者膝关节可伸达135°以上。若伸膝受限，伴有大腿后侧和腘窝疼痛，则为阳性。婴儿由于屈肌张力高于伸肌张力，伸膝可在135°以下。

（3）布鲁津斯基征（Brudzinski sign）：受检者仰卧位，下肢自然伸直，检查者一手置于受检者胸前以维持胸部位置不变，另一手托起受检者枕部使其头部前屈。阳性反应为双侧髋关节和膝关节同时向腹部屈曲。

（颜红波　孙平静　关玉仙）

第二节　影像评估

【摘要】中枢神经系统包括脑和脊髓，X线检查主要用于显示颅骨和脊柱骨质结构的改变，而脑实质和脊髓本身的病变则主要通过CT或MRI进行检查。在某些脑血管性病变的诊断中，DSA目前仍具有不可替代的作用。CT检查方法主要有平扫和增强，三维重建有利于对颅骨病变的观察，对颅内病变的定位更加直观。MRI的检查方法除了传统T1WI、T2WI序列外，FLAIR序列、DWI、MRA也已成为检查颅内病变的常规技术。

【关键词】影像评估；X线；CT；MR；DSA

【学习目标】了解神经外科常见的影像评估方法。

一、CT检查

（一）头颅CT检查

CT检查可显示脑组织密度与结构、组织形态等情况，异常改变方面可显示病变的体积大小、边缘、密度改变、形态结构、多少及具体部位、脑积水、脑水肿等，用于协助诊断颅骨病变、颅内病变、脑组织结构异常等。

检查禁忌：烦躁或者精神障碍不能配合的患者；检查部位有剧烈不自主运动的患者以及不能卧躺的患者；对造影剂过敏者忌做增强扫描；备孕者或孕妇以及婴幼儿慎做检查。

（二）脊柱CT检查

脊柱外伤、退行性椎间盘病变及脊柱发育变异等，一般行脊柱CT平扫。若平扫发现占位性病变，可行增强扫描以确定病变性质、范围、大小以及与周围结构的关系和血供情况。对于脊柱及软组织感染、血管退行性病变及恶性肿瘤等，则做常规增强扫描。

检查禁忌：同头颅CT检查。

二、磁共振成像（MRI）检查

（一）颅脑MRI检查

用于明确脑部有无病变。MRI检查较头颅CT检查更为清晰、准确。MRI检查广泛应用于颅脑先天发育畸形、颅脑外伤，各种原因所致的颅内感染及脑变性病、脑血管疾病、脱髓鞘疾病、脑肿瘤的诊断和鉴别诊断。

检查禁忌：安装人工心脏起搏器及神经刺激器的患者；颅内有银夹及眼球内有金属异物的患者；曾做过动脉病手术、心脏手术并带有人工心瓣膜的患者；各种危重病患者，如外伤或意外发生后的昏迷、烦躁不安、心率失常、呼吸功能不全、不断失血及二便失禁者等；患者检查部位有金属物（如内固定钢针钉等）；备孕或孕妇以及婴幼儿慎做检查。

（二）脊柱 MRI 检查

脊柱 MRI 检查是对脊柱和脊髓疾病的诊断，正确率 MRI 明显比 CT 高，病源显示、定位准确，可作为首选的检查方法。能够为诊断患者是否有椎间盘突出、骨质增生、神经病及血管是否受到压迫提供影像学依据，也可用于辅助诊断患者是否有髓内病变、脊髓囊肿、骨肿瘤、脊柱内血管瘤等。

检查禁忌：同颅脑 MRI 检查。

三、血管造影检查

血管造影检查是血管检查的金标准，也是脑血管病最为准确的检查方式。主要借助造影机器，通过动脉穿刺置入导管，并通过动脉高压注射造影剂以显示血流，从而评估血管的病变情况。

（一）脑血管造影检查

适应证：颅内血管疾病，如动脉粥样硬化、栓塞、狭窄、闭塞性疾病、动脉静脉畸形、动静脉瘘等；颅内占位性病变，如颅内肿瘤、脓肿、囊肿、血肿等；颅脑外伤所致的各种脑血肿。

禁忌证：对碘造影剂和麻醉剂过敏者；有严重出血倾向者。

（二）脊髓血管造影检查

适应证：脊髓良恶性肿瘤；脊髓血管性疾病，如动静脉畸形、动脉瘤等；外伤后脊髓血管损伤及脊髓内血肿；椎管肿瘤及血管性疾病的鉴别诊断。

（颜红波　雷清梅）

第三节　实验室检查评估

【摘要】神经外科常见脑脊液检查，一般是指通过腰椎穿刺或脑室穿刺等有创方法获取脑脊液进行化验检查。此外，常见影响脑垂体功能的相关疾病主要有垂体瘤、垂体囊肿、颅咽管瘤等，诊断需要结合内分泌学检查。

【关键词】脑脊液检查；内分泌学检查

【学习目标】①掌握神经外科常见的实验室检查内容；②正确解读神经外科常见实验室检查结果。

一、脑脊液实验室检查

脑脊液化验检查项目主要有以下内容。

（1）脑脊液常规检查：主要包括脑脊液的外观、压力、蛋白质、葡萄糖和氯离子等项目。通过这些项目，可以初步判断患者是否存在炎症、出血等疾病。

（2）生化检查：主要包括乳酸脱氢酶、腺苷脱酸酶、γ-谷氨酰转肽酶等酶类活性检测，以及免疫球蛋白、C-反应蛋白等免疫学检测。这些检查有助于发现脑脊液中的代谢异常和免疫功能紊乱。

（3）细胞学检查：主要观察脑脊液中的细胞数量和形态，包括红细胞、白细胞、淋巴细胞等。细胞学检查对于诊断脑膜炎、脑炎、脑肿瘤等疾病具有重要意义。

（4）微生物学检查：主要是通过病原体培养、抗原检测、核酸检测等方法，检测脑脊液中的细菌、病毒、真菌等微生物。这些检查有助于确定感染性疾病的病原体。

（5）特殊检查：针对特定疾病，如多发性硬化、脊髓炎等，可以进行特殊的检查项目，如脑脊液中的特异性抗体、激素水平等。

二、垂体功能相关实验室检查

垂体功能的内分泌学检查项目包括以下内容。

（1）生长激素检测：垂体瘤的患者，会使体内的生长激素大量分泌，此时通过测定生长激素的方式进行判断，有助于医师更好地为患者制定治疗方案。

（2）促肾上腺皮质激素检测：垂体瘤患者进行促肾上腺皮质激素检查时，会出现数值异常升高的情况，而且血浆中也含有皮质醇。

（3）促甲状腺激素检测：部分垂体瘤患者进行促甲状腺激素检查时，会出现数值异常下降的情况，甚至会诱发甲状腺功能减退症等疾病。

（4）催乳素检测：正常女性的催乳素数值 $20 \sim 30\mu g/L$，而男性的数值要小于 $20\mu g/L$。如果体内的催乳素数值大于 $100\mu g/L$，可能是存在垂体瘤等疾病引起的，但是不同检测方法其数值正常范围略有差异。

（5）促性腺激素检测：存在垂体瘤的患者，会影响到性激素的分泌，可能会出现性激素量下降的情况，甚至还会影响到睾丸素和雌激素的分泌。

三、叶酸及同型半胱氨酸检测

血清同型半胱氨酸测定是一种血液实验室检查，判断患者是否体内缺乏叶酸。已有的研究结果显示，如果缺乏叶酸或者患者的血清同型半胱氨酸测定之后表现出升高，高度考虑患者容易表现出脑卒中。

（颜红波　雷清梅）

第四章　神经外科护理评估

第一节　意识评估

【摘要】准确的意识评估是神经外科专科护士临床护理的主要内容，但目前学界对于意识也尚未有统一的定义，评估方法多以行为学量表来评估，因此准确评估患者意识状态存在一定难度。临床上，意识障碍主要分为以觉醒度改变和意识内容改变为主的意识障碍。意识的评估以临床检查为主，常见评估量表包括格拉斯哥昏迷评分量表（GCS）等。

【关键词】意识评估；意识障碍；格拉斯哥昏迷评分量表

【学习目标】①掌握意识的定义；②掌握意识障碍的临床表现；③正确运用格拉斯哥昏迷评分量表。

一、定义

（一）意识（consciousuess）

意识是一个多层次概念。目前，还没有一个非常全面的定义使其能够涵盖所有意识所必需的特征。从临床的角度来划分，意识主要分成觉醒（wakefulness）和觉知（awareness）两部分，其中觉醒主要指意识水平，表现为睡眠 – 觉醒周期状态；觉知主要是指意识内容，表现为对自我状态和周围环境的感知。因此意识是大脑上行网状激活系统（激活大脑皮质层，维持觉醒）和大脑皮层活动（在被激活的基础上产生意识内容）的综合表现。

（二）意识障碍（disorders of consciousness，DOC）

正常情况下，人必须处在一定的觉醒水平，才能进一步去感知自身状态和外部环境。因此当神经功能受损时，意识障碍既可以表现为觉醒障碍，也可以表现为觉醒正常但觉知障碍。目前科学界对于意识障碍的状态分类界定还没有一个统一和广泛认可的标准。但大多数研究认为，意识障碍在急性期可表现为昏迷（coma），如脑损伤后患者发生意识障碍，持续的时间大于 28 天即为慢性意识障碍（prolonged disorders of consciousness，pDOC），它进一步被分为植物状态/无反应清醒综合征（vegetative state/unresponsive wakefulness syndrome，VS/UWS）、最小意识状态（minimal conscious state，MCS）、脱离最小意识状态（emerging from minimal conscious state，EMCS）。

二、意识障碍的临床表现

颅脑发生创伤性损伤（包括颅脑外伤、脑出血等）以及非创伤性损伤（包括脑卒中、心脏骤停、代谢紊乱等）都是发生意识障碍的重要原因。意识障碍可以在几个月内缓慢发生，也可能在几分钟内迅速发展。在急性期，以觉醒度改变为主的意识障碍包括嗜睡、昏睡、昏迷；以意识内容改变为主的意识障碍包括意识模糊和谵妄。在临床上，意识状态的改变多以觉醒水平的下降为表现，也会表现为坐立不安、混乱、躁动、无法配合等。而慢性意识障碍表现各不相同，其中 VS/UWS 患者保留基本反射，但对自我和外界环境无法感知；MCS 患者存在微小但明确的意识迹象，如视物追踪、遵嘱动作、对疼痛刺激定位等，但其残存意识波动性较大；EMCS 患者则可进行准确的交流，并且可正确使用物件。

三、意识障碍的评估方法

意识障碍的评估方法包括临床检查、神经电生理、脑成像和其他技术。目前临床上，对于护理人员而言，意识障碍最常用的临床检查方法主要是用各类行为量表评估患者的意识水平，包括格拉斯哥昏迷评分量表（Glasgow coma scale，GCS）、全面无反应性量表（full outline of un responsiveness，FOUR）、修改版昏迷恢复量表（coma recovery scale-revised，CRS-R）、Wessex 脑损伤评定量表（Wessex head injury matrix，WHIM）、感觉模式评估与康复技术（sensory modality assessment and rehabilitation technique，SMART）等。其中 CRS-R 量表由于其较好的诊断敏感性和特异性，被推荐用于微小意识残留的意识障碍患者，是目前该类患者的行为学诊断"金标准"。但 GCS/FOUR 量表因其简单易使用，且能很好地诊断和评估预后被临床广泛应用，因此本节主要介绍 GCS/FOUR 两个量表（表4-1、表4-2）。

（一）格拉斯哥昏迷评分量表

格拉斯哥昏迷评分量表见表4-1。

表4-1 格拉斯哥昏迷评分量表

睁眼反应	评分	语言反应	评分	运动反应	评分
自动睁眼	4	正常交谈	5	按吩咐动作	6
语言吩咐睁眼	3	言语错乱	4	对疼痛刺激定位反应	5
疼痛刺激睁眼	2	只能说出单词	3	对疼痛刺激屈曲反应	4
不能睁眼	1	只能发声	2	异常屈曲	3
		不发音	1	异常伸展	2
				无反应	1

睁眼反应（E，eye opening），语言反应（V，verbal response），肢体运动（M，motor response）；C 代表眼睑水肿或面部骨折时，无法睁眼；D 代表言语障碍患者，无法检测语言反应；T 代表气管切开或气管插管，无法评估语言。

（1）睁眼：严重的眼损伤和眼睑肿胀，影响睁眼评分时，可用 EC 表示。

（2）语言：言语障碍患者，无法检测语言反应，可用 VD 表示。气管切开或气管插管患者，无法检查语言表达，可用 VT 表示。

（3）运动：是评分中最重要的内容，必须仔细观察四肢功能，尤其是上肢和健侧肢体的反应。

该量表是苏格兰格拉斯哥（Glasgow）大学神经科学研究所的 Teasdale 和 Jennett 于1974 年在 Lancet 期刊上发表。因其操作简单易掌握，在临床被广泛使用。使用该量表时，根据患者的最佳反应，对每一项进行评分。GCS 是三个分量表的分数总和，总分值范围是 3～15 分，其中 3 分最差，15 分为最好。GCS≤8 分，表示严重脑损伤；GCS 为 9～12 分，表示中度脑损伤；GCS≥13 分，表示轻度脑损伤。

但要注意的是，GCS 不是所有患者都适合，对确诊或疑似脑外伤或脑部疾病患者最有效。对于鉴别最低意识状态（MCS）等的患者并不敏感，也不能有效地评估眼外伤患者、气管插管患者、机械通气患者、使用镇静剂患者的意识水平。

（二）全面无反应性量表

全面无反应性量表见表 4-2。

表 4-2　全面无反应性量表

眼部反应（eye response）	运动反应（motor response）	脑干反射（brainstem reflexes）	呼吸（respiration）
睁眼或被动睁眼后，能随指令追踪或眨眼 4	能完成竖拇指、握拳、V 字手势指令 4	瞳孔和角膜反射灵敏 4	未插管，规律呼吸模式 4
睁眼但不能追踪 3	对疼痛有定位反应 3	一个瞳孔散大并固定 3	未插管，潮式呼吸 3
闭眼，但受较强的声音刺激时睁眼 2	疼痛时肢体屈曲反应 2	瞳孔或角膜反射消失 2	未插管，呼吸节律不规律 2
闭眼，但受疼痛刺激时睁眼 1	疼痛时肢体过伸反应 1	瞳孔和角膜反射均消失 1	呼吸频率高于呼吸机设置 1
闭眼，对刺激无反应 0	对疼痛无反应或肌阵挛状态 0	瞳孔和角膜反射及呛咳反射均消失 0	呼吸频率等于呼吸机设置，或无呼吸 0

该量表是 Wijdicks 医师在 2005 年发表，多数研究认为该量表提供了更多的临床信息，对气管切开或插管患者评估非常有效，增加了对脑干功能、呼吸状态的进一步了解，因此该量表也得到了临床的广泛使用。使用该量表时，根据患者的反应，对每一项进行评分。FOUR 计算四个分量表的分数总和，总分值范围是 0～16 分，总分为 0，可判定患者脑死亡，评分＞12 分，预示患者预后良好。

（周志欢）

第二节　认知功能评估

【摘要】认知是人类特有的、最基本的心理过程。认知过程包含了对事物的认识、记忆、判断、问题处理等过程，是人适应环境和社会的重要能力。认知功能障碍主要分为轻度认知障碍、痴呆、局灶功能缺损性认知障碍（失语、失用、格斯特曼综合征等）。认知功能的评估以临床检查为主，常见评估量表包括简明精神状态量表等。

【关键词】认知功能评估；认知功能障碍；简明精神状态量表

【学习目标】①掌握认知的定义；②掌握认知功能障碍的临床表现；③正确运用简明精神状态量表。

一、定义

（一）认知（cognitive）

认知是指人的大脑接受外界信息，认识事物，并获得知识和应用知识的过程。它包括信息的输入、编码、储存、提取等过程，是人类特有的、各种有意识的精神活动。主要包括感知觉、学习、记忆、概念形成、理解判断、执行等。认知是人类大脑所特有的高级功能，是人类为了适应环境的需要而获得和应用信息的能力。

（二）认知功能障碍（cognitive impairment）

认知功能障碍是指因大脑损伤而导致大脑的摄取、储存、重整和处理信息的基本功能出现异常，学习、思考、推理、判断等过程受损，伴有或不伴有失语、失用、失认或失行等改变。

二、认知功能障碍的临床表现

导致认知功能障碍的常见疾病有脑卒中、阿尔茨海默病、帕金森病、多发性硬化、慢性阻塞性肺疾病、糖尿病、肥胖、精神疾病（焦虑症、抑郁症、精神分裂症等）、甲状腺疾病、代谢性疾病等。其临床上主要表现为记忆障碍、定向障碍、语言障碍、视空间能力受损、计算能力下降、判断和解决问题能力下降。目前学术界按其障碍程度不同，划分为轻度认知障碍、痴呆、局灶功能缺损性认知障碍（失语、失用、格斯特曼综合征等）及其他。

三、认知功能障碍的评估方法

对患者进行快速有效的神经心理学筛查已经成为提高认知功能损伤诊断效率和准确性的关键步骤之一。认知涉及非常多的心理行为过程，因此认知功能评估的内容十分复杂，各种测验非常多，临床实施起来不太容易。Maruta 等 2010 年调查了 34 个欧盟国家的成员，发现给予反馈的 25 个国家中，有 213 个神经心理测验被提到，其中有 104 种测验只在某一国家使用而在其他的国家不使用。而所有国家都使用的测验只有 4 种：简明精神状态量表（Mini-Mental state examination，MMSE）、连线测验、语言流畅性测验和画钟测验。其中蒙特利尔认知评估量表（montreal cognitive assessment，MoCA）因为相较于 MMSE 量表对轻度认知障碍的敏感度更高而逐渐受到研究者的青睐。因此基于篇幅限制以及测验操作人员的资质限制，我们这里仅介绍临床上护士经过相关培训可以操作的测验个体总体的认知能力的神经心理测验量表，包括简明精神状态量表（MMSE）和蒙特利尔认知评估量表（MoCA），如表 4 - 3、表 4 - 4 所示。

（一）简明精神状态量表

简明精神状态量表（表 4 - 3）由 Folstein 医师于 1975 年编制并发表，Molloy 于 1991 年规范指导语，经张明园教授翻译并发表为中文版本。它测验操作方便，容易掌握，对评定员的要求不高，只要经合适训练便可操作，且不受被试的性别、文化程度、经济状况等因素影响，成为最具影响的认知缺损筛选工具之一，应用范围十分广泛。其主要用途为检出需进一步诊断的对象。

表 4-3 MMSE - 中文版（张明园修订版）

项目	问 题
定向	1. 今年的年份？_____ 年　　　2. 现在是什么季节？_____ 3. 现在是几月？_____ 月　　　4. 今天是几号？_____ 5. 今天是星期几？_____　　　6. 现在我们在哪个市（省）？_____ 7. 你家住在什么区（县）？_____　　　8. 住在什么街道？_____ 9. 我们现在是第几层楼？_____　　　10. 这儿是什么地方？_____
登记（词语即刻记忆）	11. 现在我要说三样东西的名称，在我讲完之后，请你重复说一遍，请你记住这三样东西，因为等一会还要再问你的："皮球、国旗、树木。"最多重复 5 次。以第一次回答记分。 （1）皮球 _____ 国旗 _____ 树木 _____ （2）皮球 _____ 国旗 _____ 树木 _____ （3）皮球 _____ 国旗 _____ 树木 _____ （4）皮球 _____ 国旗 _____ 树木 _____ （5）皮球 _____ 国旗 _____ 树木 _____
心算	12. 假如你有 100 元钱，花掉 7 元，还剩多少？（在受试者回答后，不管对错）问，再花掉 7 元，还剩多少？如此一直算下去，直到减去 5 次为止。不要重复受试者的回答。93 _____ 86 _____ 79 _____ 72 _____ 65 _____（注意：当患者忘记减去 7 后的数字，不能给予"93 再减去 7"这样的提示，若前一个答案错了，但据此而得出的下一个答案都是对的，只记一次错误。）
词语回忆	13. 刚才我请你记住的三样东西是什么？皮球 _____ 国旗 _____ 树木 _____
语言能力	14. 请问这是什么？手表 _____ 请问这是什么？笔 _____ 15. 请照着这卡片所写的去做。卡片上写着"请闭上眼睛"。 16. 请你说一句完整的、有意义的句子。记下句子：_____ 17. 现在我要说一句话，请清楚地重复一遍："四十四只石狮子。" 18.（访问员说下面一段话，并给受试者一张空白纸，不要重复说明，也不要示范）：请用右手拿这张纸，再用双手把纸对折，然后将纸放在你的腿上
结构模仿	19. 请你按样画图。（不要解释图形）

该量表临床多用于 65 岁以上疑有认知缺损老年人（包括正常人及各类精神患者）的智力状态及认知缺损程度的检查及诊断。量表最高得分为 30 分，分数在 27 ~ 30 分为正常，分数 <27 为认知功能障碍。文盲≤17 分，小学≤20 分，中学及以上≤24 分为有认知障碍。

（二）蒙特利尔认知评估量表

蒙特利尔认知评估量表（表 4-4）是 Nasreddine 等人在 2004 年根据临床经验并参考 MMSE 的认知项目设置和评分标准的基础上改良制订的，涵盖认知域更全面，分值配比更合理，可更准确地反映患者记忆力情况，对单个认知域受损的筛查更敏感，但需患者具有一定的文化水平和配合能力，若受教育程度低则用时会更长。量表总分为 30 分。量表设计者的英文原版应用结果表明，≥26 分属于正常，如果受教育年限≤12 年则加 1 分，最高分为 30 分。

表4-4 蒙特利尔认知评估量表（Montreal cognitive assessment，MoCA）

姓名：_____ 性别：_____ 年龄：_____ 教育年限：_____ 评估日期：_____

视空间与执行功能			得分

画钟表（11点10分）（3分）

复位立方体

[ ]	[ ] 轮廓 [ ] 指针 [ ] 数字 [ ]	___ /5

命名		

[ ]　　　　　[ ]　　　　　[ ]　　　___ /3

记忆	读出下列词语，然后由患者按上述过程重复2次，5分钟后回忆		面孔	天鹅绒	教堂	菊花	红色	不计分
		第一次						
		第二次						

注意	读出下列数字，请患者重复（每秒1个）	顺背 [ ]　21854	___ /2
		倒背 [ ]　742	

读出下列数字，每当数字出现1时，患者敲一下桌面，错误数大于或等于2不给分　　　　[ ] 52139411806215194511141905112　　___ /1

100 连续减7　　[ ] 93　　[ ] 86　　[ ] 79　　[ ] 72　　[ ] 65
4～5个正确得3分，2～3个正确得2分，1个正确得1分，0个正确得0分　　___ /3

语言	重复	"我只知道今天张亮是帮过忙的人" [ ]　　"当狗在房间里的时候，猫总是藏在沙发下" [ ]	___ /2
	流畅性	在1分钟内尽可能多地说出动物的名字 [ ] _____ （N≥11 名称）	___ /1

抽象	词语相似性：香蕉—桔子＝水果　[ ] 火车—自行车　[ ] 手表—尺子	___ /2

延迟回忆	没有提示	面孔 [ ]	天鹅绒 [ ]	教堂 [ ]	菊花 [ ]	红色 [ ]	只在没有提示的情况下给分	___ /5
选项	类别提示							
	多选提示							

定向	[ ] 星期　　[ ] 月份　　[ ] 年　　[ ] 日　　[ ] 地点　　[ ] 城市	___ /6

正常≥26分	总分 ___ /30　　教育年限≤12年加1分

（周志欢　赵琴琴）

第三节　静脉血栓风险评估

【摘要】静脉血栓是静脉内的血液不正常凝结导致静脉血管完全或不完全堵塞而引起的静脉阻塞性回流障碍及一系列相关病理生理改变的疾病。它具有起病隐匿且早期不易识别的特点。研究显示，静脉血栓会导致患者住院时间增加，治疗费用增加，生活质量降低，病死率增加，是导致国内各级医院住院患者非预期死亡的重要原因之一。因此，对静脉血栓风险进行评估及预防是改善患者护理结局的重要措施。

【关键词】静脉血栓风险评估；深静脉血栓；血栓风险评估量表

【学习目标】①掌握静脉血栓的定义；②掌握静脉血栓发生的影响因素及临床表现；③正确运用外科血栓风险评估量表（Caprini 模型）。

一、定义

（一）静脉血栓（venous thromboembolism，VTE）

静脉血栓是一种外周血管疾病，通常由静脉内皮细胞损伤、血流速率变慢和血液凝集异常导致，具有高发病率、高致残率和高死亡率等特点，是第三大常见的心血管疾病。静脉血栓包括深静脉血栓形成（deep venous thrombosis，DVT）和肺血栓栓塞（pulmonary thromboembolism，PTE），其中深静脉血栓形成按其发生部位可分为上肢 DVT 和下肢 DVT，而下肢 DVT 的临床发病率高，最为常见，严重影响患者预后，甚至能够引发患者死亡。

（二）静脉血栓发生的影响因素

目前的研究认为，血管或血液病变与疾病是引发 VTE 的主要因素，但其他如年龄、个人或家族血栓史、肥胖、糖尿病、使用激素药物、感染、围手术期相关因素（如手术时间长、术中体温过低、术后卧床时间长、输血或血液制品的使用、留置深静脉导管）等很多危险因素也可导致 VTE 发生的风险增加。

二、深静脉血栓的临床表现

深静脉血栓的常见临床症状是栓塞发生处肌肉酸痛、肢体肿胀或压痛，但这种症状的特异性较差，且研究表明大多数 DVT 患者无典型的临床表现，因此极易造成漏诊、误诊，使得 DVT 诊疗工作难度增大。而 PTE 患者常见的临床症状为突发呼吸困难和气促、胸痛、晕厥、烦躁等，往往起病急、难救治、死亡率高。因此在临床上，医务人员及时识别患者的静脉血栓风险，根据风险的严重程度采取相应的措施去预防静脉血栓的发生显得尤为重要，其风险评估与防控措施对疾病转归至关重要。

三、静脉血栓发生风险的评估方法

目前临床上，医护人员及管理者对患者静脉血栓发生风险的评估是高度重视的。2022年，国家卫生健康委员会将"提高 VTE 规范预防率"列入国家医疗质量安全改进十大目标之一。精准识别高危患者是实施合理预防措施的前提。目前 VTE 的风险评估模型主要包括 Caprini 风险评估模型（Caprini risk assessment model，Caprini RAM）、Autar 风险评估模型、Wells 风险评估模型等。其中 Autar 风险评估模型主要应用于骨科患者 DVT 的风险评估，而 Caprini RAM 是目前应用较为广泛和成熟的血栓风险预测模型。美国胸科医师学会（American College of Chest Physicians，ACCP）推荐使用 Caprini RAM 评估除骨科手术住院患者外的其他患者的血栓风险，我国于 2018 年发布的《医院内静脉血栓栓塞症防治与管理建议》也建议对手术患者使用 Caprini RAM 进行 VTE 风险评估。因此本节主要介绍根据 Caprini RAM 编制而成的外科血栓风险评估量表（Caprini 模型）。

（一）外科血栓风险评估量表（Caprini 模型）

外科血栓风险评估量表（Caprini 模型）如表 4 - 5 所示。

表 4 - 5　外科血栓风险评估量表（Caprini 模型）

科室：　　　　床号：　　　　姓名：　　　　性别：　　　　年龄：　　　　住院号：

A1　每个危险因素 1 分	B　每个危险因素 2 分
□年龄 40 ～ 59 岁	□年龄 60 ～ 74 岁
□计划小手术	□大手术（＜60min）*
□近期大手术	□腹腔镜手术（＞60min）*
□肥胖（BMI＞30kg/m²）	□关节镜手术（＞60min）*
□卧床的内科患者	□既往恶性肿瘤
□炎症性肠病史	□肥胖（BMI＞40kg/m²）
□下肢水肿	**C　每个危险因素 3 分**
□静脉曲张	□年龄≥75 岁
□严重的肺部疾病，含肺炎（1 个月内）	□大手术持续 2 ～ 3h *
□肺功能异常（慢性阻塞性肺气肿）	□肥胖（BMI＞50kg/m²）
□急性心肌梗死（1 个月内）	□浅静脉、深静脉血栓或肺栓塞病史
□充血性心力衰竭（1 个月内）	□血栓家族史
□败血症（1 个月内）	□现患恶性肿瘤或化疗
□输血（1 个月内）	□肝素引起的血小板减少
□下肢石膏或肢具固定	□未列出的先天或后天血栓形成
□中心静脉置管	□抗心磷脂抗体阳性
□其他危险因素	□凝血酶原 20210A 阳性
	□因子 Vleiden 阳性
	□狼疮抗凝物阳性
	□血清同型半胱氨酸酶升高
A2　仅针对女性（每项 1 分）	**D　每个危险因素 5 分**
□口服避孕药或激素替代治疗	□脑卒中（1 个月内）
□妊娠期或产后（1 个月）	□急性脊髓损伤（瘫痪）（1 个月内）
□原因不明的死胎史，	□选择性下肢关节置换
复发性自然流产（≥3 次），	□髋关节、骨盆或下肢骨折
由于毒血症或发育受限原因早产	□多发性创伤（1 个月内）
	□大手术（超过 3h）*

续上表

危险因素总分：			

注：①每个危险因素的权重取决于引起血栓事件的可能性。如癌症的评分是 3 分，卧床的评分是 1 分，前者比后者更易引起血栓。② * 只能选择 1 个手术因素。

预防方案（Caprini 评分）			
危险因素总分	风险等级	DVT 发生风险	预防措施
0～1 分	低危	<10%	尽早活动，物理预防（　　）
2 分	中危	10%～20%	抗凝同意书，药物预防或物理预防（　　）
3～4 分	高危	20%～40%	抗凝同意书，药物预防和物理预防（　　）
≥5 分	极高危	40%～80%，死亡率1%～5%	抗凝同意书，药物预防和物理预防（　　）

Caprini RAM 是美国医师 Caprini 针对住院外科患者 VTE 特点编制并于 1991 年发表。由该模型编制的量表包含 38 个独立的风险因素，每个因素根据其与 VTE 发展相关的可能性，被赋予 1～5 分的权重。Caprini 血栓风险评估量表至今在全球范围内有超过 25 万名患者的 100 多项临床试验中进行了广泛的验证。其风险等级界定为：0～1 分为低危；2 分为中危；3～4 分为高危；≥5 分为极高危。

（周志欢　赵琴琴）

第四节　压力性损伤风险评估

【摘要】压力性损伤是指发生在皮肤和（或）潜在皮下组织的局限性损伤。它由受压产生的压力或压力联合剪切力所致，可表现为局部组织受损但表皮完整或开放性溃疡，可能伴有疼痛感。在成年患者中，压力性损伤最常发生在骶骨和臀部的骨隆起之上处皮肤及软组织部位。压力性损伤的发生会延长患者住院时间及增加治疗费用和病死率。因此对压力性损伤进行风险评估及预防是提升患者护理结局的重要措施。

【关键词】压力性损伤风险评估；压力性损伤；压力性损伤风险评估量表

【学习目标】①掌握压力性损伤的定义；②掌握压力性损伤发生的影响因素及临床表现；③正确运用压力性损伤风险评估量表。

一、定义

（一）压力性损伤

压力性损伤（pressure injury，PI）又称压力性溃疡。2016 年，美国国家压力性损伤专业组（national pressure ulcer advisory panel，NPUAP）将其定义为发生在皮肤和（或）潜在皮下组织的局限性损伤，通常发生在骨隆突处，或与医疗器械及其他设备接触处。它由受压产生的压力或压力联合剪切力所致，可表现为局部组织受损但表皮完整或开放性溃疡，可能伴有疼痛感。传统的 PI 多发生于骶尾处皮肤，但近年来根据不同情境下 PI 发生的特点，研究者们也提出了黏膜压力性损伤（mucosal pressure injury，MPI）的概念，该损伤多发生于口腔、鼻腔、尿道等黏膜处，还提出了医疗器械相关压力性损伤（medical device related pressure injury，MDRPI）的概念，该损伤多发生于与设备接触处皮肤，如头面部等部位。除皮肤外，与医疗器械等接触的皮肤或黏膜也是 PI 的好发部位。

（二）压力性损伤发生的影响因素

PI 的发生是由于强烈和（或）长期存在的压力或压力联合剪切力导致。因此软组织对压力和剪切力的耐受性可能会受到微环境、营养、灌注、合并症以及皮肤情况的影响。研究显示，营养不良、肥胖、糖尿病、活动及移动能力受限、手术、大小便失禁、腹泻、严重认知功能障碍等是患者发生 PI 的高危影响因素。同时对大量患者的调查发现，在成年患者中，骶骨和臀部的骨隆起之上是最常见的压力性损伤发生部位，但也有近 1/4 患者会出现下肢的压力性损伤。新生儿和儿童患者常见在枕部发生压力性损伤。

二、压力性损伤的临床表现

压力性损伤的临床表现比较复杂，经过多年的实践与总结，2016 年，NPUAP 进一步对分期进行了统一的定义与描述。根据损伤的不同表现，分为 6 期。

①1 期：局部组织表皮完整，指压时红斑不会消失，出现非苍白发红。深色皮肤可能无明显的苍白改变，但颜色变化不包括紫色或褐红色变压力性损伤色，若出现这些颜色变化，则表明可能存在深部组织压力性损伤。

②2 期：部分皮层缺失伴真皮层暴露，伤口床有活性、呈粉色或红色压力性损伤湿润，也可表现为完整的或破损的浆液性水疱，但脂肪及深部组织未暴露；不存在肉芽组织、腐肉和焦痂。

③3 期：全层皮肤缺失，常常可见脂肪、肉芽组织，可见腐肉和（或）焦痂，可能会出现压力性损伤潜行或窦道，但无筋膜、肌肉、肌腱、韧带、软骨和（或）骨暴露。

④4 期：全层压力性损伤皮肤和组织缺失，可见或可直接触及筋膜、肌肉、肌腱、韧带、软骨或骨头，压力性损伤可见腐肉和（或）焦痂，常常会出现窦道和（或）潜行。

⑤不可分期：全层组织被掩盖和组织缺损。其表面的腐肉或焦痂掩盖了组织损伤的程度，不能确认组织缺失的程度；一旦腐肉和坏死组织去除后，将会呈现 3 期或 4 期压力性损伤。

⑥深部组织损伤：完整或破损的局部皮肤出现持续的指压不变白、深红色、栗色或紫色，或表皮分离呈现压力性损伤色的伤口床或充血水疱，可迅速发展，暴露组织缺失的实际程度，也可能溶解，而压力性损伤不出现组织缺失。

三、压力性损伤风险的评估方法

PI 伴随的疼痛及治疗给患者、家庭和社会带来巨大医疗负担。积极预防 PI，减少 PI 的发生，可节省医疗费用，减少患者住院时间，减轻患者痛苦，提高其生活质量。因此在临床上，医务人员及时评估患者是否存在发生压力性损伤的危险因素，筛选出发生压力性损伤的高危人群，做好相应的预防保护措施极为重要。目前临床上多使用结构式风险评估量表进行压力性损伤风险因素评估。常用量表包括 Braden 压疮风险评估表（表 4-6）、Waterlow 压疮风险评估表（表 4-7）、Norton 压疮风险评估表等。其中 Braden 压疮风险评估表是一种较好的风险预测工具，可尽早识别存在压力性损伤风险的患者（入院 8h 内），但不能单独适用于手术期间患者的压力性损伤风险因素评估。Waterlow 评估表敏感度较高，特别适用于手术患者的压力性损伤危险预测。这两个量表在临床上应用较多，因此在本节将其作为主要介绍的对象。

表 4 - 6　Braden 压疮风险评估表

评估内容	分值			
	1 分	2 分	3 分	4 分
感知：机体对压力所引起的不适感的反应能力	完全受限	大部分受限	轻度受限	没有改变
潮湿：皮肤暴露于潮湿的程度	持久潮湿	经常潮湿	偶尔潮湿	很少潮湿
活动能力：躯体活动的能力	卧床不起	局限于轮椅	偶尔步行	经常步行
移动能力改变：控制躯体位置的能力	完全受限	严重受限	轻度受限	不受限
营养：平常的食物摄入模式	重度营养摄入不足	营养摄入不足	营养摄入适当	营养摄入良好
摩擦力和剪力	有此问题	有潜在问题	无明显问题	

总评分：

备注：美国国家压力性损伤专业组（NPUAP）于 2016 年更新术语，将"压疮"更改为"压力性损伤"，因此本量表的压疮即压力性损伤。

该量表是 Braden 医师于 1987 年编制并发表的，在临床得到了广泛的使用。目前多用于非手术患者的压力性损伤风险评估。量表的 6 个项得分范围为 6～23 分，分值越低，发生压疮的危险性越高。低危：15～18 分；中危：13～14 分；高危：10～12 分；极高危：≤9 分。临床上医务人员根据不同的风险程度采取相应的预防和保护措施。

表 4 - 7　Waterlow 压疮风险评估表

项　目	内　容	分　值
体重指数 BMI	中等（BMI 为 20～24.9）	0
	超过中等（BMI 为 25～29.9）	1
	肥胖（BMI＞30）	2
	低于中等（BMI＜20）	3
皮肤状况	健康　0；薄　1；干燥　1；水肿　1；潮湿　1；颜色差　2；裂开/红斑　3	
性别和年龄（岁）	男　1　　　　女　2 14～49　1；50～64　2；65～74　3；75～80　4；≥81　5	
营养筛查（MST）总分＞2 分，应给予营养评估/干预	是否存在体重减轻？ 是→B 否→C 不确定→C（记 2 分）	B 体重减轻程度 0.5～5kg＝1；5～10kg＝2 10～15kg＝3；＞15kg＝4 不确定＝2	C 是否进食很差或缺乏食欲？ 否＝0 是＝1

失禁情况	完全控制 0；偶失禁 1；尿/大便失禁 2；大小便失禁 3
运动能力	完全 0；烦躁不安 1；冷漠的 2；限制的 3；迟钝 4；固定 5
组织营养不良	恶液质 8；多器官衰竭 8；单器官衰竭 5；外周血管病 5；贫血（Hb < 8） 2；吸烟 1
神经功能障碍	糖尿病/多发性硬化症 4～6；心脑血管疾病/感觉受限 4～6；半身不遂/截瘫 4～6
其他	大剂量类固醇/细胞毒性药/抗菌素 4 外科/腰以下/脊椎手术 5 手术时间 >2h 5 手术时间 >6h 8

评分结果：

总分 >10 分：危险

总分 >15 分：高度危险

总分 >20 分：非常危险

备注：因美国国家压力性损伤专业组（NPUAP）于 2016 年更新术语，将"压疮"更改为"压力性损伤"，因此本量表的压疮即压力性损伤。

该量表是 Waterlow 于 1985 年编制并发表的，目前在临床上多用于手术患者的压力性损伤风险评估。

（周志欢 赵琴琴）

第五节 跌倒风险评估

【摘要】跌倒是一种突发的体位改变事件，已成为老年人伤残和死亡的重要原因之一，会给家庭、社会带来沉重的负担。跌倒的影响因素十分复杂，总体上来讲，年龄越大，跌倒风险越高。跌倒是医疗机构中最常见的不良事件，有效预防患者跌倒是评价护理质量的关键指标，因此医务人员做好跌倒发生风险的评估非常重要。目前临床广泛使用的评估量表包括 Morse 跌倒量表等。

【关键词】跌倒风险评估；跌倒；Morse 跌倒量表

【学习目标】①掌握跌倒的定义；②掌握跌倒的影响因素；③正确使用 Morse 跌倒量表评分。

一、定义

（一）跌倒（falls）

世界卫生组织（2007 年）将跌倒定义为个体非故意、突发的体位改变而倒在地面、地板或其他比原始位置更低的平面上的事件，伴有或不伴有伤害。跌倒是一个全球性、重要的、极易影响个体健康的公共安全问题。2021 年，世界卫生组织的数据表明，跌倒已变成全球第二大非意外伤害的致死原因。

（二）跌倒发生的影响因素

跌倒经常伴随着严重的后果，包括骨折或神经系统损伤（硬膜外血肿、颅脑外伤等），特别是老年人群体，跌倒既是致命伤害的主要原因，也是老年人因创伤入院的最常见原因。研究显示，大于 60 岁老年人的跌倒发生率与致死率居各年龄段人群首位。研究显示，跌倒发生的主要相关影响因素包括五个方面。

（1）人口社会学特征：年龄、性别。年龄越大，跌倒发生的风险越高。

（2）合并疾病及数量：贫血、神经系统肿瘤疾病、心脑血管疾病、糖尿病、高血压、癌症。研究显示，脑卒中患者跌倒发生率明显高于同龄人。

（3）感觉系统障碍：疼痛、视觉、听觉。研究显示，视觉障碍会显著增加跌倒的风险。

（4）精神心理问题：焦虑症、抑郁症、跌倒恐惧等。

（5）其他因素：药物使用、饮酒、睡眠状态、日常生活能力等。

二、跌倒发生风险的评估方法

跌倒是医疗机构中最常见的不良事件，能否有效预防患者跌倒也是评价护理质量的关键指标，因此医务人员做好跌倒发生风险的评估非常重要。有研究表明，运用正确的跌倒风险评估工具筛选跌倒高危人群，及早识别跌倒的高危因素并给予护理干预，可以使住院患者跌倒发生率由 0.03‰降低至 0.01‰。国内外常见的跌倒风险评估工具包括 Morse 跌倒量表（Morse fall scale，MFS）、约翰霍普金斯跌倒风险评估工具（John Hopkins fall risk assessment tool，JHFARAT）、托马斯跌倒风险评估量表（St. Thomas's risk assessment tool，RATIFY）等。鉴于篇幅限制，本节主要介绍目前已在临床广泛应用且已经汉化的跌倒风险评估工具 Morse 跌倒量表（Morse fall scale，MFS）（表 4 − 8）。

表 4 − 8　Morse 跌倒量表（Morse fall scale，MFS）（中文修订版）

项目	评分标准	分值
跌倒史	无	0
	有	25
超过一个疾病诊断	无	0
	有	15
使用助行器具	没有需要/卧床休息/坐轮椅/护士帮助	0
	拐杖/手杖/助行器	15
	依扶家具	30
静脉输液	否	0
	是	20

续上表

项目	评分标准	分值
步态	正常/卧床休息/轮椅	0
	虚弱	10
	受损	20
精神状态	正确评估自我能力	0
	高估/忘记限制	15
总分:		

　　该量表由美国学者 Janice Morse 于 1989 年编制并发表，专门用于预测跌倒发生风险，现已在多个国家和医疗机构广泛使用。2010 年，该量表由我国学者周君桂进行汉化并推广使用。目前它也是中华护理学会 2021 年发表的《成人住院患者跌倒风险评估及预防》里推荐的跌倒风险评估量表。该量表总分由 6 个子项目得分相加，低于 25 分为跌倒低风险；25 ～ 45 分为跌倒中风险；高于 45 分为跌倒高风险。

（周志欢　赵琴琴）

第六节　谵妄护理评估

　　【摘要】 谵妄是一组由多种因素导致的脑功能障碍而引发的意识障碍综合征。谵妄不仅是精神改变，还是一种多伴有病理生理改变过程的临床综合征。谵妄的影响因素非常复杂，其中高龄、手术、神经系统疾病、药物使用与戒断、电解质紊乱等是谵妄发生的高危因素。谵妄的临床表现复杂，不易识别，会给患者带来巨大的危害，目前临床上对谵妄的评估和管理正在逐渐规范。临床上使用广泛的谵妄评估量表包括意识模糊评估法、4 项谵妄快速诊断方案等。

　　【关键词】 谵妄评估；谵妄；意识模糊评估法

　　【学习目标】 ①掌握谵妄的定义；②掌握谵妄的临床表现；③正确运用意识模糊评估法；④4 项谵妄快速诊断工具。

一、定义

　　谵妄（delirium）是一种注意和认知功能的急性障碍，表现为意识状态的急性改变或反复波动、注意缺损、思维紊乱和意识模糊。术后谵妄（postoperative delirium，POD）是围术期最常见的认知功能障碍，术后 24 ～ 72h 为发生高峰期，常伴随负性事件及不良预后，如发生跌倒、吸入性肺炎、感染以及静脉血栓等，可导致住院时间延长，加重患者的经济负担；POD 患者认知能力下降，自理能力降低，需要依赖他人照护，给医务人员及家庭带来沉重的照护负担。

二、谵妄的临床表现

　　谵妄的核心临床表现是意识障碍，这种意识障碍的特点是急性发作、病情有波动、晨轻暮重，其表现为注意力损害（不能适当地集中、转移或保持注意力）、定向力障碍、感知觉障碍（错觉、幻觉、妄想）、思维混乱等意识障碍状态。目前临床上把谵妄的不同表现主要分为三种类型。

（1）活动增多型：表现为高度警觉状态、躁动不安、对刺激过度敏感、可能伴有幻觉或妄想，一般最易被发现。

（2）活动减少型：表现为嗜睡、淡漠、活动减少，在老年人中更常见，因其症状不容易被发现，常被漏诊，导致预后更差。

（3）混合型：上述两种类型的临床特点均有。

鉴于谵妄的临床表现十分复杂，谵妄经常被漏诊或误诊，研究显示，临床上未被识别的谵妄高达60%，部分原因是症状波动和活动减退，以及误诊为另一种精神疾病。

三、谵妄状态的评估

1. 围术期谵妄评估流程

围术期谵妄评估流程如图4-1所示。

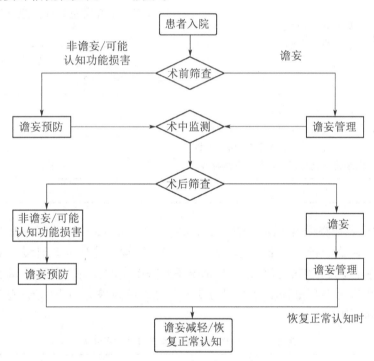

图4-1　围术期谵妄评估流程图

2. 常用谵妄筛查量表

（1）4项谵妄快速诊断方案（the 4 'A's test，4AT）：2011年由 Kuladee 等人编制，主要用于老年患者谵妄筛查，包含4个"A"项目（表4-9）：警觉性、简易认知测试（AMT4）、专注力、急性的变化或波动的病情。老年患者中的灵敏度为89.7%，特异度为84.1%。该方案的评分结果为0～12分：0分，无谵妄或无严重认知功能损害；1分≤4AT<4分，可能认知功能损害；4AT≥4分，谵妄，合并或不合并认知损害。

表4-9 4项谵妄快速诊断方案（4AT）

条目	条目说明	评级指标（分值）	得分
警觉性	患者可能昏睡、激动或过度活跃。请观察患者，如果患者在睡觉，尝试用言语或轻触患者肩头来唤醒患者，通过让患者说出姓名和地址来协助评分	正常（在整个评估过程中很机敏，并不躁动）或唤醒后有 10 秒以下的轻微迷糊，之后正常（0）	
		显然不正常（4）	
简易认知测试（AMT4）	【年龄】你今年几岁？ 【出生日期】你生日是几月几号？ 【地点（医院或建筑名称）】我们现在在什么地方？ 【年份】今年是哪一年？	全部答对（0）	
		答错一题（1）	
		答错两题及以上或无法测试（2）	
专注力	要求患者以倒叙的形式背诵月份（从 12 月份开始）	大于等于 7 个答案正确（0）	
		少于 7 个答案正确或拒绝开始测试（1）	
		无法测试（因为不适、嗜睡或注意力不集中）（2）	
急性的变化或波动的病情	有证据显示由近两个星期开始，患者在机敏度、认知能力或其他精神状态方面有显著的变化或波动。这种变化或波动到最近 24 小时仍然存在	无（0）	
		是（4）	
总分			

（2）护理谵妄筛查量表（Nu-DESC）：2005 年由 Gaudreau JD 编制，其中包含 5 项临床特征：定向力障碍、行为异常、交流异常、错觉/幻觉、精神运动迟缓，Nu-DESC 灵敏度为 0.80、特异度为 0.92，是繁忙工作情况下筛查谵妄的良好工具。该量表的每个项目根据临床症状的有无及严重程度分别记为 0～2 分，最高得分为 10 分，总分≥2 分即诊断为谵妄（表4-10）。

表4-10 护理谵妄筛查量表（Nu-DESC）

临床特征	严重程度（分值）	得分
定向力障碍	无（0）	
	轻度（1）	
	中重度（2）	

续上表

临床特征	严重程度（分值）	得分
行为异常	无（0）	
	轻度（1）	
	中重度（2）	
交流异常	无（0）	
	轻度（1）	
	中重度（2）	
错觉/幻觉	无（0）	
	轻度（1）	
	中重度（2）	
精神运动迟缓	无（0）	
	轻度（1）	
	中重度（2）	
总分		

3. 评估对象

应对所有神经外科围术期患者进行评估。

4. 筛查时机

（1）术前筛查应在入院当天进行。

（2）应对行四级全麻术后的患者进行筛查。

（3）POD 筛查应从复苏室或病房开始，可在手术当天，最晚应在术后第一天开始。

（4）应对从重症监护室转入病房的患者进行筛查。

5. 筛查频率

（1）POD 筛查应每天至少 1 次，可 2～3 次/d。

（2）POD 应至少评估至术后第 3 天。

（3）病情变化时再次评估。

6. 谵妄风险因素的评估

谵妄是由多种因素导致的神经精神综合征，通过对神经外科患者可能存在的谵妄风险因素进行评估，是后期采取预防措施的关键一步。谵妄发生的危险因素分为两类：一是易患因素，即患者因既往健康状况而存在的因素，通常不能干预或干预后短期内无法减缓其影响，如高龄、认知障碍、高血压、酗酒、共存疾病等；二是促发因素，即在原发疾病因素基础上，存在促进谵妄发生的因素，如缺氧、疼痛、焦虑、抑郁、药物等（见表4-11）。

表4-11 谵妄的易感因素及促发因素

危险因素		说明
易感因素	老年	是围术期谵妄的易感因素
	认知障碍	术前存在认知功能改变（如痴呆、认知功能损害、抑郁等）
	视力或听力障碍	存在视觉、听觉损害的老年患者
	衰弱	围术期存在自主活动受限、活动耐量降低等生理功能储备减少
	代谢紊乱	围术期存在脱水、电解质紊乱、严重低蛋白血症及维生素D缺乏等症状的患者易发生谵妄
	罹患多种躯体疾病	既往脑卒中史、术前合并睡眠紊乱、感染、高血糖、多个器官系统受累等均可导致围术期谵妄风险增加
	药物/酒精依赖	长期酗酒或使用某种成瘾性药物，突然戒断易导致谵妄
促发因素	脑部疾病	包括脑外伤、脑卒中、硬膜下血肿、脑炎、癫痫等
	其他系统性疾病	包括呼吸系统疾病（缺氧或二氧化碳增多）、营养及代谢疾病（贫血，叶酸、维生素B1、B12缺乏，低血糖，脱水，电解质紊乱，酸中毒），心血管疾病（低血压、心肌梗死），感染（泌尿系统、肺部、关节、瓣膜等部位感染），便秘或泌尿系统疾患和操作（尿潴留、导尿等），外伤（如骨折），手术和麻醉，中毒或戒断（酒精、毒品），疼痛等
	环境因素	噪音、活动受限、居住环境改变、情感打击等，ICU是谵妄的高发病区，除了ICU患者多为高龄、高危患者外，可能与ICU的特殊环境有关
	药物因素	以下药物会增加谵妄的发生风险：阿片类药物、苯二氮类药物、非苯二氮类安眠药物、抗组胺药、二氢吡啶类药物、H2受体拮抗剂、部分抗精神病药物、三环类抗抑郁药、抗帕金森病药物等
	术中因素	麻醉深度、低脑氧饱和度、低血压或血压高于脑血流自身调节范围、体温过低或过高等均可导致谵妄
	术后睡眠障碍	睡眠障碍是术后常见并发症，可表现为睡眠剥夺、睡眠破碎、睡眠节律紊乱、睡眠结构紊乱等，睡眠障碍可导致谵妄风险增加

（梁骊敏 黄师菊）

第五章　神经外科疾病护理

第一节　脑血管性疾病

一、脑、脊髓动静脉畸形

【摘要】脑动静脉畸形（AVM）是一种先天性疾病，为胚胎时期脑血管发育异常所致，约占脑血管畸形的90%以上，该疾病可引起颅内出血、癫痫、神经功能缺损等一系列临床症状，严重威胁患者的生命和生存质量。目前，显微外科手术、介入治疗、伽玛刀治疗是治疗动静脉畸形的主要手段。颅内动静脉畸形破裂出血进行治疗后再次出血的风险明显增高，第一年为 9.65% ～ 15.42% ，以后逐年下降。再次出血可能导致患者的病死率及致残率明显增加，给患者带来沉重的经济负担。

脊髓动静脉畸形（SAVM）是一类以脊髓血管异常病变为主要表现的中枢神经系统少见疾病。由于病变隐匿，发病初期容易漏诊、误诊，疾病的加重将带来严重的并发症，甚至引起患者死亡，因此该疾病的早期发现、正确诊断、及时治疗十分重要。近年来随着治疗手段的进步、疾病自然史的揭示，SAVM 的治疗技术突飞猛进。

【关键词】脑动静脉畸形；脊髓动静脉畸形；临床表现；治疗原则；评估；护理

【学习目标】①掌握脑、脊髓动静脉畸形的定义、常见的临床表现、治疗原则；②掌握动静脉畸形患者围手术期的护理评估内容；③正确实施动静脉畸形患者的围手术期护理。

（一）定义

（1）脑动静脉畸形，也称脑血管瘤，是脑血管畸形中最为常见的一种，属于先天性发育异常，其动脉与静脉之间没有毛细血管网，动脉血管与静脉血管直接沟通，形成动静脉短路。AVM 是一种先天性疾病，是胚胎发育过程中脑血管发生变异而形成的。

（2）脊髓动静脉畸形是指脊髓的动静脉之间出现不正常聚集和连接，通常是一些粗大扭曲的静脉，最常见的部位是胸段的后侧部。发病年龄多见于 40 岁以下，平均 20 岁，男女发病率相等。其特点是有多个供血动脉和引流静脉，脊髓前动脉和脊髓后动脉均可参与畸形血管团和正常脊髓的双供血，1 个或 2 个独立的畸形血管团埋在脊髓内部或软脊膜下，常见于颈、上胸或胸膜段。主要表现为进行性发展的上运动神经元和下运动神经元损害表现的混合性瘫痪，并且合并有疼痛、感觉障碍、臀肌萎缩和中老年男性的括约肌功能障碍。

（二）病因

（1）脑血管畸形病因尚不确定，大多数非遗传，少部分是遗传病，是胚胎期异常的血管生成或持续性的血管重塑干扰了原始脑血管的正常发育引起的。

①基本病因：动静脉畸形包括遗传因素、体细胞突变和胚胎发育时期的理化因素；硬脑膜动静脉瘘包括头部外伤、颅脑感染和颅内大静脉血栓形成等过程；海绵状血管畸形与脑静脉畸形是由于基因突变引起的。

②诱发因素：醉酒、吸烟、情绪激动、精神高度紧张、性交等突然使血压升高，导致薄弱的畸形血管壁破裂出血。

（2）多数脊髓血管畸形与遗传无关，是在胚胎发育过程中由于某种因素触发了异常的血管生成或导致持续性的血管重塑，干扰了原始脊髓血管丛的正常发育。

①基本病因：盗血可导致脊髓缺血，出血可能突然加重临床症状，静脉高压可引起脊髓灌注减少，占位效应可通过压迫脊髓造成障碍。

②诱发因素：激素治疗、外伤、情绪激动、精神高度紧张、妊娠、咳嗽、打喷嚏、体位改变等。

（三）临床表现

（1）脑动静脉畸形可见于任何年龄，约72%的患者在40岁以前发病，男性多于女性。其临床表现与部位、大小、是否破裂有关，具体有以下几方面。

①出血：一般多发生于青年人。患者会剧烈头痛、呕吐，严重者会出现意识障碍，其脑膜刺激征呈阳性。深部的脑血管瘤出血可产生压迫症状，患者会出现偏瘫、语言障碍、痴呆等症状。

②癫痫：为脑血管畸形的常见症状，40%～50%患者，多为单纯部分性发作，也可为全面性发作。

③头痛：半数以上患者有长期头痛史，类似偏头痛局限于一侧可自行缓解。出血时头痛较平时剧烈，多伴呕吐。

④进行性神经障碍：病变对侧的偏瘫多见，也可有偏身感觉障碍。

⑤智力障碍：多见于巨大型AVM中，由于"脑盗血"的程度严重，会导致脑的弥漫性缺血及脑发育障碍。

⑥其他症状：颅内杂音、眼球突出。10%～15%的患者会出现颅内杂音。如果病变较大并且位于脑表浅部位，可在病变处听到杂音。

（2）脊髓动静脉畸形的主要临床表现有以下两个方面：

①疼痛、感觉障碍、运动障碍及自主神经功能障碍。

②间歇性跛行：具有一定的特征性，主要是由于盗血脊髓及神经根处于相对缺血状态。

（四）神经影像学检查

1. 脑动静脉畸形

CT表现：平扫呈等密度或稍高密度血管团，20%～30%伴钙化，无明显水肿及占位效应；增强扫描明显强化，有时可见供血动脉或引流静脉。

MRI表现：匍匐状、蜂窝状流空血管影、脑出血、脑萎缩及胶质增生等；增强扫描血管巢及引流静脉显著增强。不同部位脑动静脉畸形如图5-1、图5-2所示。

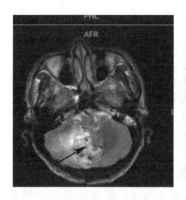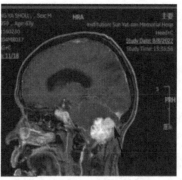

图 5-1　右小脑脑动静脉畸形

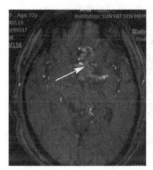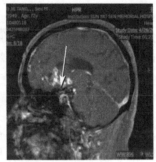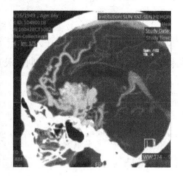

图 5-2　双侧额叶脑动静脉畸形

2. 脊髓动静脉畸形

脊髓动静脉畸形（见图 5-3）多见于胸腰段，但可累及脊髓的任何平面供血动脉（向脊髓供血的脊髓前动脉或脊髓后动脉），病灶区的快速血流容易使供血动脉形成动脉瘤，为脊髓出血的危险因素。动静脉畸形病灶本身位于脊髓内部或脊髓内外部，扩张的引流静脉升支或降支常位于脊髓的背侧和腹侧。MRI 是诊断脊髓动静脉畸形的首选无创性影像学检查手段。

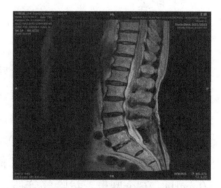

图 5-3　脊髓动静脉畸形

（五）治疗原则

（1）手术切除术：可以获得满意的疗效，但是有严格的适应证，包括有无出血史等。

（2）血管内介入栓塞：有合适栓塞的血管构筑的脑动静脉畸形均是栓塞治疗的适应证。

（3）立体定向放射外科治疗：常用的方法有 γ 刀和射波刀。

（4）综合治疗：手术切除、介入栓塞、立体定向放射治疗联合治疗，不断提高脑动静脉畸形的疗效，减少并发症。

（六）围手术期护理

1. 术前护理

1）术前评估

（1）详细了解患者发病情况，包括主要症状、体征、过敏史和既往史等；评估患者生命体征，有无癫痫、出血及意识障碍等状况；密切观察患者意识、瞳孔、四肢肌力等变化，并及时记录。

（2）识别高危患者：①肝肾功能严重损伤。②各类心脏病，尤其是心功能衰竭、冠心病和肺动脉高压。③糖尿病。④婴幼儿及年龄大于 65 岁的长者，尤其是在禁水和脱水状态下。⑤虚弱和恶病质。⑥哮喘等过敏体质和对比剂有不良反应者。

2）术前护理

按照医嘱的手术及麻醉方式，做好介入手术或开颅手术准备；告知患者禁食时间，介入手术前告知患者腹股沟穿刺口术后注意事项，送手术前留置针注射于左手上。

2. 术后护理

1）评估

（1）评估患者手术方式、麻醉方式及术中情况；评估患者的心理 – 社会状况。

（2）评估穿刺部位有无皮下血肿及出血、足背动脉搏动是否良好、皮温是否正常。

（3）血压控制范围评估，掌握术后血压医嘱需求目标值。

2）护理

（1）血管内介入治疗者术后护理：①床单位准备，将吸氧、吸痰、监护仪设备放于床边，给予吸氧及监护生命体征。②嘱患者穿刺侧肢体伸直，指导患者术后平卧位 8h。观察术侧足背动脉搏动情况以及皮肤的色泽、温度，并与对侧比较，发现异常及时通知医师处理。③术后应密切观察患者意识、瞳孔、主诉、生命体征变化及语言、运动功能的变化。④观察股动脉穿刺处伤口敷料情况及皮下情况，关注患者主诉，发现穿刺口疼痛加重或腹痛时，及时告知医师处理。⑤术后遵医嘱严格控制血压，术前有高血压者，栓塞完成后立即降压至基础血压的 2/3；其他患者将术后的目标血压控制在 90 ～ 100mmHg/50 ～ 60mmHg。⑥全麻患者拔除气管插管后 6h，评估患者吞咽功能情况，若无呛咳反应，6h 后流质饮食；意识障碍、吞咽困难的患者要保证机体的营养需要，给予鼻饲。⑦水化治疗清醒者可口服饮水，未清醒者静脉输液（饮水或静脉补液按 100ml/h 的量进行）。

（2）颅内血管畸形开颅手术者术后护理：①患者麻醉未清醒前平卧，头转向健侧；清醒后抬高床头 15°～ 30°，有呕吐者头偏一侧；躁动不安者要约束四肢及加床栏防坠床。②病情观察，密切观察患者意识、瞳孔变化、生命体征、有无呕吐等；手术回病房后 2h 内 15 ～ 30min 巡视一次，术后 2h 开始每小时巡视一次；按医疗要求严格控制血压范围。③保持患者呼吸道通畅，注意观察呼吸频率和幅度、血氧饱和度，若患者出现异常，应及时通知医师。④术后及时全面评估患者，包括肌力、语言、认知、跌倒坠床、压疮、感觉运动等。⑤术后第一天对患者进行吞咽功能评估，正常者进食流质。⑥不需要控制血压时，争取在早期下床活动。

（3）症状护理：①高颅压护理。有头痛、呕吐、烦躁不安的患者，在查明原因后再给止痛药或镇静药。②癫痫的观察。手术前有癫痫或手术部位在中央回及颞叶附近者，术后应观察其有无癫痫发作，注意患者安全，定时进行抗癫痫药物治疗。③术后出现肢体感觉运动障碍、语言障碍者，应及时做好早期康复治疗，预防废用综合征、垂足、静脉血栓等并发症。

（七）并发症观察及护理

（1）脑缺血、脑梗塞：术后遵医嘱，根据患者病情酌情予脱水治疗，减轻脑水肿。在充分扩容的基础上进行降压，缓解控制性低血压带来低灌注的矛盾。降低头部温度可减少脑组织的耗氧量，增加脑组织对缺氧的耐受性；记录 24h 出入量，量出为入，使患者每日尿量维持在 3500ml 左右。

（2）癫痫：癫痫与原发病灶及栓塞有关，术后遵医嘱使用抗癫痫药丙戊酸钠，监测丙戊酸钠血液浓度。

（3）神经功能障碍：神经功能障碍多与术中周围血管异常栓塞或脑血管痉挛有关。康复师应根据患者病情制订合理的康复计划。

（八）知识拓展

（1）有癫痫病史者需按时服药，应告知患者服药相关注意事项，不可骤然停药，需遵医嘱逐渐减量至停药。控制基础疾病，高血压及糖尿病患者注意按时服药，控制血压、血糖在正常范围。

（2）骶部伤口术后 3 个月内尽可能避免蹲姿。

（吴惠文　高艳春）

二、颅内动脉瘤

【摘要】颅内动脉瘤是颅内动脉壁上的异常膨出，是由于脑动脉局部血管异常改变产生的颅内血管瘤样突起。传统的治疗方式为施行开颅手术。近年来，介入神经放射技术的飞速发展，为颅内动脉瘤的治疗开辟了新的途径，大大降低了开颅手术的风险。然而，提高介入栓塞治疗的成功率和减少并发症，护理至关重要。科学地做好围手术期的护理，可以使其达到预期的治疗效果。

【关键词】未破裂颅内动脉瘤；破裂颅内动脉瘤；临床表现；治疗原则；评估；Hunt-Hess 分级；护理

【学习目标】①掌握未破裂颅内动脉瘤、破裂颅内动脉瘤的定义、常见的临床表现、治疗原则；②掌握 Hunt-Hess 分级；③掌握动脉瘤患者围手术期的护理评估内容；④正确实施动脉瘤患者的围手术期护理。

（一）定义

（1）未破裂颅内动脉瘤（unruptured intracranial aneurysm, UIA），是颅内动脉壁的局

限性、病理性扩张，存在破裂风险。合理的治疗和管理是预防 UIA 破裂的重要手段。

（2）破裂颅内动脉瘤（ruptured intracranial aneurysms，RIA），是自发性蛛网膜下腔出血最常见的病因。

（3）颅内血管破裂，血液流入蛛网膜下腔，称为蛛网膜下腔出血（subaranoid hemorrhage，SAH）。85％的自发性蛛网膜下腔出血由颅内动脉瘤的破裂引起，称为自发性 SAH（spontaneous SAH）。

脑动脉瘤可按动脉瘤的大小、部位进行分类。一般认为直径＜6mm 的动脉瘤不易出血。过去认为巨大型动脉瘤很少破裂出血，现在发现约 1/3 巨大型动脉瘤以出血为首发症状。

1. 大小

小型直径 ≤1.5cm，大型直径 1.5～2.5cm，巨型直径≥2.5cm。

2. 部位

（1）颈动脉系统：①颈内动脉：岩骨段、海绵窦、床突旁（颈眼）、后交通、脉络膜前、颈内动脉分叉。②大脑前动脉：A1、前交通动脉、A2～A3、胼周、胼缘。③大脑中动脉：M1、M2～M3、M3～M4。

（2）椎－基动脉系统：①椎动脉。②小脑后下动脉（中央型、周边型）。③基底动脉干。④小脑前下动脉（中央型、周边型）。⑤小脑上动脉（中央型、周边型）。⑥基底动脉分叉。⑦大脑后动脉（中央型、周边型）。

（二）病因

（1）囊状动脉瘤：由于血流动力学改变，使得血液量增加和血压增高引起；烟雾病、巨细胞动脉炎引起。

（2）梭形动脉瘤：动脉硬化及遗传性、血管结构性、感染性、放射性因素引起。

（3）夹层动脉瘤：外伤及动脉硬化引起。

（三）临床表现

（1）未破裂颅内动脉瘤：常见症状包括头痛、头晕、眼部疼痛、眼睑下垂、视力障碍、复视、癫痫等，较小的 UIA 大多无明显症状。

（2）破裂颅内动脉瘤：常见症状包括突发性剧烈头痛、恶心、呕吐、意识障碍、癫痫、脑膜刺激征等。

（3）自发性 SAH 分级：应用广泛的 Hunt-Hess 分级，对 SAH 患者预后判断较为准确。一般 Ⅰ～Ⅱ 级 SAH 患者预后较好，而Ⅳ～Ⅴ级患者预后不佳。其 Hunt-Hess 分级和 WFNS 分级见表 5－1、表 5－2。

表 5 - 1　Hunt-Hess 分级量表

分级	神经功能状态	存活率/%
0	未破裂动脉瘤	—
I	无症状或轻微头痛及轻度颈强直	70
II	中重度头痛，颈强直，除有颅神经麻痹外，无其他神经功能缺失	60
III	嗜睡，意识模糊，或轻微的局灶性神经功能缺失	50
IV	木僵，中度或重度偏侧不全麻痹，可能有早期的去大脑强直及自主神经系统功能障碍	20
V	深昏迷，去大脑强直，濒死状态	10

注：如患者有严重全身疾病，如高血压、糖尿病、慢性阻塞性肺疾病及动脉造影上有严重血管痉挛，则评级要加一级。

表 5 - 2　WFNS 分级

分级	神经功能状态
I	GCS 评分 15 分，无运动障碍
II	GCS 评分 13 ～ 14 分，无运动障碍
III	GCS 评分 13 ～ 14 分，有运动障碍
IV	GCS 评分 7 ～ 12 分，有或无运动障碍
V	GCS 评分 3 ～ 6 分，有或无运动障碍

注：GCS 表示格拉斯哥昏迷。

（四）神经影像学检查

（1）较小的动脉瘤经 CT 及 MR 平扫大多难以显示，若增强扫描时病灶内对比剂充盈，与邻近动脉密度一致，则对诊断有帮助，但需与血管袢相区别。较大的动脉瘤的影像学最佳诊断征象为圆形、分叶状、囊状病灶，位于动脉走行区，通常起源于血管分叉部。未破裂动脉瘤术前均行头部 CT、CTA 及颅内 MR 血管套餐（包括头颅平扫 + 增强 + DTI + SWI + ASL + CE - MRA），如图 5 - 4、图 5 - 5、图 5 - 6 所示。

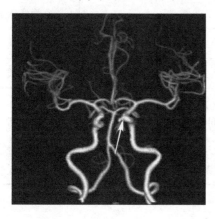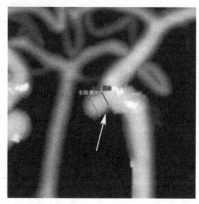

图 5 - 4　左侧颈内动脉动脉瘤

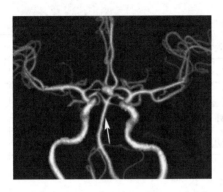
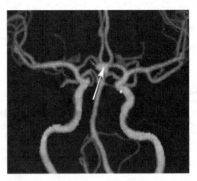

图 5-5 前交通动脉动脉瘤

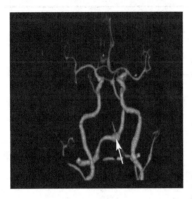
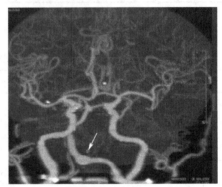

图 5-6 右侧椎动脉 V4 段梭形细胞动脉瘤

（2）脑血管造影（DSA）是诊断颅内动脉瘤的金标准。全脑血管造影可发现破裂出血的动脉瘤，检出多发动脉瘤，明确动脉瘤与载瘤动脉和邻近穿支之间的关系，评估侧支循环，显示血管痉挛。动脉瘤在血管造影上显示为外凸于血管壁的造影剂充盈影，诊断不难。脑血管造影主张早期进行，最好在出血 3d 内进行，避开蛛网膜下腔出血后 4～14d 的血管痉挛期，评分表如表 5-3、表 5-4 所示。

表 5-3 SAH Fisher 分级表

级别	CT 表现	血管痉挛危险性
1	CT 未见出血	低
2	CT 发现弥漫性出血，尚未形成血块	低
3	较厚积血，垂直面上厚度 >1cm（大脑纵残裂、岛池、环池）或者水平面上（侧裂池、脚间池）的长×宽 >5mm ×3mm	高
4	脑内血肿或脑室积血，但基底池内无或有少量弥漫性出血	低

表 5 - 4 改良分级表

Fisher 分级	CT 表现	发生血管痉挛危险性/%
0	未见出血或仅脑室内/脑室皮内出血	3
1	仅见基底池出血	14
2	仅见周边脑池或侧裂出血	38
3	广泛蛛网膜下腔出血伴脑实质出血	57
4	基底池、周边脑池、侧裂池较厚积血	57

（五）治疗原则

（1）大部分颅内动脉瘤可以考虑进行介入治疗，尤其是对于开颅手术难度大、高危因素多或后循环动脉瘤、高龄、手术耐受程度低（如肝肾功能不全、Hunt-Hess 分级Ⅳ～Ⅴ级）或存在开颅手术禁忌证的动脉瘤患者等。对于囊状动脉瘤而言，虽然手术夹闭可能在降低动脉瘤复发方面略占优势，但手术夹闭在降低围手术期并发症发生率、改善患者认知功能等方面处于劣势。调查研究发现，71% 的医师将介入治疗作为 UIA 的首选治疗。

（2）RIA 早期再破裂的风险高，随着影像设备及动脉瘤手术技术的不断提高，对 RIA 的治疗越来越倾向于早期手术干预。对于大多数发生破裂出血的动脉瘤，应尽早进行病因治疗，以降低动脉瘤再破裂出血的风险，且有助于对出血造成的一系列继发损害进行尽早干预。专家共识认为，对于分级较低（Hunt-Hess 分级Ⅰ～Ⅲ级或 WFNS 分级Ⅰ～Ⅲ级）者，应该早期（≤72h）处理动脉瘤；对于高级别者（Hunt-Hess 分级Ⅳ～Ⅴ级或 WFNS 分级Ⅳ～Ⅴ级），经一般内科治疗后，如果病情好转，符合手术治疗适应证，应尽快进行手术干预，并根据动脉瘤部位及形态、年龄、血肿情况、经济条件和术者经验水平选择不同的手术方式。对于某些特殊类型动脉瘤（巨大、严重钙化、假性、血泡样等），在充分做好术前准备后尽快手术。

（六）围手术期护理

1. 术前护理

1）评估

（1）评估患者血压值。

（2）评估患者伴随的症状情况。

（3）评估患者意识、瞳孔状态。

（4）神经功能的评估：运用量表评估患者神经功能情况，GCS、Hunt-Hess、NIHSS、WFNS 分级、Fisher 量表等。

（5）认知功能评估及视力、视野评估。

（6）评估患者 CT、CTA 及颅内 MR 血管套餐（包括头颅平扫＋增强＋DTI＋SWI＋ASL＋CE-MRA）等结果。

（7）评估患者实验室资料，包括肝功能、肾功能、血糖、凝血功能、血细胞分析等结果。

2）护理

（1）控制情绪波动，卧床休息；自发性蛛网膜下腔出血患者应绝对卧床休息。

（2）控制血压，控制血压于医疗要求的目标值内波动，避免血压过高。

（3）按医嘱完成各种检查及检验标本采集，跟进检查及检验结果。

（4）采取血管内介入治疗颅内动脉瘤者，术前按医嘱服用抗血小板的双抗药物，如波立维、拜阿斯匹林等，并且手术当天均需服用。介入前准备应向患者及家属介绍全脑血管造影基本知识及做好胃肠道准备、术前常规用药及输液准备。

（5）开颅手术者若患者原来有服用抗血小板的双抗药物时必须停止服用。开颅手术前准备：①完善各项检查、检验项目，术前一天遵医嘱做好血型鉴定和交叉配血试验。②必须密切关注患者头痛、呕吐情况，重视患者或家属的主诉，病情加重时必须及时处理，避免脑疝的发生。③术前禁食。④手术区皮肤准备：按医嘱行术前皮肤准备（剃头），术前晚清洁皮肤。⑤术日晨护理：认真检查，确定各项准备工作的落实情况。体温升高或女性患者月经来潮时，应延迟手术。进入手术室前，指导男性患者排尽尿液，给予女性患者留置导尿管。取下活动性义齿、眼镜等物品。⑥遵医嘱予以术前用药。备好手术需要的病历、影像学资料、特殊用药或物品等。与手术室接诊人员仔细核对患者、手术部位及名称等，做好交接。根据手术类型及麻醉方式准备麻醉床，备好床旁用物，如负压吸引装置、心电监护仪、吸氧装置等。⑦特殊准备与护理：急症手术在最短时间内做好急救处理的同时进行必要的术前准备。

（6）血压高者在介入治疗和开颅手术两种手术方式治疗的术晨均需服用降压药物。

（7）保持患者排便通畅，避免用力排便出现颅内动脉瘤破裂出血。

2. 术后护理

1）评估

（1）血管内介入治疗：评估患者手术方式、麻醉方式及术中情况；评估患者的心理－社会状况。增加以下评估：①手术置入的材料，术后治疗的抗血小板要求。②术后医疗治疗需要的目标血压管理，根据患者个体情况制定目标血压的范围。③尼莫地平注射液使用要求。

（2）开颅动脉瘤夹闭者，术后评估：①术中情况：包括了解手术方式、麻醉类型、手术过程、术中补液量以及留置引流管的情况等。②身体状况：一般评估患者意识状态、体温、脉搏、呼吸、血压、四肢的肢体功能、伤口情况、引流管情况等；恶心呕吐情况。③术后治疗需要的目标血压管理，根据患者个体情况制定目标血压的范围。④尼莫地平注射液使用要求。

2）护理

（1）血管内介入手术治疗颅内动脉瘤者：①术后遵医嘱给予吸氧、心电监护。②术侧肢体伸直，不可弯曲超过8h。③脑血管造影的局部麻醉的患者术后予半流饮食；全麻的患者暂禁食。④术后应密切观察患者意识、瞳孔、主诉、生命体征变化及语言、运动功能的变化。⑤观察术侧足背动脉搏动情况以及皮肤的色泽、温度，并与对侧比较，发现异常，及时通知医师处理。⑥观察股动脉穿刺处伤口敷料情况及皮下情况，尤其关注患者主诉情况，例如疼痛等。⑦使用尼莫地平注射液者，应用静脉推注泵或注射泵控制输液速度，在24h内均匀、准确地注射药物，同时监测血压；避免血压过低导致脑缺血，加重脑血管痉挛。尼莫地平注射液建议中心静脉导管输注，预防静脉炎发生；使用期间避光输注药液。⑧颅内支架置入者按医嘱保证抗血小板药物及时、准确供给。⑨观察患者尿量颜色及牙龈、皮肤是否有出血。

（2）开颅手术者术后护理：①未清醒前平卧，清醒后抬高床头 $15° \sim 30°$，有呕吐者头偏一侧。躁动不安者要约束四肢及加床栏防坠床；抬高床头必须与患者自我感觉舒适相结合。②病情观察，包括密切观察患者意识、瞳孔变化、生命体征，主诉有无头痛、呕吐等；手术回病房后 2h 内每 $15 \sim 30min$ 巡视一次，术后 2h 每 1h 巡视一次；其他时间若有病情变化则随时巡视；发现 GCS 评分变化等于或大于 2 分，必须告知医师处理。③保持呼吸道通畅，有气管插管或口咽通气道的患者，注意观察呼吸频率和幅度、血氧饱和度，若出现不耐管或咳嗽、吞咽反射等，应及时通知医师拔管。每班清洗口、鼻咽通气管，并妥善固定。④术后及时全面评估患者，包括自理能力、非计划拔管风险、肌力（四肢肌力情况）、语言、认知、跌倒坠床、压疮、感觉运动等。⑤详细记录 24h 出入量①；保证出入量平衡，定期复查电解质变化。⑥手术当天禁食，术后第一天进行吞咽功能评估，吞咽功能正常者进食流质，昏迷及吞咽困难者，给予鼻饲。每天必须跟进患者饮食情况及排便情况。争取在短期内下床活动。⑦引流管护理：区分各引流管放置的部位和作用，并做好标记及固定好；根据引流管的种类，保证其通畅及高度，密切观察引流量情况。⑧保持伤口敷料清洁干燥。

（七）并发症观察及护理

（1）术后颅内出血：严密观察患者意识、瞳孔及颅内压情况，按医嘱控制血压波动范围；密切观察病情，如出现意识评分降低、瞳孔不等大、神经功能症状加重、肢体肌力下降，则及时告知医师复查头颅 CT。

（2）脑血管痉挛：早期发现及时处理，使用钙离子拮抗剂尼莫地平改善微循环；给药期间观察有无胸闷、面色潮红、血压下降、心率下降等不良反应。

（3）脑梗死：观察患者有无一侧肢体无力、偏瘫、失语甚至意识障碍等。嘱患者卧床休息，遵医嘱给予扩张血管、扩容、溶栓治疗。

（4）颅内感染：术后监测体温，若伤口渗血，按医嘱使用抗生素。

（5）血管内治疗患者穿刺点局部血肿：常发生于介入栓塞术后 6h 内。术后需严密观察穿刺点周围皮肤情况，穿刺点加压包扎，嘱患者卧床休息 24h，术侧髋关节制动 8h。

（6）腹膜后血肿：血管内治疗患者关注其主诉，若患者诉腹痛或血压下降时，立即告知医师处理，并立即开通第二条静脉通道；配合医师按压穿刺口及申请 B 超床边检查等处理。

（7）造影剂过敏：血管内治疗患者常有发生，发现患者出现皮肤异常，立即告知医师处理。

（八）知识拓展

（1）抗血小板治疗。

①血管内介入治疗颅内普通支架置入者，使用双抗血小板药物治疗，波立维服用 3 个

---

① 出入量表示进入身体和排出身体物质各自总量。

月、拜阿司匹林服用6个月。

②血管内介入治疗颅内血流倒向装置置入者，使用双抗药物治疗，波立维服用6个月、拜阿司匹林服用12个月。

（2）伴有肾功能不全患者，血管内治疗前后需要采取水化治疗。

（3）出院后避免情绪激动和剧烈运动，保持大便通畅，遵医嘱按时、按量服用降压药物、抗癫痫药物，不可随意减量或停药。

（吴惠文　高艳春）

三、烟雾病

【摘要】烟雾病是一种原因不明，以双侧颈内动脉末端、大脑中动脉和大脑前动脉起始部慢性进行性狭窄或闭塞为特征，并继发颅底异常血管网形成的一种脑血管疾病。"烟雾"这一名称来源于日本，为朦胧的意思，就像一支点燃香烟的烟雾，悬浮于空中。

【关键词】烟雾病；临床表现；治疗原则；评估；护理

【学习目标】①掌握烟雾病的定义、常见的临床表现、治疗原则；②掌握烟雾病患者围手术期的护理评估内容；③正确实施烟雾病患者的围手术期护理。

（一）定义

烟雾病（moyamoya disease，MMD）是一种独特的脑血管疾病，其特征是双侧颈内动脉末端进行性狭窄至闭塞，并伴有颅底代偿性异常血管网的形成，形成重要的侧支循环，称之为"烟雾"血管。

（二）病因

（1）烟雾病的发病原因不明，越来越多的研究证据表明，烟雾病主要是内膜增生性疾病。

（2）烟雾病发病因素主要包括基因因素、遗传性因素、环境因素、自身疾病（如血液疾病、代谢疾病、免疫疾病等）。

（3）与血管狭窄、异常血管生成相关的生物标志物有关。

（三）临床表现

（1）烟雾病的临床表现包括短暂性脑缺血发作（TIA）、脑卒中、癫痫、头痛、认知功能障碍。

（2）儿童患者以缺血性症状为主要临床表现，包括短暂性脑缺血发作、可逆性神经功能障碍及脑梗死。

（3）成人患者常以出血症状为主，具体症状因出血部位不同而异。

（四）神经影像学检查

（1）脑电图一般无特异性变化，无论是出血患者还是梗塞患者，其脑电图的表现大致相同，均表现为病灶侧或两侧慢波增多，并有广泛的中、重度节律失调。

（2）脑血管造影是确诊此病的主要手段（见图5-7）。

（3）烟雾病在CT扫描中可单独或合并出现以下几种表现：①多发性脑梗死。②继发性脑萎缩。③脑室扩大。④颅内出血。

（4）磁共振（MRI）可显示烟雾病以下病理形态变化：①无论陈旧性还是新发性脑

梗死，颅内出血者在所有成像序列中均呈高信号。②局限性脑萎缩以额叶底部及颞叶最明显。③颅底部异常血管网因流空效应而呈蜂窝状或网状低信号血管影像（见图5-8）。

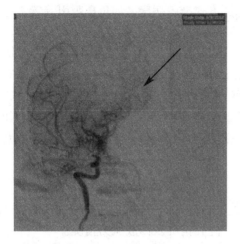
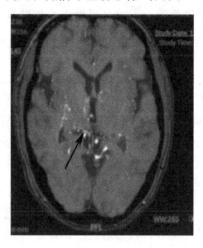

图5-7 脑血管造影图像　　　　图5-8 MRI图像

（五）治疗原则

烟雾病治疗分为内科和外科两种方式。

（1）内科对症治疗缺血型烟雾病，以血管活性药物抗凝为主。出血型烟雾病，以止血、抗血管痉挛、抗纤维蛋白溶解为主的内科药物治疗，短期改善患者症状效果显著，但无法延缓或阻止疾病进程，更不能防止缺血和出血的再发生。

（2）外科手术治疗效果相对较好，临床上以此方式为主。

（六）围手术期护理

1. 术前护理

1）未出血患者评估

（1）身体健康史。

（2）身体状况：主要器官及系统功能状况，手术耐受力等。

（3）了解患者对手术认知程度、心理状况、家庭成员等；了解家庭的经济承受能力等。

（4）主要症状与体征：评估患者的生命体征、意识状态、头痛及呕吐程度、四肢肌力等情况。

2）已出血患者评估

（1）身体健康史。

（2）身体状况：①询问患者症状出现的时间及原因。②评估患者意识、瞳孔、生命体征。

（3）运用量表评估患者神经功能情况，如GCS量表评分等。

3）护理

（1）未出血者护理：①关注患者心理，建立良好的护患关系；告知手术的相关知识及术后用药的注意事项。②执行医嘱，或根据疾病特点、患者身体状况完善各项检验项目。③根据患者手术目的、手术方式及麻醉方式，通知患者禁食、禁饮时间，做好手术区皮肤准备。④术日晨护理：根据医嘱要求、专科管理特点，核对手术部位标记及用药，准备影像学资料等。⑤术日根据手术类型及麻醉方式准备病床，如负压吸引装置、心电监护仪、吸氧装置等。

（2）已出血患者护理：①绝对卧床14d，床头抬高30°，减少外界刺激。密切巡视患者，保持呼吸道通畅，保持大便通畅。②记录24h出入量。③适当给予止痛剂，避免因疼痛诱发再次出血。④如患者频繁呕吐，可给予止吐药，遵医嘱按时按量使用癫痫药物。⑤维持脑的正常灌注压，高血压者血压下降10%～20%即可，用药期间注意血压的变化，避免血压偏低造成脑缺血。⑥将尼莫地平注射液均匀准确输入和监测血压，避免血压过低；⑦做好预防下肢静脉血栓的宣教。

2. 术后护理

（1）开颅手术患者评估。包括评估患者手术方式、麻醉方式及术中情况，引流管情况、伤口情况等，观察患者生命体征、意识、瞳孔情况及四肢肌力情况。

（2）介入术后评估。评估患者手术方式、麻醉方式及术中情况；评估患者的心理-社会状况。观察穿刺口情况及穿刺侧肢体活动情况，倾听患者主诉，观察患者生命体征、意识、瞳孔情况及四肢肌力情况。

（3）护理。

①常规手术后体位管理及安全管理，躁动不安者要约束四肢及加床栏防坠床。

②密切观察患者意识、瞳孔变化、生命体征、呕吐等；有颅内压监护仪患者，需观察颅内压值的波动情况，每小时记录颅内压值。按要求的目标值控制患者血压。

③留置口、鼻咽通气管者，应等患者有吞咽、咳嗽反射后才能拔除；定期清洗鼻、口咽通气管，间歇时间小于或等于8h/次；需要时随时清洁更换，并予以系带妥善固定，尤其口咽通气管更为重要。

④术后及时按专科要求做好全面评估，如自理能力、肌力（四肢肌力情况）、吞咽功能等。

⑤详细记录24h出入量，保持出入量平衡；保持伤口敷料清洁干燥，争取在短期内下床活动。

（七）并发症观察及护理

（1）高颅内压：有头痛、呕吐、烦躁不安的患者，要查明原因后再给止痛药或镇静药。

（2）癫痫：手术前有癫痫或手术部位在颞叶附近者，术后应观察有无癫痫发作，注意患者安全，定时给抗癫痫药物。

（3）术后面瘫者，根据吞咽评定结果，指导患者健侧进食，食物不宜过热，保持口腔清洁。避免热敷瘫痪侧面部，应早期针灸康复治疗。

（4）术后肢体感觉运动障碍、语言障碍者应及时早期康复治疗，预防废用综合征、垂足、静脉血栓等并发症。

（5）伤口愈合不良：术后发现伤口肿胀明显或波动感明显，疼痛或渗液多时应及时通知医师处理。

（八）知识拓展

（1）烟雾病在东亚国家发病率较高；研究发现，MMD 患者动脉瘤的发病率远高于普通人。继发侧支血管瘤或假性动脉瘤患者大概有 30% 患有脑出血或较少见的蛛网膜下腔出血。

（2）2017 年版的《烟雾病与烟雾综合征诊断与治疗中国专家共识》中则提出，无论缺血性还是出血性 MMD 患者，都推荐积极进行手术干预。

（吴惠文　高艳春）

四、颈动脉狭窄

【摘要】颈动脉狭窄主要由动脉粥样硬化所致，若发生后不及时治疗，则极易引发短暂性脑缺血。如果患者出现粥样硬化斑块，形成血栓，则可发生完全性颈动脉闭塞，从而引发脑卒中表现，如失语、偏瘫，甚至对患者的生命健康造成威胁。

【关键词】颈动脉狭窄；临床表现；治疗原则；评估；护理

【学习目标】①颈动脉狭窄的定义，常见的临床表现、治疗原则；②掌握颈动脉狭窄患者围手术期的护理评估内容；③正确实施颈动脉狭窄患者的围手术期护理。

（一）定义

颈动脉狭窄（carotid stenosis，CS）是指颈动脉系统，主要包括颈总动脉、颈内动脉或颈外动脉出现的单节段或多部位的血管，管腔狭窄甚至闭塞的一类疾病。北美症状性颈动脉内膜斑块切除术试验（North American Symptomatic Carotid Endarterectomy Trial，NASCET）中采用的颈动脉狭窄分级方法目前应用最为广泛，它根据患者颈动脉狭窄的程度，将其分为 5 级：①无狭窄（0%）；②轻度狭窄（0%～49%）；③中度狭窄（50%～69%）；④重度狭窄（70%～99%）；⑤完全闭塞（100%）。

（二）病因

（1）动脉粥样硬化是颈动脉狭窄的主要病因。

（2）高血脂、糖尿病、高血压、吸烟、性别是动脉粥样硬化的独立危险因素。

（三）临床表现

临床表现分为无症状性颈动脉狭窄和症状性颈动脉狭窄。

（1）无症状性颈动脉狭窄：既往 6 个月内无任何症状或仅有头晕、反应迟钝、记忆力降低，也无认知功能障碍等表现。

（2）症状性颈动脉狭窄：既往 6 个月内存在同侧一过性黑矇、短暂性脑缺血发作、脑卒中等临床症状中的一项或多项，包括对侧肢体肌力减弱、感觉异常或丧失、语言功能障碍、同侧单眼盲或视觉 - 空间能力异常以及对侧同向偏盲等。

（四）神经影像学检查

（1）颈动脉超声是应用最广泛和最经济的无创性影像检查（见图 5 - 9）。

（2）当超声检查结果不明确时，联合 CT 血管成像和（或）磁共振血管成像，可以将准确性增加到大于 90%（见图 5 - 10、图 5 - 11）。

（3）颈动脉血管造影。

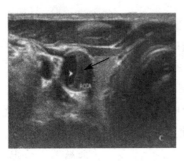 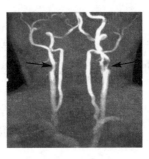 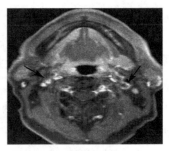

图 5-9　颈动脉半环形低回声斑　　　图 5-10　左侧颈内动　　　图 5-11　右侧颈内动脉
　　　　　　　　　　　　　　　　　　　脉起始部重度狭窄；　　　　　重度狭窄（起始部）
　　　　　　　　　　　　　　　　　　　右侧颈内动脉闭塞

（五）治疗原则

主要从日常生活着手对疾病加以控制。

（1）生活管理：戒烟、经常锻炼（每天至少运动 30min，一周至少运动 3～4d）。

（2）病因治疗：控制血压、血糖，定期体检。

（3）饮食：多吃蔬菜水果、含优质蛋白的食品；限盐；限制胆固醇的摄入。

（4）病情监测：定期进行超声、CTA 或脑血管造影复查，定期检测血糖、血脂、血压。

（5）抗血小板聚集药物：患者根据医嘱口服其中一种或两种联用均可。阿司匹林和氯吡格雷联用可以增强抗血小板聚集的效果，但应根据患者耐受能力酌情选择。

（6）他汀类药物：可降低血脂水平，无禁忌的颈动脉狭窄者应遵医嘱坚持服药。

（7）介入治疗。颈动脉支架成形术（carotid artery stenting，CAS）是相对来说创伤较小的治疗方法，能在局麻条件下完成治疗。目前比较 CAS 和颈动脉内膜剥脱术（carotid endarterectomy，CEA）的优劣尚未有明显的临床证据。症状性颈动脉狭窄度≥50% 或无症状性颈动脉狭窄度≥70% 时可以考虑进行 CAS 治疗。对于病变部位较高或较低，手术不可及的患者、合并颅内动脉狭窄的患者、合并严重心肺疾病无法耐受全麻的患者，CAS 具有优势。为预防支架内血栓形成，CAS 术后需口服抗血小板药物和降血脂药物，禁烟、控制血糖和血压。

（8）颈动脉内膜剥脱术（CEA）。CEA 是颈动脉狭窄的标准治疗方式，通过外科手术的方法切开颈内动脉，将狭窄部位的斑块切除掉。CEA 的绝对适应证是：①六个月内 1 次或多次短暂性脑缺血发作，且颈动脉狭窄度≥70%；②六个月内 1 次或多次轻度非致残性卒中发作，症状或体征持续超过 24h，且颈动脉狭窄度≥70%。此外，以下情况是相对适应证，也可考虑手术：①无症状颈动脉狭窄度≥70%；②有症状狭窄度范围是 50%～69%；③无症状性狭窄度 <70%，但狭窄病变处处于不稳定状态。

（六）围手术期护理

1. 术前护理

1）评估

（1）健康史。了解患者的年龄、性别、职业、生活状态、营养状态、本次发病的特点和经过。评估既往有无其他系统肿瘤、过敏性疾病等病史。评估家族中有无颅内脑血管病病史。

（2）身体状况。评估患者生命体征、意识状态、瞳孔、肌力及肌张力、运动感觉功能等。

（3）心理－社会状况。了解患者及家属对疾病的认识和期望值，对脑血管造影术的认知程度。

（4）评估检验结果，介入治疗术前尤其是血栓弹力图结果。

（5）抗血小板药、降压药等的使用情况及不良反应。CEA 术前停用抗血小板药，CAS 患者术前后均需服用抗血小板药。

（6）掌握 MRA 评估、卒中血管超声、CT 血管成像结果。

（7）由主要症状与体征评估患者的生命体征、意识状态、头痛及呕吐程度、四肢肌力等情况。

2）护理

（1）介入治疗术前护理：手术前护理人员向患者及家属介绍全脑血管造影基本知识。根据患者手术目的及麻醉方式，通知患者禁食、禁饮时间。全脑血管造影前按医嘱给予患者注射药物。在患者左手注射留置针，留置针无延长管者另外连接延长管（或根据介入治疗术中需求准备）。

（2）介入治疗时药物护理：按时按量服用抗血小板药物和降血脂药物，监测患者凝血功能及血脂情况。观察有无皮下出血、皮下瘀斑及消化道出血等征象，避免药物漏服或多服。尤其手术当天仍需服用抗血小板药物及降压药物。

（3）CEA 术前停用抗血小板药，关注患者术前是否伴有感冒、咳嗽症状，发现后及时处理。

2. 术后护理

1）评估

（1）评估患者手术方式、麻醉方式及术中情况。

（2）介入治疗的术后评估患者手术方式、麻醉方式及术中情况；评估患者的心理－社会状况。

（3）内膜剥脱手术术后需了解引流管放置位置、引流管是否通畅、引流量、液体的颜色与性状等；了解患者颈部伤口情况及呼吸情况。

（4）评估患者生命体征、意识、四肢肌力情况；评估医疗要求血压控制范围值。

2）护理

（1）给予吸氧，监护生命体征，监测患者意识、瞳孔、主诉、生命体征变化及语言、运动功能的变化。按医疗治疗要求血压目标值控制血压波动范围，并且是要立即达到血压的目标值。

（2）局麻术后可进食半流食物；全麻患者手术当天禁食至少 6h，术后第一天进行吞咽功能评估，吞咽功能正常者进食流质，昏迷及吞咽困难者，给予鼻饲。每天必须跟进患者饮食情况及排便情况。

（3）CAS 患者：关注股动脉穿刺处伤口、术侧足背动脉搏动情况，重视患者主诉，早期限制颈部过度活动，必要时给予颈围固定。按医嘱按时准确剂量进行抗血小板治疗。

（4）CEA患者：密切监测患者伤口情况，有无渗血及皮下血肿，询问患者主诉，有无呼吸困难、呼吸费力、咳痰无力等情况。伤口引流管应保持负压吸引状态，降低颈部血肿并发症的发生率；但是若引流管放置与颈动脉距离较近，则负压不能过大。气管切开包准备好并放于床边。

（七）并发症观察及护理

（1）术中斑块脱落或支架内血栓形成：患者术后回到病房时，应仔细评估患者意识、四肢肌体活动情况，若存在异常，立即与医师沟通和积极处理。

（2）脑过度灌注：无论手术方式是CAS还是CEA，术后按医疗治疗要求目标值控制血压波动范围，并且要立即达到血压的目标值。若血压控制不佳，及时与医师沟通，联合使用降压药。

（3）腹膜后血肿：CAS术后，主诉腹股沟穿刺口疼痛加剧或腹痛，并伴有患者嘴唇发白、心率加快、血压下降时，必须高度警惕腹膜后血肿，尤其是高龄、消瘦的女性患者，立即持续按压腹股沟穿刺口及通知医师，呼叫其他人员再开通多条静脉通道。

（4）肺部感染：密切观察患者呼吸和血氧饱和度情况，发现痰多时，及时吸痰和翻身拍背、抬高床头；不需要控制患者血压时，应让患者尽快下床活动。

（八）知识拓展

颈动脉狭窄是颈部大血管管壁变窄的一种疾病，45～80岁的人群中有4%～5%的患者可以听到血管杂音，当颈动脉狭窄度≥75%时，大部分可听到血管杂音。65岁以上颈动脉狭窄度≥50%人群中，7%的男性、5%的女性可听到血管杂音。然而，如果狭窄严重引起血流缓慢时，杂音可消失，因此颈部血管杂音对于鉴别严重颈动脉狭窄既非特异，也非敏感。颈动脉狭窄进展的年危险度为9.3%。

（吴惠文　高艳春）

五、颅内血管狭窄

【摘要】近年来，缺血性脑血管疾病的发病率逐年提高，成为威胁到人们生命健康的主要疾病之一，而颅内血管狭窄是引发缺血性脑血管疾病的主要危险因素。颅内血管狭窄导致脑血管内的血液量减少，局部脑细胞缺血缺氧性坏死，引发缺血性脑血管疾病。

【关键词】颅内血管狭窄；临床表现；治疗原则；评估；护理

【学习目标】①掌握颅内血管狭窄的定义，常见的临床表现和治疗原则；②掌握颅内血管狭窄患者围手术期的护理评估内容；③正确实施颅内血管狭窄患者的围手术期护理。

（一）定义

颅内动脉粥样硬化性狭窄（intracranial atherosclerotic stenosis，ICAS）又称颅内动脉粥样硬化性疾病（intracranial atherosclerotic disease，ICAD），是全球范围内导致卒中发生的主要原因之一，是指各种原因造成的颅内血管直径变小，最常见的原因为颅内动脉粥样硬化。按狭窄程度可分为0%～50%（轻度），50%～70%（中度），70%以上（重度），而一般人工判断以狭窄率20%～30%为标准。在中国，30%～50%的脑卒中和50%以上的短暂性脑缺血发作（TIA）存在症状性 ICAS。根据大样本人口学调查，10% ～ 29% 的脑缺血事件是由颅内动脉粥样硬化引起的。该疾病在亚洲人群中发病率最高，中国的发病率为 20% ～ 46%。一项尸检研究表明，我国 60 ～ 70 岁的人群中，严重 ICAS 的发生率至少为 30%；而在 80 ～ 90 岁的人群中，ICAS 的发生率达 50%。

（二）病因

导致颅内血管的狭窄和闭塞病因较多，最为常见的因素是动脉粥样硬化病变。该病变是一种由血脂异常、血管壁成分改变等因素引起的动脉血管疾病，主要特征为血液中脂质在动脉内膜中沉积，引起内膜灶性纤维性增厚和深部成分的坏死、崩解，最后形成粥样物，并导致动脉壁变硬。动脉内膜粥样硬化斑块的形成、钙化、纤维化等都会导致动脉血管腔变窄，从而引起供血量的减少，致使相关器官组织发生缺血性病变，出现一系列症状体征。除此之外，动脉炎、动脉夹层等因素也可能导致颅内动脉狭窄。

（三）临床表现

颅内血管狭窄患者早期大多无症状，可偶尔出现头晕、头痛、肢体麻木、一过性视力障碍、说话含糊不清、记忆力减退等。

（四）神经影像学检查

评估手段包括血管造影（包括 DSA、CTA、MRA）和血管超声，其中 DSA 是诊断 ICAS 的金标准，但为有创性，其他均为无创性。MRI 诊断具有非常高的诊断灵敏度和特异度，能够降低漏诊及误诊发生率，提高诊断准确性，可为患者临床治疗提供有效理论依据，具有非常高的临床应用价值（图 5 – 12、图 5 – 13）。

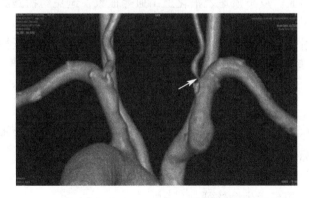

图 5 – 12　双侧椎动脉狭窄

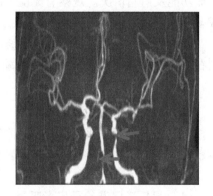

图 5 – 13　基底动脉狭窄（局部重度狭窄）；左侧颈内动脉狭窄（C4 段重度狭窄）

（五）治疗原则

ICAS 的治疗方法包括内科治疗、外科治疗和血管内治疗。外科治疗因为有较高的并发症，迄今没有得到全球范围内指南的推荐，目前的证据仍然支持以内科治疗作为 ICAS 的一线治疗方式。《症状性颅内动脉粥样硬化性狭窄血管内治疗中国专家共识 2022》详细指出了药物治疗和血管内治疗手术方式和各自的优缺点。

（1）抗血小板药物治疗。多项研究探索了阿司匹林联合其他药物的双联抗血小板治疗（dual antiplatelet therapy, DAPT）的潜在益处。目前临床上联合阿司匹林的 DAPT 药物主要有氯吡格雷、西洛他唑和替格瑞洛。对氯吡格雷耐药的患者（携带 CYP2C19 功能缺失等位基因的患者），替格瑞洛联合阿司匹林可作为氯吡格雷联合阿司匹林的替代治疗。

（2）危险因素管理。血压管理，对于 ICAS 患者，建议血压目标值 <140/90mmHg，如果患者神经系统功能及症状稳定，在卒中后 48～72 h 内降低血压是相对安全的。血脂中 LDL-C 降至 <1.8mmol/L，糖化血红蛋白≤7% 是合理的；患者需戒烟，有充分的体育活动和建立健康的饮食习惯。

（3）血管内治疗。无症状再狭窄、再发卒中的风险相对较低，原则上推荐药物治疗下进行随访；对于药物治疗无效的症状性重度再狭窄患者，可以考虑通过血管介入的方式进行治疗（C-EO 级证据，中等推荐）。

（六）围手术期护理

1. 术前护理

1）评估

术前评估包括患者临床特点、手术时机、缺血性卒中病因分型、血管情况（狭窄率、位置、长度、形态、成角、斑块性质、钙化分级、血流分级、路径、远端导丝着陆区、病变等）。

2）护理

（1）除了常规术前介入治疗按医嘱准备外，还需要根据患者症状进行相应护理，完成术前规范的各种量表评估；按时按准确剂量服用抗血小板药物和降血脂药物，监测患者凝血功能及血脂情况。观察有无皮下出血、皮下瘀斑及消化道出血等征象，避免药物漏服或多服。手术当天术前必须按医嘱服用抗血小板药物。

（2）围手术期血压管理：多项多中心、前瞻性研究均建议将患者围手术期收缩压控制在 100～120mmHg，长期血压收缩压控制在 <140mmHg（糖尿病患者 <130mmHg）。

2. 术后护理

1）评估

常规介入术后需评估患者生命体征、意识、瞳孔、四肢肌力、股动脉穿刺口、患者主诉、抗血小板药物使用、血压管理目标值、术中特殊情况。

2）护理

（1）术后遵医嘱给予患者吸氧，监护患者生命体征。

（2）嘱患者穿刺侧肢体伸直，不可弯曲超过 8h。

（3）脑血管造影的局部麻醉的患者术后可进食半流；全麻患者手术当天至少术后 6h 后才能进食；术后第一天进行吞咽功能评估，吞咽功能正常者进食流质，昏迷及吞咽困难者，给予鼻饲。每天必须跟进患者饮食情况及排便情况。

（4）术后应密切观察患者意识、瞳孔、主诉、生命体征变化及语言、运动功能的变化。

（5）观察术侧足背动脉搏动情况以及皮肤的色泽、温度，并与对侧比较，若发现异常，及时通知医师处理。

（6）观察股动脉穿刺处伤口敷料情况及皮下情况。

（7）按医疗要求血压目标值控制血压的波动范围，使用调节血压药物。

（七）并发症观察及护理

（1）出血：按医嘱给予阿司匹林、氯吡格雷持续治疗；严密观察患者皮肤黏膜、口腔黏膜、消化道、尿液颜色有无出血征象，若有异常，立即通知医师及时处理。

（2）脑血管痉挛：导管、导丝刺激操作易引起血管痉挛，密切观察患者意识及四肢活动情况，发现异常告知医师，遵医嘱术后继续给予尼莫地平微泵输注，并观察用药后有无不良反应。

（3）脑过度灌注综合征：由于植入支架后会重新分配血液，而病灶周围组织小动脉尚不能承受正常血流量，易引起血液过度灌注，导致脑水肿、大范围渗血等。应加强对患者生命体征、瞳孔及意识观察，若出现异常，应及时考虑为过度灌注综合征，需立即通知医师及时处理。

（八）知识拓展

（1）有症状的颅内动脉狭窄的内科治疗包括抗血小板治疗、高脂血症治疗，积极控制如糖尿病、高血压和吸烟等危险因素。

（2）调查表明，颅内动脉狭窄在脑卒中患者病因构成中占比约为33%～51%，且随着年龄的增长该占比逐渐增加。另有调查显示，颅内动脉狭窄发病后1年内脑卒中发生者占比约为17%，病死率约为11%，提示颅内动脉狭窄的预后差，应积极治疗。

（吴惠文　高艳春）

六、高血压脑出血

【摘要】血压升高造成脑部出血是最为严重的疾病之一，它不仅会对患者的生命带来威胁，同时也因为脑部血管出血后会对身体产生影响，很容易出现致残，并影响患者正常的生活以及工作。除此之外，患者还会因出血量大而意识改变，甚至昏迷危及生命。

【关键词】高血压；脑出血；临床表现；治疗原则；评估；护理

【学习目标】①掌握脑出血的定义，常见的临床表现、治疗原则；②掌握脑出血患者围手术期的护理评估内容；③正确实施脑出血患者的围手术期护理措施。

（一）定义

高血压脑出血是发生在原发性高血压患者颅内基底核、脑桥、小脑或其他部位的自发性出血，以急性意识丧失、肢体瘫痪为特点。

（二）病因

高血压脑出血是高血压病在脑部的严重表现，最常见原因为高血压、动脉硬化，再加上一些诱因，如劳累、服药不规律、生气，甚至大便干燥等因素，都可以导致血压一过性增高而导致出血。

（三）临床表现

表现为突然的剧烈头痛、恶心、呕吐，偶有癫痫样发作，继之出现不同程度的意识障碍（小量出血可无），破入脑室的出血或侵入脑干的出血常在发病后立即昏迷，大脑半球内的出血可因颅压升高而出现进行性意识障碍，神经系统体征随出血部位不同而异。

（1）基底核出血：常累及内囊而出现三偏症状：对侧偏瘫、偏身感觉障碍和对侧同向性偏盲。突发的肢体麻木和无力，剧烈头痛，语言不清或失语，意识障碍，双眼向血肿侧凝视，多有恶心呕吐、小便失禁。

（2）丘脑出血：丘脑出血常破入脑室，患者有偏侧的颜面和肢体感觉障碍，意识淡漠，反应迟钝，出血向外侧发展侵犯内囊的可能出现偏瘫失语。丘脑出血累及中脑的患者早期即出现严重的意识障碍和瞳孔改变。

（3）脑桥出血：小量出血可以表现为交叉性瘫痪（出血侧面瘫和对侧肢瘫），双眼向出血侧凝视；出血量大时可迅速出现意识障碍、眼球固定、四肢瘫痪、针尖样瞳孔、中枢性高热，病情常迅速恶化，患者在几小时内死亡。

（4）小脑出血：清醒患者表现为枕部剧痛，频繁呕吐，眩晕，坐立困难等，出血有继发病情恶化的危险性。

（四）神经影像学检查

1. 头颅 CT

CT 平扫可快速准确地显示出血的部位、出血量、占位效应、对周围脑组织的损伤以及是否破入脑室或蛛网膜下腔等。增强 CT 发现的造影剂外溢到血肿内是提示患者血肿扩大高风险的重要证据。灌注 CT 能够反映脑出血后脑组织的血流动力学变化，可了解血肿周边血流灌注情况。

2. 头颅 MRI

MRI 检查有助于提供脑出血更多的信息，但一般不作为急诊检查手段。当患者有幽闭恐惧症或体内有金属植入物（如假牙、心脏支架等），不宜进行 MRI 检查。

3. 脑血管造影检查

对于非典型病史或 CT 表现的患者，行脑血管造影检查有助于明确脑出血的病因，以排除非高血压性脑出血的可能，如图 5 – 14、图 5 – 15、图 5 – 16 所示。

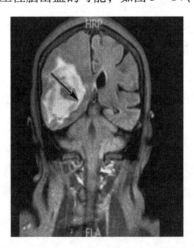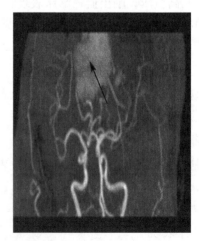

图 5 – 14　右侧顶枕颞叶脑出血

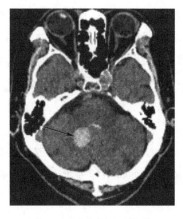 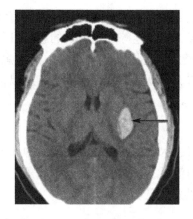

图 5 - 15　右侧小脑出血　　　图 5 - 16　左侧基底节区脑出血

（五）治疗原则

高血压脑出血的治疗包括内科治疗和外科治疗两部分，原则是控制出血、降低颅内压和防止并发症发生。对于出血量小、病情较轻的患者通常以内科治疗为主，如果出血量大、占位效应明显、病情危重，在排除手术禁忌后可考虑采用外科手段干预。

（六）围手术期护理

1. 术前护理

1）评估

（1）健康史：详细询问患者有无原发性高血压、病程、具体的血压数值，以及使用药物名称、服药后的效果等。还要询问患者是否有手术、外伤及住院史，有无糖尿病史、烟酒史以及药物、食物的过敏史。了解患者家庭中是否有患有同类疾病的人员。

（2）身体状况：询问患者是否以急性意识丧失、失语、肢体瘫痪为首发症状，了解患者症状出现的时间及表现，患者有无一侧肢体偏瘫、言语障碍、突发性眩晕、头痛、躯体共济失调等表现。

（3）评估患者的意识、瞳孔、生命体征情况。

（4）神经系统功能的评估包括偏瘫、失语、头痛、呕吐、抽搐、尿失禁等神经功能障碍的表现。

2）护理

（1）病情观察包括意识、瞳孔、头痛、呕吐、生命体征、出入量等，尤其保持血压不能大幅度波动，服用降压药控制血压，并按医嘱控制血压波动范围；密切观察病情，急性期 15 ～ 30min 巡视一次，及时发现血肿扩大、再出血等可能造成颅内压增高的情况。

（2）一般护理：卧床休息，抬高床头 15°～ 30°，取侧卧位或平卧头侧位。翻身时注意保护头部，动作宜轻柔缓慢，避免咳嗽和用力排便，以免加重脑出血。

（3）保持病房安静，严格限制探视。

（4）饮食护理：急性期给予高蛋白、高维生素、高热量饮食，并限制钠盐摄入（＜3g/d），有意识障碍者给予鼻饲流质。

（5）症状护理。①对神志不清、躁动或有精神症状的患者加床栏，并适当约束，防止跌伤。②及时清除口鼻腔分泌物，协助患者轻拍背部，以促进痰痂脱落排出，必要时可给予负压吸痰、吸氧及定时雾化吸入。③有吞咽障碍的患者，防止食物呛入气管引起窒息或吸入性肺炎，对昏迷等不能进食的患者可予以鼻饲流质。

（6）神经系统症状稳定48～72h后，患者即可开始早期康复锻炼，但应注意不可过度用力或憋气，康复训练循序渐进、持之以恒，同时加强基础护理。

2. 术后护理

1）评估

评估患者手术方式、麻醉方式及术中情况；开颅手术了解引流管放置的位置，引流管是否通畅，引流量、引流液颜色与性状等；评估患者术后生命体征、意识，瞳孔情况、颅内压及四肢肌力情况。

2）护理

（1）了解麻醉和术中、切口和引流情况。持续吸氧、心电监测，床栏保护防坠床，必要时行四肢约束。麻醉未清醒前平卧，头转向健侧；清醒后抬高床头15°～30°，有呕吐者头偏一侧。

（2）密切观察患者意识、瞳孔变化、生命体征、呕吐等；手术回病房后2h内15～30min巡视一次，术后2h后每1h巡视一次；其他时间或若有病情变化时随时巡视。做好血压管理，尤其关注生命体征、神志、瞳孔的变化，及早发现脑疝的先兆表现，一旦出现，应立即报告医师及时抢救。

（3）保持呼吸道通畅，有气管插管或口鼻咽通气道的患者，注意观察呼吸频率和幅度、血氧饱和度，若出现不耐受或咳嗽、吞咽反射等，应及时通知医师拔管。每班清洗口、鼻咽通气管，并给予系带妥善固定。

（4）全面评估患者吞咽功能、自理能力、是否存在非计划拔管风险、肌力、语言、认知、跌倒坠床、压疮、感觉运动等。

（5）详细记录24h出入量；对于病情复杂的危重患者，必须严密观察并记录每小时尿量，保证术后液体输入量与排出量保持平衡；重视饮食，保证营养供给。

（6）引流管护理：区分各引流管放置的部位和作用，做好标记并固定好；根据引流管的种类，保证其通畅及高度，密切观察引流量情况；保持伤口敷料清洁干燥。

（7）气管切开者的护理应注意：①头、颈、胸同一直线，头颈部避免过伸或弯曲，保持呼吸道通畅；病情稳定后抬高床头15°～30°。人工气道给氧，密切观察呼吸频率、深浅度及神志、面色变化；患者的血氧饱和度应在95%以上。②气管切开术后要严密观察有无活动性出血、皮下气肿。伤口敷料每日更换一次，如有潮湿、污染，应及时更换，严格按无菌技术操作。③按医嘱每天雾化治疗，密切观察痰液的黏稠度，及时调整推注湿化液的速度（湿化液按需使用，气道湿化液可选用0.45%氯化钠溶液；使用加温湿化系统时，应选用灭菌注射用水）。④意识清醒的患者，鼓励其咳嗽排痰；协助患者翻身、拍背；昏迷患者，应按症状吸痰，定时翻身、拍背，预防肺炎。⑤套管固定带松紧适宜，以容纳1指为宜，并打死结。金属内套q8h更换1次，吸痰装置用物每天更换，痰液过多，超过引流瓶3/4时，要及时更换吸痰内胆。单腔氧管每12h更换1次，随时污染随时换。此类患者及家属要做好防脱管等健康宣教。

（8）注意保持瘫痪肢体功能位置，防止足下垂，被动运动关节和按摩患肢，防止手足挛缩、变形及神经麻痹，应尽早开始肢体功能锻炼和语言康复训练。

（9）躁动或有精神症状的患者，注意意识状态变化。当患者由安静突然转入烦躁，或由躁动突然转入安静，应警惕，观察病情是否恶化，患者出现躁动时，要判断尿管是否通畅或排便是否未及时处理等生理因素。慎用镇静剂，以免延误病情。加床栏以防坠床，分析患者躁动原因及程度，必要时适当约束；向家属做好相关知识宣教，防止外伤、坠床、伤人、拔管事件的发生。

（10）约束注意事项：①应评估患者是否需要约束。②应告知患者或监护人或委托人约束的相关内容，共同决策并签署知情同意书。紧急情况下，可先实施约束，再行告知。③应根据评估结果和医嘱，选择约束方式和用具。④保持约束肢体的功能位及一定活动度，约束用具松紧度以能容纳 1～2 横指为宜，约束部位应给予皮肤保护。⑤约束用具应固定在患者不可触及处，不应固定于可移动物体上。约束中宜使用床栏，病床制动并降至最低位。⑥应动态观察患者约束松紧度、局部皮肤颜色、温度、感觉、局部血运等情况。一旦出现并发症，及时通知医师。⑦记录约束的原因、部位、用具、执行时间、实施者等。

（七）脑疝并发症观察及护理

密切观察患者意识 GCS 评分、瞳孔情况，发现 GCS 评分改变，等于或大于 2 分时，应及时通知医师处理。

（八）知识拓展

（1）虽然高血压脑出血只占脑血管疾病的 10% 左右，但其死亡率和致残率为各种脑血管疾病的首位，其死亡率在 50% 以上，3/4 以上存活患者遗留有不同程度的功能障碍。

（2）脑出血（intracerebral hemorrhage, ICH）是卒中较常见的类型，占所有卒中的 10%～15%，不同种族间存在明显差异。在亚洲，ICH 患者占所有卒中的 20%～30%；在中国，ICH 患者占住院卒中患者的 18.8%～47.6%。相对而言，ICH 较脑梗死的病情更凶险，病情变化快，致残、致死率高，结局更差。

（吴惠文　高艳春）

七、硬脑膜动静脉瘘

【摘要】硬脑膜动静脉瘘（dural arteriovenous fistula, DAVF）是一种被认为是后天获得性的病理性血管病变，其中海绵窦区硬脑膜动静脉瘘（cavernous sinus dural arteriovenous fistula, CS-DAVF）最为常见，其瘘口往往位于海绵窦硬脑膜内，主要由颈外动脉和颈内动脉的分支参与供血。当瘘形成时，由于海绵窦独特的解剖结构和丰富的静脉交通，使得静脉引流也较复杂，可以向所有方向引流。

【关键词】硬脑膜动静脉瘘；临床表现；治疗原则；评估；护理

【学习目标】①掌握硬脑膜动静脉瘘的定义，常见的临床表现、治疗原则；②掌握硬脑膜动静脉瘘患者围手术期的护理评估内容；③正确实施硬脑膜动静脉瘘患者的围手术期护理。

（一）定义

硬脑膜动静脉瘘（dural arteriovenous fistula, DAVF）是一种发生在脑膜动脉、静脉窦或皮质静脉的异常动静脉分流，占脑血管畸形的 10%～15%，常见于横窦－乙状窦区、海绵窦区、小脑幕区和上矢状窦等区域。硬脑膜动静脉瘘是属于硬脑膜动静脉畸形的一种情况，它主要是由于硬脑膜动静脉或者颅内其他的动静脉出现了瘘洞，因此而得名。硬脑膜动静脉瘘的病因主要分为先天性因素和后天性因素两种，和静脉窦炎症关系密切，或者动脉栓塞后也可以导致硬脑膜动静脉瘘。

（二）病因

有研究表明，DAVF 多为后天获得性因素所致，如头部外伤、血栓、颅内炎性反应、开颅手术、肿瘤、耐力运动等，少数 DAVF 患者由静脉窦发育异常及自身基因突变等先天性因素导致。引起静脉窦高压的因素也有可能引起 DAVF，如静脉窦血栓形成引起的静脉流出道梗阻。

（三）临床表现

（1）大部分患者偶尔有轻度耳鸣或杂音，主要是动静脉瘘血流出现的杂音，甚至个别患者完全没有症状。

（2）部分硬脑膜动静脉瘘的患者，可能因为出血以及脑水肿，导致系统性或局灶性神经功能障碍，出血后出现头痛、恶心、呕吐症状，还可能出现癫痫发作症状，比如面瘫、失语、行走不稳等神经功能障碍，出血较大的患者或出血比较急的患者，可能会出现意识迅速转差、突发昏迷、呼叫不应。

（3）海绵窦区硬脑膜动静脉瘘临床上主要表现为突眼、球结膜充血、颅内杂音等。

（四）神经影像学检查

（1）血管造影。血管造影是诊断 DAVF 最好的技术（图 5 – 17）。四维 DSA 的可视化效果明显优于传统 DSA，可以更形象地表现复杂血管畸形，有助于改进诊疗计划，但四维 DSA 辐射剂量较传统 DSA 大。

（2）头部 MRI 检查（图 5 – 18）。

（3）CT 检查。

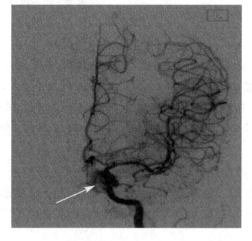

图 5 – 17　左颈内动脉海绵窦瘘（全脑血管造影）

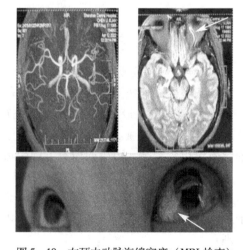

图 5 – 18　左颈内动脉海绵窦瘘（MRI 检查）

（五）治疗原则

（1）保守治疗。有报道称疾病治愈率为 73%，间断的手工压迫对于某些海绵窦或横窦、乙状窦病变也有效。

（2）介入治疗。血管内治疗（endovascular therapy，EVT）是许多 DAVF，尤其是引流至海绵窦和横窦－乙状窦患者的首选治疗方案。由于 DAVF 常累及多条供血血管，并有多个瘘口，故需要多次手术。

（3）手术。手术仍然是颅前窝海绵窦瘘的标准治疗方法。

（六）围手术期护理

1. 术前护理

1）评估

（1）健康史。包括一般情况、既往史、家族史。

（2）身体状况。评估患者的生命体征、意识状态、瞳孔、肌力及肌张力、运动感觉功能等。术前完善头颅 CT、MRI 平扫以及 DSA 评估，MRI 大部分情况下可见海绵窦区异常血管流空影及眼静脉扩张表现；DSA 明确瘘口位置、供血动脉及引流静脉特征等。

（3）了解患者及家属对疾病的认识和期望值。

（4）评估患者手术方式、麻醉方式及术中情况。

2）护理

按介入手术治疗要求做好皮肤、胃肠等准备。肾功能欠佳者，术前给予水化治疗。开颅手术者，按术前要求做好各项术前准备。

2. 术后护理

1）评估

血管内治疗者，评估股动脉穿刺口情况，术侧肢体远端活动皮肤温度情况，血压、头痛程度等。

2）护理

（1）卧床休息，股动脉穿刺部位弹性绷带加压包扎，防止局部血肿形成，嘱患者穿刺侧下肢不要屈曲，并观察局部有无出血或渗血，有无皮下瘀斑及肿胀等情况。

（2）严密观察生命体征、意识、瞳孔及肢体活动有无异常，每 30～60min 巡视病房一次。发现异常及时报告医师。

（3）栓塞后常见症状是局部有不同程度的疼痛，嘱患者卧床休息，一周左右可自行缓解。

（4）饮食护理

术后 6h 鼓励患者多饮水，根据医嘱适当增加补液量，以促进造影剂的排泄。

3）眼部护理

（1）眼内有分泌物时，应用无菌棉签擦拭，白天用眼药水滴眼，每 2h 滴 1 次，对于球结膜感染的患者，眼内分泌物多时，应先用生理盐水清洗干净，再进行滴药，用无菌眼罩包扎。夜间用金霉素眼膏涂眼，并用湿盐水纱布覆盖。

（2）禁烟酒及辛辣食物。

（3）保持室内光线柔和，避免强光刺激。

（4）防止一切颅内压及眼压增高的因素，如避免打喷嚏和咳嗽，避免用力排便和剧烈运动。

（七）并发症观察及护理

（1）颅内出血。密切观察意识、瞳孔、生命体征，尤其是维持血压的平稳，防止发生正常灌注压突破（normal perfusion pressure break-through）而致的脑出血。在护理过程中，每1h记录1次，出现头痛、恶心呕吐应及时通知医师，对症处理。

（2）脑血管痉挛。脑血管痉挛为血管内栓塞常见并发症，术后1周内是脑血管痉挛的高峰期，表现为头痛、颈项强直、意识障碍加重、神经系统症状加重。

（3）穿刺处局部血肿。穿刺操作造成血管损伤，拔管后压迫不当，固定不当，患者术后未严格制动穿刺侧肢体，肢体活动，血压过高或凝血机制障碍等均易造成穿刺部位出血、血肿。局部血肿多发生在术后6h内。术后嘱患者绝对卧床休息，穿刺侧下肢制动至少8h，制动期间应严密观察穿刺点有无渗血、肿胀和双下肢皮肤温度、颜色及足背动脉搏动情况。

（4）癫痫。术后严密观察患者全身情况，发现有癫痫发作应及时通知医师给予药物处理。术后使用抗癫痫药物时，保证药物剂量正确和给药及时。

（八）知识拓展

（1）前颅窝底DAVF，主要危险在于出血，由于瘘口在前颅窝底近鸡冠处，经过皮层扩张迂曲的静脉向矢状窦引流，通常认为采用手术夹闭瘘口可达到治愈效果。

（2）颈动脉压迫治疗的护理。颈动脉压迫治疗主要是采取间断压迫患侧颈总动脉，使血流速度减慢，促使瘘口自发血栓形成，达到辅助栓塞的目的。对于次全栓塞的患者，术后采用颈动脉压迫法，叮嘱患者取平卧位，指导患者用健侧拇指逐渐用力触压患侧颈动脉，同时患侧食指触摸患侧颞浅动脉，当患侧颞浅动脉搏动消失而且颅内杂音明显减少或消失，说明按压有效。或者用听诊器置于患者眼睑上，听到眼睑上血管杂音消失，表明按压有效。每次30min，3次/d，连续7周。

（吴惠文　高艳春）

第二节　颅脑损伤

【摘要】颅脑创伤又称创伤性脑损伤（traumatic brain injury，TBI），是目前导致全球病死和病残的主要公众健康问题。颅脑损伤会造成不同程度的运动功能障碍、语言障碍、认知障碍、精神心理障碍、吞咽障碍等，严重影响了患者的生活质量。

【关键词】颅脑损伤；临床表现；治疗原则；护理

【学习目标】①掌握颅脑损伤的概述和分类；②掌握颅脑损伤的临床表现；③掌握颅脑损伤的诊断方法和治疗原则；④掌握颅脑损伤患者围手术期的护理评估；⑤正确实施颅脑损伤患者的围手术期护理。

一、定义

颅脑损伤是指头部受到钝力或锐器作用后出现的脑部功能改变，如思维混乱、意识水平的改变、癫痫发作、昏迷、局部感觉或运动神经功能的缺失。

二、分类

（1）按损伤机制可分为原发性损伤和继发性损伤。

①原发性损伤。

（a）脑震荡（cerebral concussion）是原发性脑损伤中损伤最轻的一种，表现为头部损伤后立即发生的、一过性的脑功能障碍，经过短暂的时间后可自行恢复。神经系统检查无器质性体征，形态学上无肉眼可见的神经病理改变，显微镜下可见神经组织结构紊乱。

（b）脑挫伤是指包括脑实质皮层或深层散在小出血点、静脉瘀血、脑水肿及脑肿胀，脑组织遭受破坏较轻，软脑膜尚完整者；脑裂伤指软脑膜、血管和脑组织同时有破裂，伴有外伤性蛛网膜下腔出血。二者常同时存在，临床影像学又不容易将两者截然分开，故常一并诊断为脑挫裂伤（cerebral contusion and laceration）。

（c）弥漫性轴索损伤（diffuse axonal injury，DAI）是闭合性颅脑损伤中的一种常见的原发性脑损伤，是重要的脑外伤类型之一。DAI 的命名一度比较混乱，如脑白质弥漫性变性、冲撞瞬发型弥漫性脑损伤、弥漫性白质剪力损伤、急性脑外伤白质损伤和脑深部损伤等命名。

（d）脑干损伤是指中脑、脑桥和延髓的损伤，是一种严重的颅脑损伤，常分为两种：原发性脑干损伤，即外界暴力直接作用下造成的脑干损伤；继发性脑干损伤，即继发于其他严重的脑损伤之后，如脑疝或脑水肿而引起脑干损伤。单纯的脑干损伤并不多见。脑干包括中脑、脑桥和延髓，当外力作用在头部时，不论是直接还是间接暴力，都将引起脑组织的冲撞和移动，可能造成脑干损伤。

②继发性损伤。颅内血肿是颅脑创伤最常见的一种继发性病变，它是指当脑损伤后颅内出血在颅腔的某部位聚集，达到一定体积时形成局部占位效应，造成颅内压增高，脑组织受压而引起相应的临床症状。

按血肿症状出现的时间分为三种类型：72h 以内者为急性颅内血肿，3d 以后到 3 周以内为亚急性颅内血肿，超过 3 周为颅内慢性血肿。颅内血肿按来源和部位可分为：（a）硬脑膜外血肿：血肿位于颅骨内板与硬脑膜之间；（b）硬脑膜下血肿：血肿位于硬脑膜与蛛网膜之间的硬膜下腔内；（c）脑内血肿：血肿位于脑实质内。此外，还有些特殊类型的血肿，形成两个以不同部位或同一部位不同类型的血肿，称为多发性血肿；创伤后首次头颅 CT 扫描未发现血肿，当病情变化时再次 CT 检查发现血肿，称为迟发性颅内血肿；如果在 CT 扫描中发现原有的血肿扩大，为进展性颅内血肿。

（2）根据硬膜是否完整可分为开放性损伤和闭合性损伤。

（3）根据病程可分为急性、亚急性和慢性损伤。

三、病因

导致颅内损伤常见原因包括交通事故、跌倒、高空坠落、暴力打击、体育运动等，跌倒和交通事故分别是婴幼儿、老年人和中青年发生颅脑创伤的常见原因。

四、临床表现

颅脑损伤通常表现为头痛、意识障碍和呕吐等症状。除了上述常见症状外，颅脑损伤的患者还可能出现其他症状，如头晕、记忆力减退、行为改变、肢体运动障碍等。这些症状的出现是由于损伤引起的脑功能障碍，不同的损伤类型和部位会导致不同的症状表现。

（1）脑震荡患者根据症状的不同，一般可将脑震荡分为轻、中、重3个等级。轻度：无意识丧失，伤后记忆丧失 < 30min；中度：伤后意识丧失 < 5min，记忆丧失达 30min ～ 24h；重度：伤后意识丧失 > 5min，记忆丧失 > 24h。意识恢复之后，患者常有头疼、恶心、呕吐、眩晕、畏光及乏力等症状，同时，往往伴有明显的近事遗忘（逆行性遗忘）现象，即对受伤前后的经过不能回忆。

（2）脑挫裂伤的临床表现因致伤因素和损伤部位的不同而各异，悬殊甚大。轻症者可没有原发性意识障碍，如单纯的闭合性凹陷性骨折、头颅挤压伤即有可能属此情况；而重症者可致深度昏迷，严重的可致残，甚至死亡。

五、影像学检查

（1）头颅CT扫描。头颅CT扫描是脑挫裂伤急性期辅助检查的首选。CT扫描能清楚地显示脑挫裂伤的部位、程度和有无继发性损害，如出血和水肿情况。同时，可根据脑室和脑池的大小、形态和移位情况间接估计颅内压的高低。在脑挫裂伤区域同时存在出血和水肿，因此CT扫描显示的挫裂伤病灶会根据出血和水肿的比例不同呈现混杂密度，国外有学者将这种特有的表现称为"盐和胡椒"样图像。在脑挫裂伤面积较大的患者中，可能会伴随脑室移位或受压的情况出现（图5-19、图5-20、图5-21）。

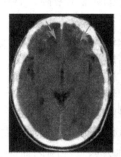 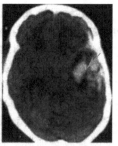 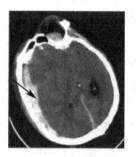 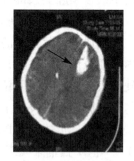

图 5-19　双侧额叶损伤　　　图 5-20　急性硬膜外血　　图 5-21　颅内血肿
　　　　　　　　　　　　　　　　　　　肿，骨窗位可见骨折

（2）MRI 检查。在某些特殊情况下，MRI 优于 CT，如对脑干、胼胝体、颅神经的显示；对微小脑挫伤灶、轴索损伤及早期脑梗死的显示，以及对血肿处于 CT 等密度阶段的显示和鉴别诊断方面，MRI 有其独具的优势。

（3）脑干听觉诱发电位（BAEP）。脑干听觉诱发电位是脑干听觉通路上的电生理活动，经大脑皮质传导至头皮的远场电位。它所反映的电生理活动一般不受其他外在病变的干扰，可以较准确地反映脑干损伤的平面和程度（图 5 - 22）。

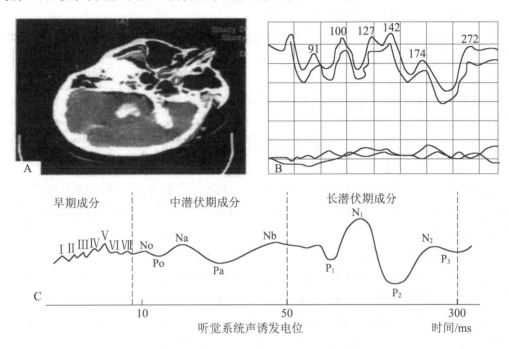

图 5 - 22 脑干损伤和听觉诱发电位

六、治疗原则

根据患者颅脑外伤程度、部位、全身情况，综合评估及设计其治疗方案。

（1）除轻度脑震荡患者外，中度和重度脑震荡患者急性期应给予密切观察。脑震荡大多数是自限性的，病程也较短，无须任何特殊治疗，能自愈。当脑震荡合并创伤性意识障碍，头颅 CT 检查是有必要的。

（2）急性硬膜外血肿手术指征：

①急性硬膜外血肿 >30ml，颞部血肿 >20ml，需立刻行开颅手术清除血肿。

②急性硬膜外血肿 <30ml，颞部血肿 <20ml，最大厚度 <15mm，中线移位 <5mm，GCS 评分 >8 分，没有脑局灶损害症状和体征的患者可保守治疗，但必须住院严密观察病情变化，行头部 CT 动态观察血肿变化。一旦出现临床意识改变、高颅压症状，甚至瞳孔变化或 CT 血肿增大，都应该立刻行开颅血肿清除手术。

（3）急性硬膜下血肿手术指征：

①急性硬膜下血肿 >30ml、颞部血肿 >20ml、血肿厚度 >10mm，或中线移位 >5mm 的患者，需立刻采用手术清除血肿。

②急性硬膜下血肿 <30ml、颞部血肿 <20ml、血肿最大厚度 <10mm，中线移位 <

5mm、GCS 评分 <9 分、急性硬膜下血肿患者，可以先行非手术治疗。如果出现伤后进行性意识障碍，GCS 评分下降 >2 分，应该立刻采用外科手术治疗。

③对于具有颅内压监测技术的医院，GCS 评分 <8 分的重型颅脑创伤合并颅内出血的患者都应行颅内压监测。

（4）急性脑内血肿和脑挫裂伤手术指征：

①对于急性脑实质损伤（脑内血肿、脑挫裂伤）的患者，如果出现进行性意识障碍和神经功能损害，药物无法控制高颅压，CT 出现明显占位效应，应该立刻行外科手术治疗。

②额颞顶叶挫裂伤体积 >20ml，中线移位 >5mm，伴基底池受压，应该立刻行外科手术治疗。

③急性脑实质损伤患者，通过脱水等药物治疗后颅内压 ≥25mmHg，脑灌注压 ≤65mmHg，应该行外科手术治疗。

④急性脑实质损伤（脑内血肿、脑挫裂伤）患者无意识改变和神经损害表现，药物能有效控制高颅压，CT 未显示明显占位效应，可在严密观察意识和瞳孔等病情变化下，继续药物保守治疗。

（5）急性后颅窝血肿手术指征：

①后颅窝血肿 >10ml、CT 扫描有占位效应（第四脑室的变形、移位或闭塞，基底池受压或消失，梗阻性脑积水），应立即行外科手术治疗。

②后颅窝血肿 <10ml、无神经功能异常、CT 扫描显示不伴有占位征象或有轻微占位征象的患者，可以进行严密的观察治疗，同时进行定期复查 CT。

（6）慢性硬膜下血肿手术指征：

①临床出现高颅压症状和体征，伴有或不伴有意识改变和大脑半球受压体征。

②CT 或 MRI 扫描显示单侧或双侧硬膜下血肿厚度 >10mm，单侧血肿导致中线移位 >10mm。

③对于无临床症状和体征、CT 或 MRI 扫描显示单侧或双侧硬膜下血肿厚度 <10mm、中线移位 <10mm 患者，可采取动态临床观察。

七、围手术期护理

（一）术前护理

1. 评估

（1）病史采集。①了解受伤时间、致伤原因、伤后患者的表现及诊治经过。②重点了解患者伤后的意识变化，如有无昏迷及其程度、持续时间，有无中间意识好转期的出现。③了解患者伤后的表现，如有无头疼及其程度、呕吐、肢体抽搐、瘫痪，以及有无大小便失禁；伤后有无耳鼻出血/溢液，伤后生命体征的变化、接受的诊疗经过及结果；了解既往疾病史。

（2）体格检查。全身检查，包括患者生命体征的检查和重要部位或脏器如颈、胸、四肢、脊柱和腹部有无合并伤。

（3）神经系统专科体查。①查看头部着力的部位及损伤情况，有无局部皮肤开放伤、有无颅骨外露或合并骨折、有无脑组织或脑脊液外溢；眼睑有无瘀血，眼球是否突出、搏动；外耳道、耳鼻腔有无出血或溢液等。②意识状况检查。先检查患者对言语的反应，再观察患者对疼痛刺激的反应，以判断昏迷的程度。应用 GCS 判断并记录。另外，根据患者对外界反应灵敏度的变化、在病床上姿势的改变、安静转为烦躁或烦躁转为安静、患者一些有意义的动作如牵衣遮体等，均可作出患者意识状况恶化或好转的判断。③眼部征象检查。首先检查双侧眼球的位置，观察是否居中、对称；对清醒患者还应检查眼球的各方向活动情况，如发现眼震，应考虑存在颅后窝的损伤。双侧瞳孔的大小与对光反射的检查是神经外科体格检查中一项重要的内容，对昏迷患者来说，其意义尤为重要。清醒或者颅脑创伤程度轻、颅内压不高的患者出现一侧瞳孔扩大、对光反射消失，应考虑为原发性动眼神经损害；通过直接与间接对光反射的检查，可以鉴别视神经或是动眼神经损害，一侧瞳孔缩小或不规则、对光反射减弱，可能为动眼神经受压的早期一过性表现。

（4）运动系统检查，包括肌力、肌张力和共济运动等方面的检查，同时还要检查昏迷患者有无肢体瘫痪。上运动神经元损伤后呈痉挛性瘫痪，表现为肌张力增高、腱反射亢进、病理征阳性、无明显肌萎缩。下运动神经元损伤（脊髓前角细胞以下）后呈弛缓性瘫痪，表现为肌张力低、腱反射消失及肌萎缩。大脑皮质运动区域的损伤常引起面瘫或肢体单瘫。偏瘫常由于大脑半球较广泛的损伤；交叉性瘫痪则为脑干损伤的特征；典型的"三偏"（偏盲、偏瘫、偏身感觉障碍）为内囊损伤的表现。此外，小脑损伤可能伴有侧共济失调、肌张力低、反射减弱及 Romberg 征阳性。但对昏迷的患者，只能通过肌张力低、腱反射减退和眼震来分析有无小脑损伤。

（5）了解腰穿结果、CT/MR 检查结果。

（6）评估患者实验室资料，包括肝功能、肾功能、血糖、凝血功能、血细胞分析等结果，完善各项检查、检验项目，紧急情况下要做血型鉴定和交叉配血试验。

2. 护理

（1）必须密切关注患者有无头痛、呕吐情况，重视患者或家属的主诉，病情加重时必须及时处理，避免脑疝的发生，必要时进行紧急 CT 检查后送手术室。

（2）术前准备。禁食；手术区皮肤准备，送手术前落实各项准备工作；留置导尿管；取下活动性义齿、个人物品等；遵医嘱予以术前用药、影像学资料、特殊用药或物品。与手术室接诊人员仔细核对患者的手术部位、手术标识及名称。

（3）清理患者呼吸道，保持呼吸道通畅；让患者采取侧位或平卧位，头偏向一侧。注意观察有无舌根后坠发生，如有舌后坠，则需留置口、鼻咽通气管，并系带妥善固定，及时吸痰。

（4）迅速开放两条静脉通道，及时补液，但根据病情控制补液速度。

（5）颅内高压的护理需遵照医嘱按时按量使用脱水药物；多种脱水药物并存时，保证执行频率在 24h 中分配合理。每班跟进患者出入量，保证出入量平衡和及时处理电解质异常。保持患者大便通畅，及时使用排便药物；密切注意尿管通畅程度，杜绝尿管堵塞或夹闭引起颅内压进一步升高。

（二）术后护理

1. 评估

（1）评估患者手术方式、麻醉方式及术中情况。

（2）手术持续时间、术中体位、出血量、输血情况、术中用药情况。

（3）患者意识、四肢肌力、伤口引流管情况、全身情况。

2. 护理

（1）意识状态观察。术后2h内每15～30min观察及记录患者生命体征、意识评分等；2h以后每小时观察和记录一次。

（2）体位护理。除休克和脊髓损伤外，术后血压平稳的情况下应取头高位，15°～30°，有利于静脉回流。如出现低颅压者，则取平卧位；有脑脊液漏时取平卧位或头高位；去骨瓣减压术后则应避免切口受压。

（3）引流管的护理。根据患者病情需要，术后通常在患者颅内留置引流管引出血性液体、气体、脑脊液等；了解术后引流管颅内位置，做好相应的引流管护理，例如脑室引流管、血肿腔引流管、硬膜外引流管等。

（4）监测体温的变化。体温每升高1℃，脑代谢率增加7%～13%。术后体温宜控制在38℃以下；降温宜以物理降温方法为主；药物降温应注意观察用药后反应。

（5）营养的补充。由于手术创伤、失血、发热、意识障碍、不能进食等因素的影响，使机体耗能增加，此时应静脉补充水、电解质和营养液。患者肠鸣音恢复后，可采取鼻饲维持营养，胃管内注入高蛋白、高热量、高维生素、易消化的鼻饲液。

（6）压力性损伤。预防性皮肤护理，避免皮肤红斑区再次受压，使用pH值平衡的皮肤清洗剂，不得按摩或用力擦洗有压力性损伤风险的皮肤，使用皮肤屏障保护产品或预防性敷料保护皮肤。

（7）康复护理。昏迷患者促醒治疗包括听觉刺激、触觉刺激、运动刺激。例如良肢位摆放，每2h为患者翻身拍背，病情稳定时推荐维持坐姿，在康复治疗师的指导下进行肢体功能锻炼。

（8）关节挛缩和肌肉萎缩。早期正确良肢位摆放，推荐在康复治疗师指导下使用标准的强制性运动疗法。

（9）神经源性膀胱。早期处理以留置导尿管为主，包括经尿道留置导尿管和耻骨上膀胱造瘘，以预防膀胱过度储尿和感染。推荐病情稳定后尽早拔除尿管，尽量缩短留置尿管时间。间歇导尿被国际尿控协会推荐为治疗神经源性膀胱功能障碍的首选方法，必须遵循其实施原则、应用条件与标准方法。

（10）神经源性肠道。

①调整膳食结构，定时、定质、定量多食纤维素较多的食物。②每日液体摄入量维持足够。果汁具有刺激肠蠕动和通便的功能，牛奶易导致腹胀和便秘，应避免饮用。③建立定时排便习惯，保持每天同一时间排便。即使没有便意，也应坚持每日坐位15min左右，联合提肛运动和排便动作。④排便姿势以坐位最佳，便于增加腹压并借助重力作用使大便

易于排出，如病情不允许，则以左侧卧位较好。⑤推荐餐后30min及排便前15min进行腹部按摩。⑥必要时遵医嘱使用缓泻剂，或使用开塞露。

八、并发症观察及护理

（1）颅内高压。颅内高压引起的呕吐与进食无关，呈喷射状。病理情况下，当颅内高压时刺激硬脑膜血管或颅神经，患者产生头痛，压力越高，头痛越剧烈。头痛进行性加剧，表示颅内病变有进展。重度颅脑损伤时，脑组织因有较重的缺血、缺氧，患者意识迟钝，出现喷射性呕吐、昏迷等症状，在护理观察中发现患者血压升高，脉缓或不规则，呼吸深而慢，瞳孔不等大，对光反射迟钝或消失，即警惕病情恶化，积极给予处理。

（2）脑脊液漏。脑脊液漏是颅底骨折的典型临床表现。

（3）应激性溃疡。重型颅脑创伤后应激性溃疡的发生率高，其主要表现为急性上消化道出血，它可归因为自主功能紊乱、上消化道血管痉挛、胃黏膜糜烂出血。治疗以预防为主，在临床观察中要注意有无黑便及咖啡色胃内容物，有的患者还可伴有腹胀、呃逆等症状，出血量多时可发生休克。一旦确诊应及时禁食，留置胃管，胃肠减压，早期给予制酸剂和胃黏膜保护剂，必要时应予输血治疗。

（4）泌尿系统损伤。重型颅脑创伤患者出现血尿，应考虑合并泌尿系统损伤或甘露醇等药物损害肾脏所致。

（5）再出血。若颅内血肿清除术后头部引流管内出现大量新鲜血，应考虑手术区域再出血，应复查CT，严重者应再次手术探查。

（6）脑疝。脑疝是颅内压增高引起的一种危象，由于颅内压力的不平衡，脑组织的一部分发生移位，并被挤到颅内生理性孔道，使部分脑组织神经和血管受压，产生相应症状。

九、知识拓展

脑疝包括小脑幕裂孔疝、小脑扁桃体下疝、大脑镰下疝（扣带回疝）等少见的脑疝类型和小脑幕后方切迹疝（顶盖疝）。小脑幕裂孔疝包括小脑幕裂孔下疝和小脑幕裂孔上疝，而小脑幕裂孔下疝又包括颞叶钩回疝和中央疝。各型脑疝区别见表5-5。

表5-5　各型脑疝区别

脑疝类型		原因	临床表现
小脑幕裂孔疝	颞叶钩回疝	一侧中颅窝或颞叶占位性病变导致钩回或海马旁回内侧通过同侧小脑幕向下移位	同侧瞳孔由缩小（刺激）到扩大（麻痹），对光反应迟钝至消失，可相继或同时发生，随即出现意识障碍和对侧偏瘫

脑疝类型		原因	临床表现
小脑幕裂孔疝	中央疝	双侧额叶弥漫性病变，引起位于脑中央的间脑和脑干受压和向下沿轴线移位，疝入小脑幕裂孔	①早期出现意识障碍，如嗜睡、淡漠或昏迷。②呼吸异常，早期呈叹息样呼吸，继而呈潮式呼吸，最后呼吸不规则或停顿。③四肢上运动神经元瘫痪，早期表现为肌张力增高、病理征阳性，继而去大脑强直发作，最后四肢弛缓性瘫痪。④瞳孔变化，先出现双侧瞳孔缩小，继而逐渐扩大至散大，对光反应消失
	小脑幕裂孔上疝	后颅窝压力大于幕上，引起小脑上部经过幕切迹向幕上形成疝	压迫小脑上动脉引起其供应区域的缺血或出血
小脑扁桃体下疝		后颅窝病变引起颅内压增高，小脑扁桃体疝入枕骨大孔，压迫延髓，严重者压迫至脑干	①病变进展缓慢，患者可有颈项牵拉、疼痛、呕吐等。②病变进展迅速，患者迅速出现意识障碍，可伴 Cushing 反应（血压升高、心动过缓、呼吸初始深慢继而不规律）
大脑镰下疝（扣带回疝）		前颅窝或中颅窝占位病变，导致扣带回疝经大脑镰的游离缘下疝入到对侧	①一般该类脑疝不引起症状。②比较严重且压迫胼周动脉者，临床上可能表现为对侧单腿或两腿轻瘫
小脑幕后方切迹疝（顶盖疝）		顶枕叶病变或双侧病变引起颞叶内侧结构并不疝于中脑和天幕之间，而是向后方疝或双侧疝，压迫上丘水平的四叠体	患者表现双侧上睑下垂和上视不能，但瞳孔反应可以保留

（吴惠文　高艳春）

第三节　中枢神经系统肿瘤

一、脑膜瘤

【摘要】脑膜瘤是起源于脑膜的中胚层肿瘤，肿瘤一般为良性，生长慢，恶性少见。手术治疗是脑膜瘤首选的治疗方法。肿瘤全切除预后良好，做好脑膜瘤围手术期的护理，能够有效提高治疗效果，促进患者康复。

【关键词】脑膜瘤；临床表现；治疗原则；评估；护理

【学习目标】①掌握脑膜瘤的定义，常见的临床表现、治疗原则；②掌握脑膜瘤患者围手术期的护理评估及护理措施。

（一）概述

脑膜瘤（meningioma）是起源于脑膜及脑膜间隙的衍生物，大部分来自蛛网膜帽状细胞，也可能来自硬脑膜成纤维细胞和软脑膜细胞，很少侵入脑组织。发病率仅次于胶质瘤，约占颅脑肿瘤的20%。平均发病年龄为58±15岁，女性更常见，男女比例约为1∶2。按照组织病理学类型，WHO将脑膜瘤分为良性（1级）、非典型性（2级）和间变性（3级）。90%以上患者为1级，完全切除后预后较好。2级患者预后差异性较大，需手术治疗加放射治疗。3级综合之后平均生存期在2～9年。脑膜瘤好发于大脑凸面、大脑镰旁、矢状窦旁、蝶骨嵴及颅底平面。

（二）病因

脑膜瘤的发生可能与内环境改变和基因变异相关，并非单一因素造成。以下因素可能会增加脑膜瘤发生风险：如高剂量或者低剂量照射、雌激素、脑膜瘤家族史、颅脑外伤史、神经纤维瘤病Ⅱ型、乳腺癌病史等。育龄妇女的发病率较高，可能与妊娠、月经周期和绝经期的激素变化相关。

（三）临床表现

（1）多数脑膜瘤生长缓慢，出现症状平均为2～4年，发病初期往往无症状，很多是影像学检查中偶然发现。良性脑膜瘤颅内压增高出现症状较晚，偶有颅骨侵犯。

（2）如其他中枢神经系统肿瘤一样，脑膜瘤的症状主要取决于肿瘤位置。不同部位的脑膜瘤具有相应的临床表现，包括头痛、癫痫、进行性神经功能障碍、意识和行为改变（见表5-6）。

表5-6　不同部位脑膜瘤的临床表现

不同部位	临床表现
嗅沟脑膜瘤	缓慢的情绪改变、头痛或视觉障碍。位置特殊，生长缓慢，在出现症状前肿瘤体积比较大
鞍结节脑膜瘤	起病隐匿，或出现进行性视力下降，双侧症状不对等
视神经鞘脑膜瘤	相对少见，一般不需要手术治疗，除非视力下降导致生活质量下降
蝶骨嵴脑膜瘤	单侧视力下降、头痛、癫痫或意识改变。常在肿瘤体积较大时才出现临床症状
海绵窦脑膜瘤	双侧视力下降、面部麻木、头痛和视觉灵敏度下降
矢状窦旁脑膜瘤	根据与上矢状窦的关系分为前（头痛、癫痫和意识障碍）、中（癫痫和进行性局部性肌无力）、后（头痛、视力障碍和癫痫）三部分，临床表现根据位置有所不同
大脑镰脑膜瘤	临床表现与矢状窦旁脑膜瘤相似
小脑幕脑膜瘤	头痛、共济失调、恶心和呕吐
岩斜区脑膜瘤	头痛、步态异常、眩晕和复视

不同部位	临床表现
桥小脑角脑膜瘤	临床表现隐匿或三叉神经、面神经、前庭神经受损相关表现
小脑凸面脑膜瘤	临床少见，多有颅内压升高症状
枕骨大孔脑膜瘤	枕骨下头痛和进行性运动感觉障碍
脑室内脑膜瘤	多发生在侧脑室，表现为梗阻性脑积水症状

（四）神经影像学检查

1. CT

平扫可见脑膜瘤相对于周围脑组织多为圆形、分叶状或扁平状，边界清晰可见高密度团块，增强可见肿瘤明显强化。半数患者可见瘤周水肿。CT可见比MRI更清晰的钙化灶，也可以更好地显示出颅骨病变。

2. MRI

MRI是诊断脑膜瘤的重要检查方法，可以对大多数脑膜瘤进行定位和定性诊断。MR可精确定位肿瘤，MRI可显示出瘤内流空、明显增强以及增粗的脑膜瘤供血血管，邻近血管被包绕情况，肿瘤内部微血管特征性改变等（图5-23、图5-24）。

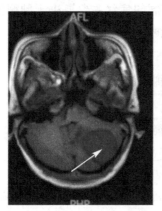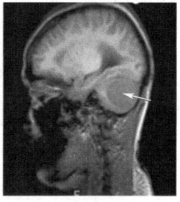

图5-23　左侧小脑半球凸面脑膜瘤伴枕骨大孔疝

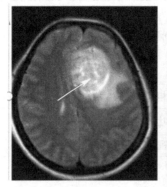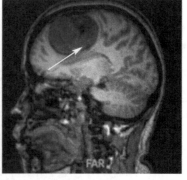

图5-24　左侧额顶区大脑镰旁脑膜瘤

（五）治疗原则

不是所有脑膜瘤都需要治疗，需从患者状态和肿瘤情况两方面考虑。

1. 手术

脑膜瘤的一线治疗方案仍以最大安全程度的手术治疗为主，对于有症状或者生长中的 WHO 1 级脑膜瘤和 WHO 2 级、3 级脑膜瘤，首选治疗方式是手术切除，基本原则是低并发症发生率和保护神经功能最大限度的安全切除。手术切除范围取决于肿瘤的位置、大小、粘连程度、受侵犯的血管和神经、是否是复发脑膜瘤，以及是否接受过放疗等因素的影响。手术的基本目的是缓解神经症状及进行病理学检查。

2. 放射治疗

部分位于颅底的脑膜瘤是无法完全切除的。术后放疗可以降低复发率。恶性脑膜瘤的治疗相对困难，均考虑行术后放疗。

3. 药物治疗

药物治疗在脑膜瘤中的作用仍然不明确。对于生长部位深入难以全切的脑膜瘤患者，或者接受过外科治疗和放疗后仍有进展和复发的脑膜瘤患者，可能受益于药物治疗。然而，未来需要更多的新的药物临床试验来帮助我们治疗各种类型的脑膜瘤。

4. 随访

对于无症状的 WHO 1 级脑膜瘤，建议每年进行 1 次 MRI 扫描，5 年后每 2 年检查 1 次，同时评估患者的神经认知功能，进行安全性监测。

（六）围手术期护理

1. 术前护理

1）评估

（1）评估患者一般健康状况、详细的现病史、既往疾病、用药情况、家族史、吸烟史等。

（2）评估肿瘤部位、大小，确定护理观察重点，做好预见性护理。

（3）评估有无颅内压增高的症状和体征。

（4）评估意识、瞳孔、肌力、视力视野、听力等，做好安全护理。

（5）评估手术耐受性，包括血常规、生化常规、大小便常规、X 线、超声、CT 和 MRI、心电图，肺功能及其他特殊检查结果。

（6）评估患者生活自理能力及跌倒、血栓、营养风险等。

（7）评估患者的文化程度、经济情况、患者及家属的心理反应，对疾病的认知度，家庭支持系统等。

2）护理

（1）开颅手术前健康教育。①吸烟者术前至少 2 周戒烟，术前戒烟超过 4 周能显著减少术后住院时间及并发症。推荐至少戒酒 4 周，以改善血小板功能和缩短出血时间。②大多数患者术前禁饮时间应延至手术前 2 小时，禁食时间延至 6 小时。③完成配血、皮试、备皮（术前一日或手术日最好使用葡萄糖酸氯己定沐浴和洗头）等术前准备。④告知手术方式、返回病房注意事项，对于术后需进入 ICU 监护患者，提前告知相关注意事项。⑤介绍疾病知识及相关注意事项。

（2）症状护理。①有颅内压增高症状者，抬高床头 15°～ 30°，遵医嘱应用甘露醇等脱水药物降低颅内压，注意观察用药反应。②有癫痫发作史者，密切观察病情，监测意识、瞳孔、生命体征变化，指导应用抗癫痫药物，注意观察有无药物不良反应，定期检查肝肾功能、血常规。③有精神症状者，24h 陪护，不可单独外出。有潜在自伤或伤人危险的患者，需严格控制其行为，必要时保护性约束，移开可能造成伤害的物品。④有肢体运动障碍者，加强功能锻炼，预防压力性损伤。

2. 术后护理

1）评估

（1）手术情况评估。了解患者手术方式、体位、时间、术中出血量、输液及输血量、肿瘤部位、肿瘤大小、是否全切、术中快速病理学检查等情况。

（2）专科评估。了解患者意识、瞳孔、生命体征、肢体活动情况、心电监测及血氧饱和度、有无高颅压症状及局灶性症状。

（3）管道评估。评估引流管的放置位置、目的，引流液的颜色、量以及性状，是否引流通畅，固定是否妥当，有无管道标识。

（4）护理风险评估。日常生活能力（ADL）、压力性损伤、VTE 发生风险、跌倒与坠床风险评估、营养评估等。

（5）并发症观察及评估。颅脑肿瘤术后最常见的并发症是脑水肿、颅内出血。颅内出血常发生于术后 24h 内，术后 72h 是发生脑水肿的高峰期，必须密切观察颅内压增高的先兆症状，及时进行对症处理。

2）护理

（1）专科护理。床头抬高 15°～ 30°（医师允许情况下同时抬高引流袋），以利于减轻脑水肿和术后头痛。严密观察意识、瞳孔、肌力、生命体征及精神、语言、运动、感觉的变化。

（2）全面评估患者的吞咽功能、自理能力、跌倒坠床、压疮、营养风险以及是否存在非计划性拔管风险等。

（3）呼吸道管理。保持呼吸道通畅，术后给予雾化吸入，鼓励患者自主咳嗽咳痰。卧床患者经允许加强翻身叩背，预防肺部感染。

（4）引流管护理。保持引流通畅，避免反折、扭曲、脱出，伤口敷料保持干燥，观察引流液的颜色、性质和量，做好护理记录。

（5）饮食护理。手术当天禁食，术后第一天进食时，吞咽功能正常患者，进食流质饮食，吞咽困难或意识障碍患者，选择鼻饲。

（6）心理护理。术后患者可能会出现一些并发症，要多关心患者，耐心沟通，消除患者的焦虑感，帮助其建立疾病康复的信心。

（七）并发症的观察及护理

（1）脑水肿伴脑出血：密切观察意识、瞳孔、生命体征变化。评估肌力，早期发现有无出血压迫脑功能区，防止功能区不可逆的变化。遵医嘱使用脱水、降颅压、止血药物，监测尿量和电解质。尽早进行功能锻炼，促进功能恢复。

（2）癫痫：遵医嘱预防性或治疗性使用抗癫痫药物，可根据情况口服抗癫痫药物。

（3）脑脊液漏：观察有无头皮下渗液，发现异常，及时汇报医师，给予加压包扎。

（4）运动性失语：安慰患者，尽快进行康复训练。从字、词、短语循序渐进，越早训练越好。

（八）知识拓展

脑膜瘤的组织学分型：世界卫生组织（WHO）建立了中枢神经系统肿瘤分类和分级系统，并于 1979 年（1 版）、1993 年（2 版）、2000 年（3 版）、2007 年（4 版）、2016 年（4⁺版）、2021 年（5 版）相继发布五版中枢神经系统（CNS）肿瘤分类，2021 年，WHO 对脑膜瘤进行了新的分类，详见表 5 - 7。

表 5 - 7　脑膜瘤分型（WHO 2021 年脑膜瘤的组织学分型）

WHO 分级	类型	WHO 分级	包含类型
WHO 1 级	脑膜上皮型	WHO 2 级	非典型
	纤维型		透明细胞型
	过渡型		脊索瘤样型
	沙粒型	WHO 3 级	间变型
	血管瘤型		横纹肌型
	微囊型		乳头型
	分泌型		
	淋巴浆细胞型		
	化生型		

（周志欢　段玉玉）

二、胶质瘤

【摘要】神经胶质瘤起源于为大脑提供营养或支持的神经胶质细胞，神经胶质细胞有几种不同的类型，包括星形胶质细胞、少突胶质细胞和室管膜细胞。胶质瘤占所有原发性中枢神经系统肿瘤的 40%～60%，是最常见的颅内原发性恶性肿瘤。胶质瘤患者需要接受手术、化疗、放疗等治疗，术后可出现不同类型的神经功能缺失，影响患者的生活质量。因此，制定有效的护理计划，正确执行护理措施，对于提高患者的预后有重要的积极意义。

【关键词】胶质瘤；临床表现；治疗原则；评估；护理

【学习目标】①掌握脑胶质瘤的定义，常见的临床表现、治疗原则；②掌握胶质瘤患者围手术期的护理评估；③正确实施胶质瘤患者围手术期的护理措施。

（一）概述

脑胶质瘤是指起源于颅神经胶质细胞的肿瘤，是最常见的原发性颅内肿瘤。2021 年版《WHO 中枢神经系统肿瘤分类》将脑胶质瘤分为 1～4 级，1、2 级为低级别脑胶质瘤，3、4 级为高级别脑胶质瘤。我国脑胶质瘤年发病率为（5～8)/10 万，5 年病死率在全部肿瘤中仅次于胰腺癌和肺癌。

随着病理学的发展和病理检测技术的进步，尤其是二代测序、DNA 甲基化谱等组学技术的提高，胶质瘤的遗传背景和发生发展机制逐渐清晰，越来越多的分子标志物被证明在胶质瘤的分类、分型、分级、预后和治疗方面发挥着重要的作用。2021 年发布的第 5 版《WHO 中枢神经系统肿瘤分类》整合了肿瘤的组织学特征和分子表型，提出了新的肿瘤分类标准，重点推进了分子诊断在中枢神经系统肿瘤分类中的应用。这一分类是目前脑胶质瘤诊断及分级的重要依据，详见表 5 - 8。

表 5 - 8　2021 版 WHO 中枢神经系统胶质瘤分类标准

成人型弥漫性胶质瘤	星形细胞瘤，IDH 突变型
	少突胶质细胞瘤，IDH 突变伴 1p/19q 联合缺失型
	胶质母细胞，IDH 野生型
儿童型弥漫性低级别胶质瘤	弥漫性星形细胞瘤，MYB 或 MYBL1 变异型
	血管中心型胶质瘤
	青少年多形性低级别神经上皮肿瘤
	弥漫性低级别胶质瘤，MAPK 信号通路变异型
儿童型弥漫性高级别胶质瘤	弥漫性中线胶质瘤，H3 K27 变异型
	弥漫性大脑半球胶质瘤，H3 G34 突变型
	弥漫性儿童型高级别胶质瘤，H3 野生和 IDH 野生型
	婴儿型半球胶质瘤
局限性星形细胞胶质瘤	毛细胞型星形细胞瘤
	有毛细胞样特征的高级别星形细胞瘤
	多形性黄色星形细胞瘤
	室管膜下巨细胞星形细胞瘤
	脊索样胶质瘤
	星形母细胞瘤，伴 MN1 改变
室管膜肿瘤	幕上室管膜瘤
	幕上室管膜瘤，ZFTA 融合阳性型
	幕上室管膜瘤，YAP1 融合阳性型
	后颅窝室管膜瘤
	后颅窝室管膜瘤，PFA 组
	后颅窝室管膜瘤，PFB 组
	脊髓室管膜瘤
	脊髓室管膜瘤，MYCN 扩增型
	黏液乳头型室管膜瘤
	室管膜下瘤

（二）病因

脑胶质瘤发病机制尚不明了，目前确定的两个危险因素是：暴露于高剂量电离辐射和与罕见综合征相关的高外显率基因遗传突变。此外，亚硝酸盐食品、病毒或细菌感染等致癌因素也可能导致脑胶质瘤。

（三）临床表现

胶质瘤的临床表现取决于病变位置及肿瘤的组织生物学特征，主要以颅内压增高和神经功能定位症状为共同特点。

1. 头痛

头痛是胶质瘤患者的首个症状，多数为钝痛，也有跳痛、胀痛；部位多在额颞部和枕部。头痛开始为间歇性，常在晨起出现，活动后减轻，随着肿瘤的发展，而头痛时间可延长而成为持续性症状。

2. 恶心呕吐

当胶质瘤生长致使颅内压增高，导致延髓呕吐中枢或迷走神经受刺激，胶质瘤患者便会表现出频繁恶心呕吐的症状。呕吐特点为喷射性，多发生在清晨空腹时，呕吐前可有或无恶心，且常伴有剧烈的头晕、头痛。

3. 癫痫发作

由于胶质瘤的压迫和刺激，肿瘤周围的脑组织出现肿胀或水肿，继而发生缺氧和供血不足，肿瘤周围的神经细胞处于过度敏感状态，易受内外因素的刺激而产生突然、短暂的异常放电活动，引起癫痫发作。

4. 局灶性症状

胶质瘤可直接刺激、压迫和破坏邻近的脑组织及颅神经，出现神经系统定位症状和体征，如癫痫发作、进行性运动或感觉障碍、精神障碍、视力或视野障碍、语言障碍及共济运动失调等（见表5-9）。

表5-9 不同部位胶质瘤的局灶性症状

部位	局灶性症状
中央区	可有对侧的中枢性面瘫、单瘫或偏瘫及偏感觉障碍
额叶	主要表现为精神症状，伴有记忆力、注意力、理解力和判断力减退。典型病例有强握反射及摸索动作，癫痫发作以全身性为多见
顶叶	感觉障碍为主，肢体的位置感觉减退或消失，可能有感觉性共济失调征。优势侧病变可有计算力下降、失读、失写和定向力丧失
颞叶	可有对侧同向性象限盲或偏盲。优势侧病变有感觉性失语，癫痫发作以精神运动性发作为特征。可有幻嗅、幻听、幻想等
枕叶	幻视，对侧同向性偏盲，但中心视野常保留
岛叶	主要表现为内脏反应，如呃逆、恶心、腹部不适等

（四）神经影像学检查

临床诊断主要依靠 CT 及 MRI 等影像学诊断，弥散加权成像（diffusion weighted imaging，DWI）、弥散张量成像（diffusion tensor imaging，DTI）、灌注加权成像（perfusion weighted imaging，PWI）、磁共振波谱成像（magnetic resonance spectroscopy，MRS）、功能磁共振成像（functional magnetic resonance imaging，fMRI）、正电子发射体层成像（positron emission tomography，PET）等对脑胶质瘤的鉴别诊断及治疗效果评价有重要意义。MRI 可以明确显示肿瘤影及肿瘤浸润组织的程度（图 5 - 25、图 5 - 26）。

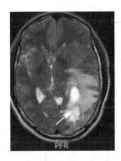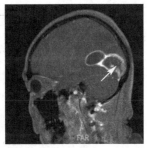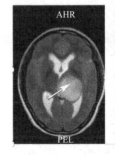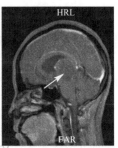

图 5 - 25　左侧枕叶胶质母细胞瘤　　　　图 5 - 26　左侧丘脑低级别胶质瘤

脑胶质瘤术后 24～72h 需复查 MRI（平扫＋增强），评估肿瘤切除程度，并以此作为脑胶质瘤术后基线影像学资料，用于后续比对。

（五）治疗原则

（1）手术治疗是低级别脑胶质瘤的首要及主要治疗手段。高级别胶质瘤患者在手术的基础治疗之上，尽早开展放化疗和电场治疗，可取得显著的生存获益。高级别脑胶质瘤强烈推荐最大范围手术切除，患者预后生存期：全部切除＞部分切除＞活检手术＞未手术。

（2）对于新诊断的胶质母细胞瘤患者，在术后接受替莫唑胺化疗联合放疗后，可使用电场治疗联合替莫唑胺作为后续治疗方案。电场治疗也可用于经手术、放疗及替莫唑胺治疗后仍出现进展的复发高级别脑胶质瘤患者。

（六）围手术期护理

1. 术前护理

1）评估

（1）评估患者的健康史，包括主诉、既往史、目前用药等。

（2）评估患者的症状与体征，包括起病方式是否为头痛、呕吐、癫痫发作、运动和感觉障碍、精神症状、认知下降等，有无颅内压增高的症状和表现。

（3）评估患者的辅助检查、检验结果。血液生化检查、X 线、心电图、CT、MRI 等检查的结果，掌握肿瘤部位和占位效应。

（4）评估患者的文化程度、经济情况，患者及家属的心理反应和对疾病的认知度等。

2）护理

（1）术前准备。完成术前各项检查及检验标本采集。手术前一天遵医嘱完成血型鉴定和交叉配血试验，完成手术区皮肤准备（剃头），去除活动义齿及首饰，修剪指甲并洗掉指甲油，剔除胡须。术日晨，检查各项准备工作的落实情况及手术标识，带齐手术需要的病历、影像学资料、特殊药物或物品等，随患者送入手术室，与接诊人员做好交接。

（2）心理护理。主动与患者沟通，介绍肿瘤的疾病知识及目前治疗进展，减少或消除引起恐惧的因素，增强治疗信心。

（3）饮食护理。术前2周戒烟、戒酒，避免烟酒刺激呼吸道黏膜，引起呼吸道感染。术前禁食6～8h，禁饮4～6h。指导患者进食高热量、高营养、易消化的清淡饮食，提高机体的抵抗力和术后组织修复能力。

（4）症状护理。①有颅内压增高症状者，抬高床头15°～30°，叮嘱患者卧床休息，保持呼吸、大便通畅，避免咳嗽、打喷嚏、用力排便等可能增加内压的因素；遵医嘱应用甘露醇等脱水药物降低颅内压，注意观察用药反应；出现呕吐时，将头偏向一侧，及时清理患者鼻腔内呕吐物，避免进食药物和食物，以免造成误吸。②有癫痫发作史者，密切观察病情，监测意识、瞳孔、生命体征变化，指导应用抗癫痫药物，注意观察有无药物不良反应，定期检查肝肾功能、血常规。③有精神症状者，告知家属对患者要有足够的耐心，要理解患者的行为是疾病所致，在身体和心理上做好准备。需要24h专人陪护，观察患者言行及情感变化情况，采取一些安全保护措施，收好刀具、锐器等危险品，防止患者自伤或伤及他人。避免发生跌倒、坠床、走失等不良事件。必要时采取躯体约束，遵医嘱使用镇静药及精神症状药物。④若发生脑疝迹象时，患者可出现意识丧失、呼吸暂停，危及生命，应快速静脉输注高渗降颅内压药物，以缓解病情，争取时间；确诊后，根据病情迅速完成术前准备，尽快手术去除病因。

2. 术后护理

1）评估

（1）手术情况评估。了解患者手术方式、体位、时间、术中出血量、输液及输血量、肿瘤部位、肿瘤大小、是否全切、术中快速病理学检查等情况。

（2）专科评估。了解患者意识、瞳孔、生命体征、肢体活动情况、心电监测及血氧饱和度、有无高颅压症状及局灶性症状。

（3）管道评估。评估引流管的放置位置、目的，引流液的颜色、量以及性状，是否引流通畅，固定是否妥当，有无管道标识。

（4）护理风险评估。日常生活能力（ADL）、压力性损伤、VTE发生风险、跌倒/坠床风险评估、营养评估等。

（5）并发症观察及评估。颅脑肿瘤术后最常见的并发症是脑水肿、颅内出血。颅内出血常发生于术后24h内，术后72h是脑水肿的高峰期，必须密切观察颅内压增高的先兆症状，及时进行对症处理。

2）护理

（1）专科护理。床头抬高15°～30°（医师允许情况下同时抬高引流袋），以利于减轻脑水肿和术后头痛。严密观察意识、瞳孔、肌力、生命体征及精神、语言、运动、感觉的变化。

（2）全面评估患者的吞咽功能、自理能力、跌倒、坠床、压疮、营养风险以及是否存在非计划性拔管风险等。

（3）呼吸道管理。保持呼吸道通畅，术后给予雾化吸入，鼓励患者自主咳嗽咳痰。卧床患者经允许加强翻身叩背，预防肺部感染。

（4）引流管护理。保持引流通畅，避免反折、扭曲、脱出，伤口敷料保持干燥，观察引流液的颜色、性质和量，做好护理记录。

（5）饮食护理。手术当天禁食，术后第一天进食时，吞咽功能正常患者，进食流质饮食；吞咽困难或意识障碍患者，选择鼻饲。

（6）心理护理。术后患者可能会出现一些并发症，要多关心患者，耐心沟通，消除患者的焦虑感，帮助其建立疾病康复的信心。

（7）症状护理。①肢体功能障碍是功能区受肿瘤组织侵犯、术中牵拉及术后水肿等原因，患者术后表现为偏瘫。协助患者完成生活护理，鼓励患者早期活动，同时警惕跌倒坠床的发生，病情稳定后及早进行康复训练。②对兴奋烦躁的患者，接触患者时尽量镇静、友善、耐心，善于引导患者转移注意力，尽量安抚患者情绪。对极度烦躁、有冲动或有伤人行为的患者，必要时予以约束，协助改变体位，加强生活护理，适当延长患者睡眠时间，有利于控制症状，安定情绪。③评估患者是否存在失语及失语的类型，尽早联合康复师进行言语康复治疗，做好患者的心理指导。④营养不良者是由于颅内压增高引起频繁呕吐与脱水治疗所致。术后指导患者进食营养丰富、易消化的高蛋白、高热量饮食，如鸡、鱼等，必要时静脉滴注补充营养液，增加机体的抵抗力。⑤胶质瘤术后化疗时，服用替莫唑胺胶囊有胃肠道反应，指导患者饭后服药，饮食以易消化无刺激食物为宜，注意治疗前后查血常规及肝肾功能，跟进排便情况。

（七）并发症的观察与护理

1. 术后感染

保持伤口清洁，遵医嘱使用抗生素治疗并做其他相应处理，如伤口感染时可局部清创，肺部感染应及时雾化吸入、翻身叩背等。

2. 术后出血

协助患者翻身时，力量不要过大过猛；保持患者血压平稳，防止患者情绪过于激动；若患者出现头痛、烦躁不安、大汗淋漓、脸色苍白、突然的异常安静等情况都提示颅内可能出血，应立即报告医师，立即处理。

3. 癫痫发作

抗癫痫药物需遵医嘱按时服用，切忌自行停药。定期监测体内抗癫痫药物的血液浓度，症状稳定后，逐渐减量，直至停药。

4. 静脉血栓栓塞症

术后补充足够水分，减轻血液浓缩度，降低血液黏度。卧床期间，指导患者做踝泵运动，促进血液循环，预防双下肢深静脉血栓。病情允许的情况下，及早下床活动。

（八）知识拓展

1. 肿瘤电场治疗

肿瘤电场治疗（Tumor Treating Fields，TTFields），是一种新型非侵入性、使用低强度电场治疗癌症的电磁场疗法，通过皮肤传感器阵列，将低强度、中频（100～

250kHz）交变电场局部作用于肿瘤部位，通过干扰有丝分裂过程，以达到抑制肿瘤增殖，最终使肿瘤细胞死亡。TTFields 适用于经组织病理学或影像学诊断的新发或复发性脑胶质瘤，具有生存获益大、副作用小的优点，观察到的不良反应仅为长期接触传感器阵列而引起的局部皮肤反应，即头皮的接触性皮炎。

2. 胶质瘤患者放疗相关注意事项

1）放疗相关皮肤反应与损伤

保持皮肤干燥、清洁，可用温水轻轻擦洗，洗完后用毛巾吸干。头皮擦洗不可过勤，每日 1 次即可，不可用力搓擦。避免理化刺激：禁用湿敷、热敷、冷敷、化妆品以及有刺激性的洗发水或药膏，避免烈日暴晒和严寒冷冻。

2）戒烟酒，忌刺激性食物

糖尿病患者应严格控制血糖。患者需要保持口腔卫生，用柔软的牙刷每天刷牙 4 ~ 6 次，使用不含氟的牙膏、牙线和不含酒精的生理盐水清洁口腔。遵医嘱进行药物预防。

3）胶质瘤患者化疗相关注意事项：

（1）注意骨髓抑制情况，化疗后的半个月内要每 3 ~ 5 天复查一次血常规，明确有无骨髓抑制情况，发现白细胞低于 $3 \times 10^9/L$ 或血小板低于 $50 \times 10^9/L$ 应及时就诊处理。

（2）注意饮食，重视个人饮食习惯，不要吃任何太热的食品，多喝水，并且远离各种辛辣食物，多吃粗粮、水果、蔬菜等，通过良好的饮食习惯改善体质。

（3）加强口腔溃疡护理，保持口腔清洁，避免刺激，适当使用淡盐水来漱口，以此来改善口腔环境。

（4）适当运动，建议以舒缓运动为主，比如散步、踢毽子、健身操、慢跑等，患者可以根据情况自行选择。化疗期间运动的患者如果出现不适，建议及时停止，充分休息，运动过程中建议有家人陪同，防止摔倒或出现不适时有人及时帮助。

（周志欢　段玉玉）

三、脑转移瘤

【摘要】脑转移瘤指原发于身体其他部位的肿瘤细胞转入颅内，主要表现为头痛、呕吐、视物模糊、偏瘫、语言不清等。在所有恶性肿瘤中，肺癌脑转移发生率最高，是脑转移性肿瘤中最常见的类型。脑转移瘤预后一般较差，为了提高脑转移瘤的治愈率和生存质量，我们还需要加强医疗资源的投入和科学研究，制定更科学的治疗方案，提高医疗及护理水平。

【关键词】脑转移瘤；临床表现；治疗原则；评估；护理

【学习目标】①掌握脑转移瘤的定义、分类，常见的临床表现、治疗原则；②掌握脑转移瘤患者围手术期的护理；③正确实施脑转移瘤患者围手术期的护理措施。

（一）定义

（1）脑转移瘤（brain metastases，BM）：指其他部位的恶性肿瘤通过血液或淋巴系统转移到颅内的肿瘤。

（2）脑转移瘤分类。

①临床分型。根据原发灶肿瘤类型不同，脑转移瘤可分为肺癌脑转移、乳腺癌脑转移

等；根据转移的类型，脑转移瘤可分为脑实质转移和脑膜转移；根据转移灶的数量，脑转移瘤分为单发脑转移和多发脑转移等。

②病理分型。同原发癌的分型，一般来说原发癌是什么病理类型，颅内转移癌就是什么病理类型。比如，肺腺癌发生脑转移，脑转移癌手术后的病理仍然是腺癌（来源于肺）。

（二）病因

（1）原发恶性肿瘤在体内生长扩散，通过血液循环或淋巴系统到达颅内造成转移。

（2）原发恶性肿瘤治疗的失败或停止会使得肿瘤快速生长，从而扩散到其他器官，包括颅内。乳腺癌、肺癌、结肠癌、肾癌等常见恶性肿瘤最容易发生脑转移。

（三）临床表现

脑转移瘤多数是慢性起病，早期可无症状，随着肿瘤体积增大，可逐渐出现颅内压增高、脑膜刺激征、肢体活动障碍、癫痫等神经精神症状。

（1）颅内压增高：表现为头痛、呕吐和视神经乳头水肿。头痛是多数患者的早期症状，开始为局灶性头痛，多为病变侧，逐渐发展为弥漫性头痛，此时头痛剧烈并呈持续性，伴恶心呕吐。

（2）肢体活动障碍：约75%的患者会因为肿瘤压迫脑组织而出现偏瘫或癌性脑膜炎，其他常见症状主要包括偏身感觉障碍、失语、颅神经麻痹、共济失调等。癌性脑膜炎患者会出现脑膜刺激征，多见于弥漫性脑转移的患者，表现为颈强直、Kernig 征及 Brudzinski 征阳性。

（3）精神症状：额叶和脑膜弥漫性转移者可能会出现癫痫、近事遗忘、智力障碍、痴呆甚至攻击行为等。

（四）神经影像学检查

（1）MRI 是目前公认的诊断脑转移瘤的最佳影像检查手段。灰白质交界处或灰质内是脑转移瘤的好发部位，而脑干、丘脑与基底节区相对少见。由于瘤体生长迅速，常因相对缺血而发生瘤内的坏死或囊变，MRI 表现为不规则的环形或结节状强化，如图 5－27、图 5－28 所示。

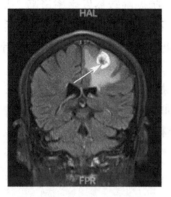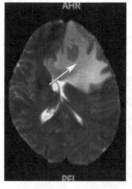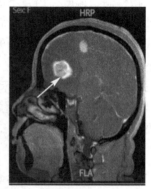

图 5－27 左侧额叶脑转移瘤　　　　　图 5－28 右侧额叶、颞叶转移瘤

（2）当患者不宜行颅脑 MRI 检查时，CT 检查可以作为脑转移瘤的补充检查。CT 检查在肺癌脑转移的诊断、疗效评价及随访中均具有重要作用，是这种情况下首选的影像学检查方法。

（五）治疗原则

目前脑转移的治疗模式是以延长患者生存期、提高生存质量为目的。根据每位患者的具体情况，如患者年龄、全身情况、神经功能状态、有无颅外多处转移、脑转移瘤的数目及部位等因素，一般选择手术联合放化疗、免疫治疗或靶向治疗的综合治疗措施。对于全身广泛转移或身体条件很差的患者，一般选择姑息治疗或支持治疗。

（六）围手术期护理

1. 术前护理

1）评估

（1）评估患者的健康史，包括主诉、既往史、家族史、社会生活史、目前用药情况。

（2）评估患者的症状与体征，了解患者是否在短期内有出现症状，并呈逐渐加重的趋势；是否出现癫痫发作和局灶性症状如偏瘫、失语、眼球震颤等表现。

（3）评估患者意识、瞳孔、生命体征的变化，及时发现脑疝的征象。

（4）评估患者的神经功能，是否出现精神异常、癫痫发作、运动性失语等症状，注意评估患者的四肢肌力是否对称，有无一侧肢体力弱，语言表达是否流畅等，颅内转移瘤多位于幕上大脑半球，额叶最多见，顶叶次之。

（5）了解辅助检查结果。

（6）心理 – 社会评估：评估患者的文化程度、经济情况，患者及家属的心理对疾病的反应，对疾病的认知度，家庭支持系统等。

2）护理

（1）心理护理。患者确诊为脑转移瘤，容易产生恐惧、绝望的心理反应。护士应向患者耐心讲解疾病相关知识，传达正确的疾病知识，指导亲友多陪伴、安慰患者，增加患者配合治疗的信心。

（2）症状护理。①颅内压增高者，严密观察患者意识、瞳孔、生命体征的变化，保持床头抬高 15°～ 30°，给予半坐位，减轻脑水肿，降低颅内压。遵医嘱按时给予脱水剂，注意观察用药后反应。②运动障碍者，观察四肢肌力的变化及共济失调的改变，患者外出检查时需有专人陪送，防止肢体运动障碍或共济失调造成外伤的发生。偏瘫患者，容易出现压力性损伤，需协助患者翻身，预防压疮。③指导失语症的患者使用肢体语言进行日常生活需要的表达，耐心解决患者日常生活问题。

2. 术后护理

1）评估

（1）手术情况评估。了解患者手术方式、体位、时间、术中出血量、输液及输血量等情况。

（2）身体状况评估。

①一般评估。了解患者意识、瞳孔、生命体征、肢体活动情况、生命体征及血氧饱和度、有无高颅压症状及神经功能定位体征。

②管道评估。评估引流管的放置位置、目的等情况。

③皮肤评估。评估全身皮肤情况。

④药物评估。了解药物的作用，合理安排药物使用顺序，观察药物的不良反应。

⑤护理风险评估。日常生活能力（ADL）评估、压力性损伤风险评估、VTE 发生风险评估、跌倒/坠床风险评估、营养评估等。

⑥并发症观察及评估。观察术后头痛、呕吐、意识情况，及时发现颅内高压先兆症状，及时进行对症处理。

2）护理

（1）一般护理。麻醉未清醒，去枕平卧 6h，头偏向一侧，翻身时注意稳定头部，防止头部或颈部过度扭曲或振动，保持呼吸道通畅。待麻醉清醒后，床头抬高 15°～ 30°。

（2）病情观察。①密切观察意识、瞳孔、肌力及生命体征、血氧饱和度的变化，观察体温变化，高热者需给予物理降温或药物降温。②全面评估患者自理能力、跌倒坠床、压疮、营养风险以及是否存在非计划性拔管风险等，术后第一天评估患者吞咽功能。

（3）呼吸道管理。保持呼吸道通畅，术后给予雾化吸入，鼓励患者自主咳嗽咳痰。卧床患者经允许加强翻身叩背，预防肺部感染。

（4）引流管护理。保持引流通畅，根据引流管留置的位置，观察引流液的颜色、量，做好护理记录。

（5）饮食护理。手术当天禁食，术后第一天进食时，吞咽功能正常患者，进食流质饮食；吞咽困难或意识障碍患者，选择鼻饲。

（6）心理护理。术后患者可能会出现一些并发症，要多关心患者，耐心沟通，消除患者的焦虑感，帮助其建立疾病康复的信心。

（7）症状护理。①颅内压增高者在麻醉未清醒前，每 15 ～ 30min 观察患者的意识、瞳孔、血压、脉搏、呼吸变化，清醒后，每 1 ～ 2h 观察，并及时记录。②肢体功能障碍者。加床档保护患者的安全，鼓励患者积极配合进行肢体功能锻炼和踝泵运动，预防双下肢深静脉血栓的形成。

（七）并发症的观察及护理

颅内出血：密切观察患者意识、瞳孔、生命体征、肢体活动情况，若患者出现烦躁不安、意识变差，一侧肢体活动变差、双侧瞳孔不等大，则提示可能出现了颅内出血。观察引流管引流液情况，如引流液突然增多，颜色鲜红，无血凝块，提示可能出现了颅内出血，立即报告医师进行处理。

（八）知识拓展

1. 脑转移瘤综合治疗策略

1）手术治疗

（1）对于单发且直径 >3cm，或小于 3 个转移灶且位于非功能区的患者，在符合 KPS（Karnofsky Performance Status）评分≥70 分的情况下，可选择手术切除。

（2）一些对放疗不敏感的肿瘤，如结肠癌转移灶，也应尽可能选择手术治疗。

（3）手术切除单个转移灶可明显提高生存率。

（4）对于多发或弥漫性脑转移的患者，不应行手术治疗。

2）放疗

（1）对于弥漫性转移灶，可选择全脑放疗。

（2）对于仅有单个转移灶或转移灶数量小于4个的患者来说，可选择立体定向放疗，使肿瘤靶区受到高剂量放射，而保护正常脑组织。

（3）对于术后患者，采取相应的放射治疗，其效果要优于单纯手术治疗。

3）药物治疗：由于个体差异大，用药不存在绝对的最好、最快、最有效，除常用非处方药外，应在医师指导下充分结合个人情况选择最合适的药物。

4）化学药物治疗及靶向治疗：根据原发肿瘤类型，结合病理和免疫组化结果，可选择化疗药物或靶向药物治疗。

（周志欢　陈晓群）

四、颅咽管瘤

【摘要】颅咽管瘤是位于鞍区的良性肿瘤，是儿童最常见的鞍区肿瘤，占儿童鞍区肿瘤的56%。尽管颅咽管瘤是良性肿瘤，但是由于累及视器、下丘脑、垂体柄，对鞍上重要神经结构的侵袭，其治疗非常棘手，这对于围手术期的护理也是极大的挑战。正确掌握颅咽管瘤的临床表现、治疗原则，采取针对性的护理措施，才能有效地提升患者的护理结局，提高生活质量。

【关键词】颅咽管瘤；内分泌功能障碍；尿崩症；中枢性高热；临床表现；治疗原则；评估；护理

【学习目标】①掌握颅咽管瘤的定义，常见的临床表现、治疗原则；②掌握颅咽管瘤术后常见的并发症及护理措施；③掌握颅咽管瘤患者围手术期的护理评估；④正确实施颅咽管瘤患者围手术期的护理措施。

（一）定义

颅咽管瘤（craniopharyngioma，CP）：Rathke's囊或颅咽管残存的胚胎上皮细胞化生而来的良性病变。颅咽管瘤的分类如下：

（1）部位。75%的颅咽管瘤原发于鞍上，20%～25%的肿瘤位于鞍上和鞍内，完全位于鞍内的颅咽管瘤很罕见。少数颅咽管瘤尤其是乳头型颅咽管瘤，可大部分或完全起自第三脑室。

（2）大小。颅咽管瘤为单发病变，大小从几毫米到数厘米不等，直径常 >5cm。巨大的颅咽管瘤可同时累及前颅窝和中颅窝，可向后下方延伸至斜坡和脑桥之间，甚至下行至枕骨大孔水平。

（3）病理分型包括釉质细胞型和乳头型。

（4）影像学分型包括 Q（鞍膈下型）、S（鞍上－蛛网膜腔型）、T（结节漏斗形）。

（二）病因

（1）在先天胚胎发育时期，原始口腔顶部向脑底部生长会形成细长管道，被称为"颅咽管"，随着生长发育其会逐渐消失。

（2）大部分学者认为颅咽管瘤的形成，是由于颅咽管的退化不完全，导致有残存的上皮细胞而形成肿瘤，也有学者认为是来自于垂体组织的转化。

（三）临床表现

（1）颅内压增高：当肿瘤体积增大到一定程度产生的占位效应阻塞了室间孔、第三脑室或导水管后可引起继发性脑积水，患者可能出现头痛、恶心和呕吐等颅内压增高的症状。

（2）内分泌功能障碍：肿瘤压迫垂体和（或）下丘脑导致内分泌功能低下，如甲状腺功能减退、直立性低血压、身材矮小、尿崩症、阳痿、闭经等，但少数情况下也可能出现部分内分泌功能的亢进，如儿童性早熟、成人肥胖等。

（3）视觉障碍：视野缺损、视力下降甚至完全失明。经典的双颞侧偏盲是由于肿瘤压迫视交叉引起的，但也有可能出现同向性偏盲、盲点和伴有视神经萎缩的视乳头水肿。

（4）邻近症状：海绵窦综合征、蝶窦破坏致鼻出血、脑脊液鼻漏等；额叶精神症状、颞叶癫痫发作、脑干及小脑受压症状。

（四）神经影像学检查

（1）影像学检查：术前通常是 MRI 和（或）CT 检查显示存在鞍上肿块而提示颅咽管瘤的诊断。60%～80% 的颅咽管瘤患者可见鞍上区钙化，约 75% 的患者存在一个或多个囊肿（图 5－29）。蝶鞍旁囊性钙化病变极有可能为颅咽管瘤。CT 或头颅 X 线平片有助于鉴别成釉质细胞型颅咽管瘤与非钙化鞍上病变。乳头型颅咽管瘤通常无钙化。

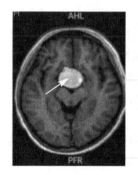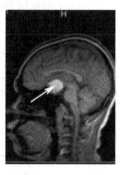

图 5－29　颅咽管瘤并出血

（2）内分泌检查：由于大多数颅咽管瘤患者至少存在部分垂体功能减退，所以术前需要进行内分泌检查，尤其是肾上腺和甲状腺功能的检查，如皮质醇、促肾上腺皮质激素、游离三碘甲状腺原氨酸、游离甲状腺素、促甲状腺激素、卵泡刺激素、黄体生成激素、睾酮、雌二醇、人绒毛膜促性腺激素、生长激素、胰岛素样生长因子 1、孕激素、泌乳素等。

（3）视力视野检查：详细的神经眼科检查有助于确定视神经通路受压的严重程度，并确定术前基线情况。

（五）治疗原则

（1）几乎所有患者都需要手术治疗。手术的目的是明确诊断、缓解肿块相关的症状以及安全地切除尽可能多的肿瘤。应根据患者的具体情况选择治疗方案、确定手术目标以及手术入路，在充分保护垂体、下丘脑功能及视路结构的前提下，积极追求全切除。

（2）颅咽管瘤常累及周边重要结构，手术可能导致部分肿瘤残存，这类患者近期复发率高达 50%。手术策略保守时，局灶放疗可大大降低再生长的可能性。

（六）围手术期护理

1. 术前护理

1）评估

（1）评估患者的健康史，包括主诉、既往史、家族史、社会生活史、目前用药。

（2）评估患者的症状与体征，了解患者是否出现视力、视野障碍，头痛、多饮、多尿、体重异常等表现。

（3）评估患者有无意识障碍、瞳孔的变化，有无颅内压增高的征象。

（4）评估患者有无神经功能受损，是否出现视觉障碍、下丘脑损害，有无精神异常、性格改变等。

（5）了解辅助检查结果。包括内分泌功能检查、影像学检查等。

（6）心理－社会评估：了解患者及家属有无焦虑、恐惧等负性情绪。颅咽管瘤术后并发症较多，尤其是激素水平紊乱，影响患者的生长发育、第二性征，甚至可能需要终身服用激素替代治疗，给患者及其家庭造成沉重的经济负担。

2）护理

（1）术前准备：①常规术前准备，完成术前各项检查及检验标本采集。手术前一日遵医嘱完成血型鉴定和交叉配血试验，完成手术区皮肤准备（剃头），去除活动义齿及首饰，修剪指甲。手术当日早晨，检查各项准备工作的落实情况，带齐手术需要的病历、影像学资料、特殊药物或物品等，随患者送入手术室，与接诊人员做好交接。②连续3日测量24h出入水量及基础代谢率。③检查视力视野，抽血进行内分泌功能检查，儿童测量身高、体重、骨骼、第二性征及性器官发育情况，成人行性腺功能检查，以了解垂体、下丘脑功能是否正常。

（2）心理护理：头痛、呕吐、视力下降、幼年身材、第二性征改变、难以承受的医疗费用及手术的风险，容易导致患者产生焦虑、恐惧甚至绝望的心理反应。观察了解患者及家属的心理反应，针对不同的原因给予相应的心理干预。

（3）饮食护理：术前2周戒烟戒酒，避免烟酒刺激呼吸道黏膜，引起呼吸道感染。术前禁食6～8h，禁饮4～6h。指导患者进食高热量、高营养、易消化的清淡饮食，提高机体的抵抗力和术后组织修复能力。

（4）症状护理：①视力、视野障碍：协助患者完成基础生活护理，指导患者避免单独外出，防止跌倒。②头痛、呕吐者抬高床头15°～30°，嘱患者卧床休息，呕吐时，将头偏向一侧，家属协助及时清理患者鼻腔内呕吐物，避免进食药物和食物，以免造成误吸。③尿崩症：主要是下垂脑、垂体柄和垂体后叶受损，引起抗利尿激素（ADH）的合成和分泌减少，从而导致尿量增多。临床表现为口渴、多饮、多尿；神志淡漠、精神差或意识障碍加重；皮肤黏膜干燥、弹性差；低钠血症、低氯血症。准确记录24h出入量，当患者连续2h的尿量超过250ml/h（儿童超过150ml/h），通知医师用药，控制尿量。密切观察患者意识、生命体征及皮肤弹性，定时监测血液电解质情况，了解是否出现低钠血症或高钠血症，对症处理。

2. 术后护理

1）评估

（1）评估患者的尿量、颜色、性状及尿比重情况。

（2）评估患者的电解质情况。

（3）评估患者的术后激素水平。

（4）其他内容：了解患者手术方式、体位、术中出血量、输液及输血量。

（5）身体状况评估：了解患者意识、瞳孔、生命体征、肢体活动情况、血氧饱和度。

（6）药物评估：了解药物的作用，合理规划药物使用安排，尤其是激素的使用，观察药物的不良反应。

（7）护理风险评估：日常生活能力（ADL）评估、压力性损伤风险评估、VTE发生风险评估、跌倒/坠床风险评估、营养评估等。

（8）并发症观察及评估：颅内出血常发生于术后24h内，重视患者主诉，尤其是视力改变；密切观察颅内压增高的先兆症状，及时进行对症处理。

2）护理

（1）一般护理：麻醉未清醒去枕平卧，头偏向一侧，翻身时注意稳定头部，防止头部或颈部过度扭曲或振动，保持呼吸道通畅。待病情平稳后，床头抬高15°～30°。

（2）病情观察：①密切观察意识、瞳孔、肌力及生命体征的变化，观察体温变化，高热者给予物理降温或药物降温。②全面评估患者的自理能力、跌倒坠床、压疮、营养风险以及是否存在非计划性拔管风险等。

（3）呼吸道管理：保持呼吸道通畅，术后给予雾化吸入，鼓励患者自主咳嗽咳痰。卧床患者经允许加强翻身叩背，预防肺部感染。

（4）心理护理：术后患者可能会出现一些并发症，要多关心患者，耐心沟通，减轻患者的焦虑感，帮助其建立疾病康复的信心。

（5）症状护理：①视力、视野障碍，给患者提供帮助，预防跌倒。②头痛、呕吐，评估患者疼痛程度及呕吐情况，必要时给予药物处理，抬高床头，避免导致呕吐物误吸。

（七）并发症的观察及护理

（1）尿崩症：密切记录患者每小时尿量，排除饮食影响外，发生尿崩症时给予药物及时控制，同时每天跟进电解质的值，发现异常及时告知医师处理。

（2）中枢性高热：下丘脑严重损伤时，可引起中枢性体温调节失常，患者表现为高热，体温可超过40℃，应及时采取物理或药物降温。

（3）垂体功能低下：注意保暖，预防感冒。遵医嘱给予激素替代治疗，观察用药后的反应，服用激素药物时，指导患者不可自行停药、减药，以免加重病情。

（4）癫痫：术后常规预防性使用抗癫痫药物，纠正低钠血症和预防血钠的突然下降。

（5）行为改变、认知功能下降：患者表现为记忆缺陷（主要是工作记忆），执行功能、注意力、定向和视觉空间功能障碍。待患者病情稳定后，及早进行认知康复治疗，主要包括提高认知障碍意识和认识的教育，减少认知障碍影响的适应性治疗和认知障碍的恢复性治疗。

（八）知识拓展

1. 尿崩症的诊断标准及治疗原则

1）尿崩症分级（表5-10）

（1）诊断标准：①血浆渗透压>300mOsm/L，同时尿渗透压<300mOsm/L；或者尿渗透压/血浆渗透压<1。②连续2h尿量>4～5ml/（kg·h）。

（2）治疗原则：①控制尿量：成人尿量维持在50～200ml/h，儿童尿量维持在1～3ml/（kg·h）。②维持出入量平衡，量出为入。行CVP监测或有创血流动力学监测，根据每小时尿量来补充液体和饮水，避免尿崩导致的低血容量性休克及急性肾损伤。③纠正水、电解质紊乱，预防并发症。

表 5 – 10　尿崩症分级及治疗方法

尿量（ml/h）	程度	治疗方法
250～350	轻度	无需药物治疗，适当多饮水
351～450	中度	激素替代疗法：垂体后叶素肌内注射或口服去氨加压素等其他药物，可口服药物（双氢克尿噻、卡马西平）治疗
>450	重度	去氨加压素或垂体后叶素持续性微量泵泵入静脉，或经鼻腔喷入去氨加压素

注意事项：清醒患者可建议口服补液，昏迷或渴感减退患者，经静脉给予低渗液体。禁止摄入高糖食物，以免血糖升高导致渗透性利尿，使尿量进一步增加。

2）激素替代疗法

激素替代治疗的方法如表 5 – 11 所示。

表 5 – 11　激素治疗药物剂量与时间关系

术后						
第 1 天	第 2 天	第 3 天	第 4 天	第 5 天	第 6 天	第 7 天
静脉给予氢化可的松，严密监测尿量和电解质水平		根据患者一般状态、食欲、血压、血钠、糖皮质激素逐渐减量。继续监测电解质及尿量。开始规律服用醋酸去氨加压素片（成人剂量为 0.05～0.1mg 2 次/天，儿童相应减量）			逐渐减少糖皮质激素剂量到氢化可的松 20mg 3 次/天，或泼尼松 5mg 3 次/天。有规律服用去氨加压素 0.05mg 3 次/天，儿童相应减少剂量	

术前应该根据皮质醇检测结果决定是否进行替代治疗。密切关注患者精神状态。应用制酸剂预防应激性溃疡，增加优质蛋白饮食。密切关注血生化及激素水平检验结果，警惕垂体功能危象。

（周志欢　段玉玉）

五、垂体腺瘤

【摘要】垂体腺瘤是起源于蝶鞍区内垂体细胞的良性肿瘤，约占颅内肿瘤的 10%～15%，仅次于胶质瘤和脑膜瘤。男女比例无明显差异，好发年龄为青壮年。垂体腺瘤对患者生长发育、劳动能力、生育功能以及心理影响较大，需要长期随访指导。

【关键词】垂体腺瘤；临床表现；治疗原则；评估；护理

【学习目标】①掌握垂体腺瘤的定义、分类，常见的临床表现、治疗原则；②掌握垂体腺瘤患者围手术期的护理评估项目；③正确实施垂体腺瘤患者围手术期的护理措施。

（一）定义

垂体腺瘤（pituitary adenoma，PA）：发生于垂体前叶的良性颅内肿瘤。其分类如下：

（1）根据功能可分为功能性垂体腺瘤和无功能性垂体腺瘤。

（2）根据肿瘤大小可分为微腺瘤（直径＜10mm）、大腺瘤（直径 10～40mm）、巨大腺瘤（直径＞40mm）。

（二）病因

（1）垂体自身的病变或基因缺陷。

（2）下丘脑、垂体功能调控失常。

（三）临床表现

（1）内分泌功能紊乱。

分泌型垂体腺瘤可分泌过多的激素，早期即可产生不同的内分泌亢进症状，当肿瘤压迫及破坏垂体前叶细胞，造成促激素减少或垂体相应的靶腺功能减退时，即可产生内分泌减退症状。

（2）神经功能障碍。

①头痛。约2/3的无功能性腺瘤患者有头痛症状。早期头痛是由于肿瘤向鞍上生长时，鞍膈被抬挤而引起。当肿瘤生长穿破鞍膈后疼痛可减轻或消失。晚期头痛是由于肿瘤增大压迫颅底硬膜、颈内动脉外膜及诱发颅内压增高所引起的。当肿瘤发生卒中可引起急性剧烈头痛。

②视觉功能障碍。少数患者以视觉障碍为早期症状，当肿瘤向上生长，穿破鞍膈向上压迫视神经和视交叉，患者可出现视力下降、视神经萎缩，尤以视野缺损为特征性表现。

（3）其他神经系统症状。

①海绵窦压迫。增大的垂体腺瘤挤压侧方的海绵窦，可累及动眼神经、滑车神经、外展神经等颅神经和颈内动脉，患者可出现眼球运动障碍、突眼、复视、斜视、瞳孔增大、眼睑下垂等。

②下丘脑受压及颅内压增高。肿瘤向上生长，侵及下丘脑，可导致患者出现肥胖、嗜睡、饮食异常、性格改变、尿崩症、体温调节障碍等；肿瘤压迫第三脑室，造成室间孔堵塞，产生脑积水、颅内压增高。

③脑脊液鼻漏。肿瘤向下生长，破坏鞍底、蝶窦，造成脑脊液鼻漏，可并发脑膜炎，引起颅内感染。

④垂体卒中。GH瘤（生长激素型垂体腺瘤）中多见，当垂体腺瘤发生严重出血坏死，可使肿瘤包膜破裂，出血弥散至颅内，患者可出现剧烈的头痛，或合并恶心、呕吐及视力视野障碍，甚至形成脑疝，危及生命。

（四）神经影像学检查

（1）影像学检查。MRI检查是垂体腺瘤诊断的首选检查，肿瘤呈低信号灶，垂体上缘膨隆，垂体柄向健侧移位，瘤内出血可呈高信号灶（图5-30）。CT图像显示垂体腺瘤表现为鞍区均匀低密度信号，可见鞍膈抬高和垂体柄受压（或移位），骨窗像可见鞍底骨质破坏。

（2）内分泌功能检查。通过对垂体前叶、后叶分泌的各种激素水平的检查，全面了解患者的垂体功能情况。

①垂体各激素水平，如泌乳素、生长激素、促肾上腺皮质激素、促甲状腺激素、促性腺激素。

②根据不同类型垂体腺瘤使用不同的试验，如生长激素葡萄糖耐量抑制试验（GH瘤）、大/小剂量地塞米松抑制试验及留取24h尿液游离皮质醇（ACTH瘤）、溴隐亭抑制试验（PRL瘤）等。

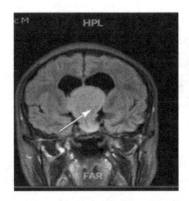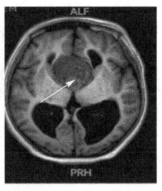

图 5 - 30　垂体大腺瘤

（3）视力视野检查。有助于确定视神经通路受压的严重程度，当垂体腺瘤压迫视交叉时，典型的视野改变为双颞侧偏盲。

（五）治疗原则

由于垂体腺瘤的大小、类型不同，患者的年龄、性别、症状及一般情况、治疗需求不同，垂体腺瘤的治疗方法包括手术治疗、药物治疗、放射治疗等。

（1）手术治疗。手术治疗包括开颅和经鼻腔－蝶窦入路手术两种方式，经鼻蝶入路是垂体腺瘤患者常见的手术治疗方式。手术适用于肿瘤体积较大或者侵袭性生长，已有视神经功能受损或其他压迫症状，或者无法承受药物治疗和放射治疗的 PRL 瘤（垂体泌乳素腺瘤）和 GH 瘤（生长激素型垂体腺瘤）患者，可采取手术治疗。

（2）药物治疗。

①溴隐亭。PRL 瘤（垂体泌乳素腺瘤）首选的治疗方案是药物治疗，溴隐亭为非选择性多巴胺受体激动剂，可使 90% PRL 瘤患者垂体腺瘤缩小，纠正高 PRL 水平引起的病理改变，有助于恢复和保存正常垂体功能。但药物治疗不能根治肿瘤，仅仅抑制肿瘤的生物活性，患者需终身服药，主要副作用为恶心、头晕、呕吐。

②生长抑素类似物。人工合成的生长抑素类似物是治疗肢端肥大症的有效药物，可解除异常分泌的生长激素对人体组织代谢的损害，抑制肿瘤的生长，尽可能保存现有的垂体功能，常用的药物有善龙、索马杜林等。

（3）放射治疗。主要适用于不宜手术治疗的患者，或手术后控制残余肿瘤，预防肿瘤复发。接受放射治疗的患者需要终身定期行内分泌功能检查，评估垂体功能状态，如果明确垂体功能低下，需要及时行激素替代治疗。

（4）观察随访。对于不愿意接受手术且药物治疗无效、高龄患者、无功能性垂体腺瘤术后肿瘤复发的患者，可采取保守治疗，观察随访。

（六）围手术期护理

1. 术前护理

1）评估

（1）评估患者的健康史，包括主诉、既往史、家族史、社会生活史、目前用药。

（2）评估患者的症状与体征，了解患者是否出现视力、视野障碍、头痛等表现。评估患者有无内分泌功能紊乱的表现。

（3）评估患者有无神经功能受损，是否出现视觉障碍、下丘脑损害，有无精神异常、性格改变等。

（4）了解辅助检查结果，包括内分泌功能检查、影像学检查等。

（5）心理-社会评估：了解患者及家属有无焦虑、恐惧等不良情绪。术后并发症较多，尤其是激素水平紊乱。

2）护理

（1）心理护理。患者出现头痛、呕吐、视力障碍、容貌改变时，容易产生恐惧、自卑心理，护士应主动关心安慰患者，了解患者的心理状况，及时进行心理疏导。

（2）症状护理。对于视力、视野障碍患者，应做好安全宣教，协助患者完成日常生活护理，预防跌倒或受伤。头痛患者，术前做好病情观察，密切观察患者意识、生命体征情况，准确记录头痛的情况，预防垂体腺瘤卒中或出血。

（3）术前准备。协助患者完善各项检查，治疗合并症（高血压、糖尿病、心脏病等）。保持清淡饮食，避免进食辛辣油腻食物以及活血化瘀的药材、补品。经鼻蝶入路手术者，术前正确使用氯霉素等滴眼液滴鼻腔，并练习张口呼吸，以便适应术后鼻腔可能因为填塞或者鼻腔粘膜肿胀而引起的通气困难；手术后需要暂时卧床，术前需要进行有效咳嗽、床上卧床排便等适应性训练。

2. 术后护理

1）评估

（1）评估患者的尿量、颜色、性状及尿比重情况。

（2）评估患者的电解质情况。

（3）评估患者的术后激素水平。

（4）其他内容：经鼻蝶窦手术患者，评估鼻腔漏液情况等。

2）护理

（1）病情观察。密切观察意识、瞳孔、生命体征、肢体活动情况。如果患者出现视力改变，应及时报告医师，对症处理。

（2）饮食与体位。根据尿量多少及电解质情况，从静脉补充水分和电解质。避免进食高糖食物与水果，以免引起或加重尿崩。术后麻醉清醒后，抬高床头 15°～30°，以利于颅内静脉回流，有脑脊液漏的患者应保持卧床，避免过早下床活动。

（3）腰大池引流管的护理。密切观察记录引流脑脊液的量、颜色、性状。保持引流管处敷料干燥，防止潮湿、污染、翻身、外出检查时保护好引流管，避免受压、扭曲，预防腰大池引流管脱出。

（4）症状护理。①患者手术后由于鼻腔填塞和颅内组织水肿的原因，常表现为头痛，多数可自行缓解。若患者出现剧烈头痛、呕吐，甚至伴随意识、瞳孔、生命体征的改变，提示脑水肿或继发性颅内出血。对于疼痛耐受差者，可以预防性使用镇痛药物，观察用药后头痛、呕吐是否缓解，必要时配合颅脑 CT 检查。②视力障碍者压迫视神经的肿瘤切除后，视神经得以减压，大多数患者术后视力可逐渐好转。视力恢复是缓慢的过程，一般在术后 1～3 个月逐渐恢复好转。少数患者由于肿瘤压迫时间太长，即使解除压迫，但仍无法恢复视力。

（七）并发症的观察及护理

（1）尿崩症。垂体腺瘤患者术后可出现暂时性尿崩症，手术一周后可自然恢复。术后应准确记录患者的每小时尿量和24h出入量，当患者连续2h尿量大于250ml/h时，通知医师并遵医嘱用药控制尿量。定时监测血电解质的变化，预防发生电解质紊乱。严密观察意识、生命体征变化。若患者表现为意识淡漠，则提示可能出现低钠血症/高钠血症。鼓励低钠患者进食含钠高的食物，如喝温盐水，高钠患者多饮白开水，利于钠离子排出。按时输液，禁止摄入含糖液体，防止渗透性利尿，加重尿崩症。

（2）脑脊液鼻漏。经鼻蝶窦手术或肿瘤侵犯硬脑膜时易发生脑脊液鼻漏。术后密切观察脑脊液鼻漏量、性质、颜色，病情允许时，抬高床头30°～60°，使脑组织移向颅底封闭漏口。及时以盐水棉球擦洗鼻腔血迹，禁止冲洗鼻腔防止逆行感染。指导患者保暖，预防感冒，避免用力咳嗽、咳痰，用力擤鼻涕，防止高压气流的冲击加重漏口损伤。避免用力排便，以免使颅内压升高。

（八）知识拓展

难治性垂体腺瘤：垂体腺瘤为颅内常见的良性肿瘤，多数表现为良性肿瘤的膨胀性生长，大部分肿瘤通过手术或药物即可获得治愈。然而，少部分垂体腺瘤对常规手术、放疗及药物治疗均不敏感，肿瘤继续增大，此部分肿瘤被称为难治性垂体腺瘤。如进一步出现蛛网膜下腔转移或远处转移，即为垂体腺癌。无论是难治性垂体腺瘤还是垂体腺癌，其诊断、治疗均十分困难，肿瘤严重影响患者生活质量，甚至危及生命，预后极差。

（周志欢　陈晓群）

六、脑室肿瘤

【摘要】脑室肿瘤是指原发于脑室的肿瘤以及发生于脑室旁而病灶大部或全部突入脑室系统的肿瘤。脑室肿瘤缺乏特异性症状表现，早期往往容易被患者所忽视，随着病情的发展，患者可出现颅内压急剧升高、呼吸突然停止等，继而危及其生命安全。早期诊断、早期治疗是阻断病情进一步恶化、提高患者预后的关键所在。

【关键词】脑室；脑室肿瘤；临床表现；治疗原则；护理

【学习目标】①掌握脑室肿瘤的概述和分类；②掌握脑室肿瘤的临床表现；③掌握脑室肿瘤的诊断方法和治疗原则；④掌握脑室肿瘤患者围手术期的护理评估内容；⑤正确实施脑室肿瘤患者的围手术期护理。

（一）定义

脑室肿瘤是指原发于脑室的肿瘤以及发生于脑室旁而病灶大部或全部突入脑室系统的肿瘤，占所有颅内肿瘤的0.8%～1.6%。

（二）分类

根据起源可分两类：第一类起源于脑室系统肿瘤；第二类起源于脑实质而长入脑室系统的肿瘤。常见脑室肿瘤如下：

1. 室管膜瘤

（1）室管膜瘤源于脑室和脊髓中央管的室管膜细胞，起源于衬于脑室内壁柱状室管膜、上皮或脑室周围室管膜巢，为一种以脑室内或脑室为中心的占位性病变。

（2）发病率占颅内肿瘤的 2%～8%。

（3）发病年龄有双高峰期，10～15 岁和 40～50 岁。

（4）幕下占 60%：四脑室好发（90%）。幕上占 40%：侧脑室三角区（75%），三脑室内（15%）。

（5）病理上分四型：上皮型、乳头型、粘液型和细胞型，细胞型比较常见。

2. 室管膜下瘤

（1）生长缓慢且非侵袭性良性肿瘤，很少会对周围脑实质形成侵犯，脑水肿及钙化情形少见，较为罕见的良性肿瘤。

（2）40～60 岁好发，大多无症状，晚期致梗阻性脑积水。

（3）部位：好发于双侧脑室前角和体部，延髓下部者可突入四脑室。

3. 脑室胶质细胞瘤

好发于侧脑室前角。

4. 室管膜下巨细胞星形细胞瘤

（1）发病率占结节硬化患者的 10%～15%。

（2）发病年龄小于 20 岁。

（3）部位：好发于侧脑室前角及孟氏孔。

5. 脉络丛乳头状瘤

（1）该肿瘤为脑室肿瘤中较为罕见的、生长缓慢的良性肿瘤，患者普遍无症状表现。

（2）发病率占儿童颅内肿瘤的 2%～3%。

（3）年龄好发于 10 岁之内的儿童，<5 岁占 50%～80%。

（4）20% 的儿童脉络丛乳头状瘤可恶变成脉络层乳头状癌。

6. 脑膜瘤

（1）发生于脑室内者占脑膜瘤的 1%。

（2）年龄：发病高峰为 40～70 岁，女：男 =2：1。

（3）部位：以侧脑室三角区最常见，偶见于第三脑室近孟氏孔区。

7. 中枢神经细胞瘤

（1）多位于侧脑室内，边界轮廓清晰，世界卫生组织分级将其认定为预后良好的良性肿瘤，发病率占颅脑肿瘤的 0.5%。

（2）年龄：好发于年轻人。

（3）部位：好发于侧脑室内前 2/3 处孟氏孔区，以一侧脑室为主，向双侧脑室生长为特征。

（三）病因

脑室肿瘤目前病因尚不明确，一般认为最主要的病因是基因突变和环境因素。遗传因素、心理因素是该病的主要危险因素。

（四）临床表现

脑室肿瘤发生部位不同，其临床症状亦有不同。肿瘤早期，由于体积较小，局限于脑室内，往往缺乏特征性的临床表现，当肿瘤持续生长，体积增大到一定程度时，才会因阻塞脑脊液循环通路或由于邻近脑功能区受压而产生相应的临床症状，表现有头痛、头晕。其他临床症状可表现为恶心、呕吐、声音嘶哑、长束征和垂直眼球震颤、视物模糊、视力下降、视物旋转、多饮、多尿、性早熟、共济失调、进行性肢体乏力、行走困难。随着病情的发展，患者可出现颅内压急剧升高、呼吸突然停止等情形，继而危及其生命安全。早期诊断、早期治疗是阻断病情进一步恶化、提高患者预后的关键所在。

（五）影像学检查

（1）计算机断层扫描（CT）。CT 显示肿瘤钙化较佳，对肿瘤的的鉴别诊断帮助很大。

（2）磁共振成像（MRI）。MRI 具有优越的软组织对比分辨率，可以很好地表征肿瘤的内部结构和范围，且可多方位成像（图 5－31 ～ 图 5－33）。对肿瘤的来源、大小、边界、周围组织侵犯情况的显示更为清晰，能够为脑室肿瘤诊断及鉴别诊断提供可靠和科学的参照依据。

脑室肿瘤起源复杂、种类多，正确诊断困难，CT、MRI 对侧脑室肿瘤的定位、定性诊断具有重要价值，帮助确定肿瘤是起源于脑室，还是脑室周围结构并大部分突入脑室，可以观察肿瘤是否囊变、坏死，瘤周水肿及强化特点等。结合特征性影像表现、发生年龄、起源部位等，有助于提高侧脑室肿瘤的术前正确诊断。

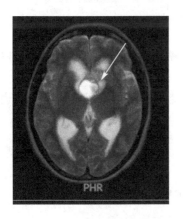 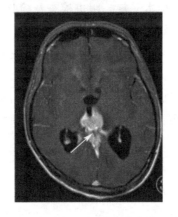 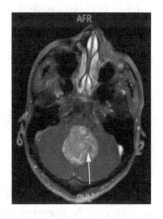

图 5－31 左侧丘脑侧脑室旁　　　图 5－32 三脑室占位　　　图 5－33 四脑室占位
　　　　　 近孟氏孔区占位

（六）治疗原则

全外科手术切除（GTR）是大多数脑室肿瘤的首选治疗方法。微创神经外科技术和神经内镜的进步不仅允许肿瘤活检，还有助于肿瘤切除和脑积水的同步治疗。

手术是治疗的主要手段。全身情况不允许手术切除及对放射治疗较敏感的颅内肿瘤患者，可采用放射治疗，以推迟肿瘤复发或抑制肿瘤生长；在肿瘤进一步发展的情况下，可以给予化疗，特别是在无法手术的情况下。对残留或复发的肿瘤，伽玛刀放射外科（GKRS）作为再手术的替代治疗选择，这可以避免重复皮层切口导致术后癫痫发作。

降低颅内压可采用以下方法：脱水治疗、脑脊液体外引流、综合预防措施。

（七）围手术期护理

1. 术前护理

1）评估

（1）了解现病史、既往史、家族史、药物过敏史、服药史、外伤史等，重点了解本次疾病的起病方式、经过、时间及就医情况。

（2）评估生命体征、瞳孔、意识状态、肢体活动、肢体感觉、吞咽功能、视力、视野、皮肤。

（3）营养风险评估、基本生活自理能力评估、跌倒/坠床风险评分、压疮风险评分、VTE 风险评估等。

（4）患者的心理精神状态、患者及家属对疾病的认知情况、患者的家庭支持和对治疗的期望值。

2）护理

（1）心理护理：颅内肿瘤的患者，无论病情轻重，均会有恐惧感，我们应主动与患者交谈，介绍疾病知识、治疗方案及术后患者的康复情况，消除患者对手术的紧张、恐惧心理，使其身心处于最佳状态下接受治疗。

（2）完成各种检查及检验标本采集，跟进检查及检验结果。

（3）术前禁食，遵医嘱做好血型鉴定和交叉配血试验。

（4）术前皮肤准备（剃头），女性患者通常比较重视形象，给予帽子或假发配戴，以满足患者的形象需求。

（5）潜在并发症观察：如脑疝，严密观察生命体征的变化，及时发现病情变化并通知医师；脑积水的预防，适当给予脱水药物及激素替代治疗。

2. 术后护理

1）评估

（1）了解手术方式、麻醉方式、手术过程是否顺利，术中生命体征、补液量、尿量、出血、输血以及留置引流管等情况。

（2）评估患者意识、瞳孔、生命体征、肢体运动的情况。

（3）评估伤口敷料情况。留置伤口引流管者，需评估引流管是否通畅，引流管的固定情况，引流液的性质、量、颜色。

（4）评估患者有无头痛、呕吐等颅内压增高症状。

（5）评估手术后患者体位，开颅术后患者可抬高床头 15°～ 30°，并逐日坐起，尽早下床活动，如病情不允许下床，指导床上活动。

（6）评估患者的吞咽、进食情况。

（7）评估用药情况，观察药物的作用及副作用。

2）护理

（1）严密观察生命体征、瞳孔、意识的变化，给予心电监护，中流量吸氧，保持呼吸道通畅。

（2）患者意识清醒、生命体征平稳后给予调整床头 15°～30°，以减轻脑水肿及肺部感染。

（3）保持引流管通畅，密切观察引流液的颜色、性质和量，并标记好置管日期。脑室外的引流管应特别注意，引流袋的高度需高出侧脑室平面 10～15cm，切不可随意调整，防止引流液逆流；搬运过程中要夹闭引流管，保证引流管及装置的清洁无菌，保持头部穿刺点敷料的清洁、干燥，对于烦躁患者，给予适当的约束。

（4）饮食护理：术后清醒患者可试饮少量清水或电解质饮料，如无呛咳、呕吐现象，即可进流质或半流质饮食，并逐渐过渡到普食，饮食以清淡、易消化为宜，避免辛辣刺激性食物。如进食有呛咳或昏迷患者应暂禁食或按医嘱鼻饲。

（5）功能锻炼：康复训练在病情稳定后早期进行，包括肢体被动和主动活动、吞咽功能的训练、语言功能的训练，教会患者家属各肢体的锻炼方法。

（6）评估手术后有无并发症出现，如脑疝、颅内出血、脑水肿、癫痫、电解质紊乱、高热、视力视野受损等。

（八）并发症观察及护理

（1）颅内出血。患者术后 24～48h 易发生颅内出血，尤其靠近第四脑室底部的血肿，有可能压迫延髓而造成严重后果。应严密观察患者生命体征、瞳孔大小、对光反应、意识状态、氧饱和度及 GCS 评分情况。如出现 GCS 评分下降，意识状态由清醒变为淡漠，烦躁不安，心率加快或变慢，血压骤升或下降，呼吸减慢，瞳孔不等大，对光反射消失或减弱，引流液由澄清转变为鲜红色提示有出血可能，应及时通知医师，做好急诊手术准备。

（2）急性脑水肿。由于手术中长时间牵拉脑组织，在术后 48～72h 最易发生急性脑水肿，引起颅内压急剧增高而导致脑疝危及生命。严密观察生命体征、瞳孔大小、对光反射、意识状态、GCS 评分情况；及时听取患者有无剧烈头痛主诉及喷射性呕吐症状等。治疗上应重视准时使用脱水剂，20% 甘露醇 250ml 须在 15～20min 内快速滴入。

（3）癫痫。部分患者术后并发癫痫，对该类患者，护理要点为加强巡视。若发现患者癫痫发作，应立即取平卧位，清除口中异物，解除呼吸道梗阻，给予吸氧，并备好开口器、舌钳及地西泮、苯巴比妥等抢救物品，立即通知医师进行处理。

（4）电解质紊乱。部分患者术后长期或大量使用甘露醇、呋塞米等脱水降颅压药，或术后合并大量呕吐，或术后并发尿崩症等均可导致患者电解质紊乱。对该部分患者，护理要点为密切观察患者神志及肌力、肌张力等变化，记录每日出入量，发现患者电解质紊乱时要告知其家属相应的饮食护理方案。

（九）知识拓展

脑室各部位常见肿瘤见表 5-12、表 5-13。

表 5 – 12　成人常见脑室肿瘤

部位		常见肿瘤
侧脑室区	前角	高度恶性 AG、SGA、中枢神经细胞瘤、室管膜下瘤
	体部	星形细胞瘤、室管膜瘤、中枢神经细胞瘤、室管膜下瘤、转移瘤、淋巴瘤
	三角区	脑膜瘤
	后角及下角区	偶发性脑膜瘤
孟氏孔区		高度恶性胶质瘤、室管膜下巨细胞星形细胞瘤伴结节硬化、中枢神经细胞瘤
第三脑室区		胶样囊肿、外来肿瘤突入（如垂体瘤、动脉瘤、胶质瘤、生殖细胞瘤、颅咽管瘤）
中脑导水管区		胶质瘤、转移瘤
第四脑室区		转移瘤、血管母细胞瘤、室管膜下瘤、脉络膜乳头状瘤等

表 5 – 13　　儿童常见脑室肿瘤

部位		常见肿瘤
侧脑室区	前角	低度恶性星形胶质瘤、室管膜下巨细胞星形细胞瘤伴结节硬化
	体部	神经外胚胎层肿瘤、星形胶质瘤、畸胎瘤
	三角区	脉络膜乳头状瘤、室管膜瘤
	后角及下角区	脑膜瘤
孟氏孔区		室管膜下巨细胞星形细胞瘤、星形细胞瘤
第三脑室区		脉络膜乳头状瘤、外来肿瘤突入（如颅咽管瘤、毛细胞型星形胶质瘤、生殖细胞瘤）
第四脑室区		低度恶性星形胶质瘤、室管膜瘤、外生型脑干胶质瘤长入、成髓细胞瘤

（巫秋霞　　陈小玲）

七、小脑肿瘤

【摘要】小脑位于大脑的后下方，颅后窝内，延髓和脑桥的背面。小脑是运动的重要调节中枢，参与躯体平衡和肌肉张力（肌紧张）的调节，以及随意运动的协调，使随意运动保持协调，保持姿势平衡。即使是良性的小脑肿瘤，随着肿瘤不断增大，压力不断升高，也可能挤压脑干引起脑疝一系列表现，严重者可能危及生命，患者最好是早发现、早诊断、早治疗，才能获得更大的生存机会。

【关键词】小脑；肿瘤；临床表现；治疗原则；护理

【学习目标】①掌握小脑的定义和功能；②掌握小脑肿瘤的定义和分类；③掌握小脑

肿瘤的临床表现；④掌握小脑肿瘤患者围手术期的护理评估内容；⑤正确实施小脑肿瘤患者的围手术期护理。

（一）定义

小脑位于大脑的后下方，颅后窝内，延髓和脑桥的背面。中部狭窄处称小脑蚓（vermis），两侧膨大部称小脑半球，小脑下面靠小脑蚓的两侧小脑半球突起称小脑扁桃体（tonsil of cerebellum）。

小脑肿瘤通常指发生于小脑半球和小脑蚓部的肿瘤，约占颅内肿瘤的10%，成人和儿童均可发生。小脑肿瘤的发生率具有显著的年龄差异，约65%的儿童脑肿瘤位于小脑。小脑肿瘤中常见的是髓母细胞瘤（medulloblastoma，MB）和星形细胞瘤（astrocytoma），在成年人中还可发生血管网织细胞瘤（hemangioblastoma，HGB）。其他还包括室管膜瘤、脑膜瘤、先天性肿瘤（皮样囊肿和表皮样囊肿）以及转移瘤等。成人小脑肿瘤50%～70%为转移瘤。

（二）小脑肿瘤的类型

（1）星形细胞瘤。从星形细胞转变而来的具有特定形态学改变和生物学行为的肿瘤，主要发生于儿童，高峰年龄在10岁前，少数可发生于成人，但也多为年轻人。小脑星形细胞瘤分为囊性、部分囊性、实质性三类，但绝大多数为前两者，前二者囊内液体较黏稠，囊壁由胶质成分构成，部分囊内可见壁结节。

（2）髓母细胞瘤。起源于髓母细胞，与胚胎期髓上皮第二代原始小细胞形态相似，具有双向分化特征，既向神经细胞方向分化又向胶质细胞方向分化。儿童多见于小脑蚓部，成人则多位于小脑表面。主要见于15岁前，尤其4～8岁间较常见。另一个高峰年龄在25岁左右。髓母细胞瘤多为实性，类圆形或不规则形，边界较清楚，内部可出现囊变，罕见出血及钙化。

（3）血管母细胞瘤。主要由血管内皮细胞、周细胞及间质细胞构成。该瘤是胚胎早期中胚层细胞在形成原始血管过程中发生障碍、残余的胚胎细胞形成的良性肿瘤，好发于成人的小脑半球及蚓部。血管母细胞瘤可见于任何年龄，但多发于30～40岁，是成人小脑、四脑室区十分常见的肿瘤。

（4）室管膜瘤。来源于脑室与脊髓中央管的室管膜细胞或脑内白质室管膜细胞巢的中枢神经系统细胞。男多于女，多见于儿童及青年。室管膜瘤的组织病理学特点是瘤细胞排列成菊形团或腔隙，有时亦可排列于小血管周围，称之为假菊形团。50%以上的后颅窝室管膜瘤可见钙化，20%出现囊变。

（5）原发性中枢神经系统淋巴瘤。肿瘤局限于中枢神经系统，而其他部位未见受累的淋巴瘤，占颅内肿瘤的1%～2%。弥漫性大B细胞淋巴瘤是一种成人淋巴瘤，占所有非霍奇金淋巴瘤的30%～40%，发病高峰年龄在60岁左右。

（6）小脑发育不良性神经节细胞瘤，又称为发育不良性神经节细胞瘤、良性小脑增殖、小脑弥漫性神经节细胞瘤、小脑错构瘤或缺陷胚瘤等，此肿瘤有发育畸形和良性肿瘤的特性。发病多见于30～40岁，以共济失调、梗阻性脑积水、颅高压和视乳头水肿为其主要临床表现。

（三）病因

大多数情况下，导致小脑肿瘤的确切原因不明。儿童小脑肿瘤一般是原发性脑瘤。当正常细胞的 DNA 出现错误（突变）时，原发性小脑肿瘤开始出现。这些突变使细胞异常生长并以更快的速度分裂，并在健康细胞应该死亡的情况下继续存活，这样会产生大量异常细胞，从而形成肿瘤。

（四）临床表现

小脑肿瘤的临床表现与肿瘤的大小、位置和患者年龄有关。头晕、头痛和共济失调是小脑肿瘤患者常见的两种症状。头痛是由肿瘤压迫或脑积水引起，通常发生于枕部，伴有恶心、呕吐，偶尔伴有颈部僵硬，有些患者可能会感到眩晕。小脑中线病变可引起躯干性共济失调。检查还可发现眼球震颤、张力减退，以及脑干压迫引起的颅神经和皮质脊髓束征。

（五）影像学检查

（1）计算机断层扫描（CT 扫描）：CT 扫描可以用于初步评估肿瘤的位置和影像学特征，尤其在紧急情况下，如怀疑小脑出血。较小的动脉瘤用 CT 及 MR 平扫多难以显示，增强扫描病灶内对比剂充盈，与邻近动脉密度一致，对诊断有帮助，但需与血管袢相区别。

（2）磁共振成像（MRI）：MRI 是首选的影像学检查，能够提供高分辨率的脑部图像，可以帮助确定肿瘤的位置、大小和形态。MRI 具有多平面直接成像的优势，有助于提高对小脑肿瘤鉴别诊断的准确率（图 5-34～图 5-36）。

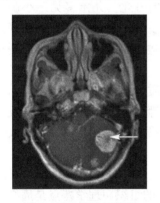 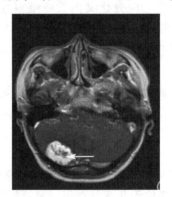 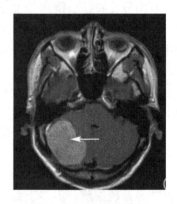

图 5-34 小脑转移瘤　　5-35 小脑血管母细胞瘤　　图 5-36 小脑脑膜瘤

（六）治疗原则

（1）手术切除。小脑肿瘤通常首选手术切除，大多数小脑肿瘤可以通过枕下开颅术或颅骨切除术进行手术。目的是尽可能多地切除肿瘤，解除其对第四脑室和中脑导水管构成的压迫和梗阻，同时进行颅后窝减压术，保持神经功能。

（2）放射治疗。放射治疗是小脑肿瘤治疗的重要组成部分，特别适用于那些不适合手术的肿瘤或手术切除后的辅助治疗。

（3）化疗。化疗通常用于治疗高度恶性的肿瘤。一些化疗药物可以穿过血脑屏障，直接作用于肿瘤细胞。最新的研究试图发现更有效的化疗药物，并改进药物递送系统，以提高治疗效果。

（七）围手术期护理

1. 术前护理

1）评估

（1）现病史、既往史、家族史、药物过敏史、服药史、外伤史等，重点了解本次疾病的起病方式、经过、时间及就医情况。

（2）评估生命体征、瞳孔、意识状态、肢体活动、肢体感觉、吞咽功能、视力、视野、皮肤。

（3）评估患者伴随的症状情况：如头晕、头痛、呕吐及身体平衡情况。

（4）营养风险评估、基本生活自理能力评估、跌倒/坠床风险评分、压疮风险评分、VTE 风险评估等情况。

（5）患者的心理精神状态、患者及家属对疾病的认知情况、患者的家庭支持和对治疗的期望值。

2）护理

（1）心理护理。颅内肿瘤的患者，无论病情轻重，均会有焦虑，甚至恐惧的心理，加之患者因症状反复发作无缓解，治疗费用昂贵等因素，患者及家属的心理压力都很大。需教会其放松的技巧，介绍疾病知识、治疗方案、术后并发症及术后患者的康复情况，消除患者及家属对手术的紧张、恐惧心理。

（2）安全护理。动态评估患者跌倒/坠床风险，密切观察患者血压、头晕、走路不稳的程度。卧床期间协助做好生活护理。加强巡视患者，注意患者安全，排除安全隐患。留陪人，外出检查由家属陪同。指导患者起床做好起床"三步曲"。下床活动可使用助行器、可移动输液架。

（3）潜在并发症观察。脑疝：严密观察生命体征的变化，及时发现病情变化并通知医师；脑积水：适当给予脱水药物及激素替代治疗。

（4）完成各种检查及检验标本采集，跟进检查及检验结果。

（5）若患者原来有服用抗血小板的双抗药物时，必须停止服用。开颅手术前准备：①完善各项检查、检验项目，术前一天遵医嘱做好血型鉴定和交叉配血试验。②术前禁食。③手术区皮肤准备：按医嘱行术前皮肤准备（剃头），术前晚清洁皮肤。④术日晨护理：认真检查、确定各项准备工作的落实情况。体温升高或女性患者月经来潮时，应延迟手术。进入手术室前，取下活动性义齿、眼镜、发夹、手表、首饰和其他贵重物品。⑤遵医嘱予以术前用药。备好手术需要的病历、影像学资料（MR、CT 等）、特殊用药或物品等，随患者带入手术室。与手术室接诊人员仔细核对患者手术部位及名称等，做好交接。根据手术类型及麻醉方式准备麻醉床，备好床旁用物，如负压吸引装置、输液架、心电监护仪、吸氧装置等。⑥特殊准备与护理：急症手术在最短时间内做好急救处理的同时进行必要的术前准备。

2. 术后护理

1）评估

（1）手术方式、麻醉方式、手术过程是否顺利，术中生命体征、补液量、出血量、输血以及留置引流管等情况。

（2）评估患者意识、瞳孔、生命体征、肢体运动的情况。

（3）评估伤口敷料情况，留置伤口引流管者，观察引流管的通畅、固定情况，及引流液的性质、量、颜色。

（4）评估停留管道情况，如管道的固定、通畅、防脱管预防等情况。

（5）评估患者有无头痛、呕吐等颅内压增高症状。

（6）评估手术后患者体位，开颅术后患者可抬高床头15°～30°，并逐日坐起，尽早下床活动，如病情不允许下床，则指导床上活动。

（7）评估患者的吞咽、进食情况。

（8）评估用药情况，观察药物的作用及副作用。

2）护理

（1）严密观察生命体征、瞳孔、意识的变化，给予心电监护，中流量吸氧。

（2）保持引流管通畅，密切观察引流液的颜色、性质和量，并标记好置管日期。搬运过程中要夹闭引流管，保证引流管及装置的清洁无菌，保持头部穿刺点敷料的清洁、干燥，对于烦躁患者，应给予适当的约束。

（3）呼吸道护理。后颅窝手术患者，多有后组颅神经损害，咳嗽、吞咽反射减弱或消失，加之全麻下行气管插管，刺激气管粘膜水肿，分泌物不能自行排出，影响呼吸道通畅，应密切观察患者呼吸情况，保持呼吸道通畅。

（4）饮食护理。术后清醒患者进行吞咽功能评估，吞咽功能正常者可试饮少量清水或电解质饮料，如无呛咳、呕吐现象，即可进流质或半流质饮食，并逐渐过渡到普食，饮食以清淡、易消化为宜，避免辛辣刺激性食物。如进食有呛咳或昏迷患者应暂禁食或按医嘱鼻饲。

（5）平衡功能护理。小脑肿瘤患者会有不同程度的头晕、共济失调等症状，护理人员应密切观察患者身体平衡情况，对于平衡能力较差的患者，可制定平衡训练计划，首先进行坐位训练，辅助患者保持静态平衡，其次进行动态平衡训练。逐步给予围床边活动，辅助站立位训练，为步行做准备。步行训练时指导患者自行扶助行架、手杖或者腋杖等。

（6）功能锻炼。康复训练在病情稳定后早期进行，包括肢体被动和主动活动，吞咽功能的训练，语言功能的训练，教会患者家属各肢体的锻炼的方法。

（7）评估手术后有无并发症出现，如脑疝、脑出血、脑水肿、电解质紊乱、高热、视力视野受损、癫痫等。

（八）并发症观察及护理

（1）脑疝。患者术后24～48h易发生颅内出血，尤其靠近延髓，即使体积较小也有可能压迫延髓而造成严重后果。应严密观察患者生命体征、瞳孔大小、对光反射、意识状态、氧饱和度及GCS评分情况。如出现GCS评分下降，意识状态由清醒变为淡漠，烦躁不安，心率加快或变慢，血压骤升或下降，呼吸减慢，瞳孔不等大，对光反射消失或减弱，均提示有出血可能，应及时通知医师，做好急诊手术准备。

（2）急性脑水肿。由于手术中长时间牵拉脑组织，在术后48～72h最易发生急性脑水肿，引起颅内压急剧增高而导致脑疝危及生命。严密观察生命体征、瞳孔大小、对光反射、意识状态、GCS评分情况；及时听取患者有无剧烈头痛主诉及喷射性呕吐症状等。治疗上应重视准时使用脱水剂，20%甘露醇250ml须在15～20min内快速滴入。

（3）后组颅神经损伤。若手术切除时损伤或牵拉到后组颅神经，患者术后就会出现咳嗽反射减弱或消失、吞咽障碍等后组颅神经受损症状。术后进食前，判断患者吞咽功能尤为重要，如发现患者有吞咽功能障碍，嘱家属勿擅自喂食，遵医嘱给予静脉内营养支持治疗，必要时给予留置胃管补充营养。

（4）电解质紊乱。部分患者术后长期或大量使用甘露醇、呋塞米等脱水降颅压药，或术后合并大量呕吐，或术后并发尿崩症等，均可导致患者电解质紊乱。对该部分患者护理要点为密切观察患者神志及肌力、肌张力等变化，记录每日出入量。发现患者电解质紊乱时要告知其相应的饮食护理方案。

（九）拓展知识

小脑机能丧失症状：

（1）共济失调。由于小脑调节作用缺失，患者站立不稳、摇晃、步态不稳，为醉汉步态：行走时两腿远分、左右摇摆、双上肢屈曲前伸如将跌倒之状。并足站立困难，一般不能用一只足站立。笔迹异常亦是臂、手共济失调的一种表现，字迹不规则，笔划震颤。一般写字过大，而震颤麻痹多为写字过小。

（2）爆发语言。表现为言语缓慢，发音冲撞、单调、鼻音，有类似"延髓病变的语言"，但后者更加奇特而粗笨，且客观检查常有声带或软腭麻痹；而小脑性言语为共济运动障碍，并无麻痹。

（3）辨距不良或尺度障碍。

（4）轮替动作障碍：被检查者用一侧手掌和手背反复交替、快速地拍击另侧手背，或在床面或桌面上连续、快速地做拍击动作。共济失调患者动作笨拙、缓慢、节律不均。

（5）协同障碍。

（6）反击征。

（7）眼球震颤。

（8）肌张力变化：肌张力变化较难估计。因病变部位与病变时期而有所不同，如：①一侧小脑病变（外伤、肿瘤）发生典型的同侧半身肌张力降低。②两侧对称性小脑病变者，一般无明显的肌张力改变。③某些小脑萎缩的病例可见渐进性全身肌力增高，可出现类似震颤麻痹的情况。

（巫秋霞　卢泽玲）

八、脑干肿瘤

【摘要】脑干位于颅腔底部，连接大脑和脊髓，是中枢神经系统的重要部分，该区域负责调节许多重要的生理功能。脑干肿瘤是发生在脑干区域的肿瘤，肿瘤可影响脑干的功能，进而导致严重的神经系统症状，因此脑干肿瘤是一类严重的神经系统疾病。脑干肿瘤以手术治疗为主，护士做好患者围手术期的护理工作，有助于患者平稳度过围手术期和减少术后并发症的发生。

【关键词】脑干肿瘤；生命中枢；临床表现；治疗原则；护理

【学习目标】①掌握脑干的定义和功能；②掌握脑干肿瘤的定义和分类；③掌握脑干肿瘤的临床表现；④掌握脑干肿瘤的诊断方法；⑤掌握脑干肿瘤的治疗原则；⑥掌握脑干肿瘤患者围手术期的护理评估内容；⑦正确实施脑干肿瘤患者的围手术期护理。

（一）定义

（1）脑干：是大脑的一个重要组成部分，位于颅腔底部，连接着大脑和脊髓。它具有多个关键的解剖结构，包括中脑、脑桥（也称为脑干中部或桥脑）和延髓（也称为延髓部分或延髓脑干）。脑干是人体生命的关键控制中枢，负责许多基本的生理功能，包括自主神经系统、呼吸、心率、咀嚼、吞咽、眼球运动和传递神经信号等。

（2）脑干肿瘤的定义和分类：脑干肿瘤是一种在脑干区域形成的肿瘤，发病率占颅内肿瘤的 1.4%～2.4%。根据解剖部位可将脑干肿瘤分为中脑肿瘤、脑桥肿瘤和延髓肿瘤；根据病理类型可将脑干肿瘤分为胶质瘤、海绵状血管瘤、室管膜瘤、转移瘤和淋巴瘤等，其中胶质瘤发生率最高。北京天坛医院王忠诚等收集了 300 余例脑干胶质瘤患者的资料，发现其约占同期脑干占位病变的 50.8%，占同期脑胶质瘤的 3.6%。不同类型的肿瘤都有其独特的好发部位和生长特征。例如，胶质瘤可以出现在脑干的各个部位，且有向周围扩展的趋势。相比之下，海绵状血管瘤主要在脑桥发生，少数情况下可能出现在中脑或延髓，并呈现出局限结节状的特点。此外，围绕脑干的肿瘤中，多数是小脑髓母细胞瘤、星形细胞瘤或室管膜细胞瘤等类型。

（二）病因

脑干肿瘤的病因是多方面的，目前尚未完全明确，以下是一些可能的病因和风险因素。

（1）遗传因素：如神经纤维瘤病（neurofibromatosis）和李－弗劳米尼综合征（Li-Fraumeni syndrome）与脑干肿瘤的风险增加有关。这些遗传性疾病通常涉及特定基因突变，如神经纤维瘤病中的 NF1 基因和 NF2 基因，以及李－弗劳米尼综合征中的 TP53 基因突变。

（2）环境因素

①特定类型化学物质：一些研究表明，长期暴露于特定类型的农药、化学溶剂（如苯）和重金属（如铅和汞）可能增加脑部肿瘤的风险。

②辐射暴露：接触高剂量的辐射（如放射治疗）已被证实与脑肿瘤的风险增加有关。

（3）年龄和性别：脑干胶质瘤（如弥漫性中线胶质瘤）更常见于儿童和青少年，而成人则更可能发展其他类型的脑干肿瘤。性别差异在脑干肿瘤的发生率中也有所体现，但具体差异取决于肿瘤的类型。

（4）免疫系统功能障碍：免疫系统监控和控制异常细胞增生的能力减弱可能导致肿瘤发展。例如，免疫抑制状态（如艾滋病患者或器官移植后的患者）可能增加某些类型肿瘤的风险。

（5）病毒感染：某些类型的人乳头瘤病毒（HPV）和 Epstein-Barr 病毒（EBV）已与特定类型的脑肿瘤发生有关。尽管这方面的研究仍在进行中，但目前认为这种关联较为罕见。

（三）临床表现

脑干肿瘤的临床表现因脑干的复杂解剖结构和关键功能而变化多样。这些表现反映了脑干肿瘤对神经系统和生理功能的广泛影响。以下是脑干肿瘤可能出现的典型临床表现。

（1）神经系统症状：脑干肿瘤经常导致神经系统症状，包括肢体无力、肌肉痉挛、协调困难和感觉异常。患者可能会感到肌肉无力、行走不稳或失去平衡感。

（2）眼球运动异常：由于脑干控制着眼球的运动，脑干肿瘤可能导致视觉问题，如双视（重影）或眼球运动异常。患者可能无法自由移动眼球，导致令人困扰的视觉障碍。

（3）言语和嚼咽困难：脑干肿瘤影响到嚼、吞咽和发音的运动，导致患者出现言语和嚼咽困难。这可能导致患者声音模糊、说话不清或吞咽困难。

（4）面部表情异常：由于脑干与面部神经有关，脑干肿瘤可能导致面部表情异常，如面部肌肉无力或抽搐。

（5）呼吸异常：脑干包括呼吸中枢，因此脑干肿瘤可能导致呼吸问题，如呼吸急促、呼吸速率异常或呼吸停滞。这是一个紧急的情况，需要立即治疗。

（6）感觉异常：患者可能感到肌肉麻木、刺痛或感觉丧失，取决于肿瘤的确切位置。

（7）听力异常：由于脑干与听觉有关，脑干肿瘤可能导致听力问题或耳鸣。

（8）头痛：脑干肿瘤可能引起剧烈头痛，通常是由于肿瘤增大压迫周围结构引起的。

（9）恶心和呕吐：脑干控制呕吐中枢，因此脑干肿瘤可能导致恶心和呕吐，尤其在早晨或运动后明显。

（10）嗜睡或失眠：患者可能出现过度嗜睡或失眠问题。

（11）脑干肿瘤的临床表现通常因肿瘤类型、位置和生长速度而异。这些表现可能逐渐加重，严重影响患者的生活质量和日常功能。早期诊断和个性化治疗是关键，以减轻症状并提高患者的生存机会。

（四）影像学检查

（1）磁共振成像（MRI）：MRI 是首选的影像学检查，能够提供高分辨率的脑部图像。脑干肿瘤在 MRI 上通常呈现为异常信号，可以帮助确定肿瘤的位置、大小和形态。

（2）计算机断层扫描（CT 扫描）：CT 扫描可以用于初步评估肿瘤的位置和影像学特征，尤其在紧急情况下，如怀疑颅内出血。

（3）脑干磁共振波谱学（MRS）：MRS 是一种高级的 MRI 技术，可提供有关肿瘤的生物化学信息，如代谢物浓度和组织特性（图 5-37）。

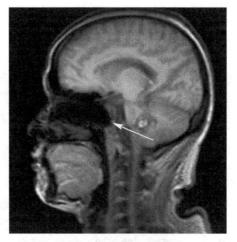

图 5-37 脑桥右侧结节

（五）治疗原则

脑干肿瘤的治疗方法取决于多种因素，包括肿瘤类型、肿瘤位置、患者的年龄和整体健康状况，主要治疗方法包括手术切除、放射治疗、化疗、靶向治疗。

（1）手术切除：随着显微神经外科技术和神经导航技术的进步，使脑干肿瘤的手术更为微创和精确，不但能改善病情，降低患者痛苦，并且可以在最大程度上延长其生存时间。

（2）放射治疗：放射治疗是脑干肿瘤治疗的重要组成部分，特别适用于那些不适合手术的肿瘤或手术切除后的辅助治疗。

（3）化疗：化疗通常用于治疗高度恶性的脑干肿瘤。一些化疗药物可以穿过血脑屏障，直接作用于肿瘤细胞。最新的研究试图发现更有效的化疗药物，并改进药物递送系统，以提高治疗效果。

（4）靶向治疗：靶向治疗旨在通过干扰肿瘤细胞的特定生物学过程来抑制肿瘤的生长。这包括抗血管生成疗法、靶向信号通路的药物和免疫治疗。

（六）围手术期护理

1. 术前护理

1）评估

（1）病史及心理社会反应：①现病史、既往史、家族史、药物过敏史、服药史、外伤史等，重点了解本次疾病的起病方式、经过、时间及就医情况。②生活习惯、睡眠、情绪、有无烟酒嗜好，女性患者月经史等。③患者的心理精神状态、患者及家属对疾病的认知情况、患者的家庭支持和对治疗的期望值。

（2）身体评估：①评估生命体征、瞳孔、意识状态、肢体活动、肢体感觉、吞咽功能、视力、视野、皮肤、基本生活自理能力评定、KPS（Karnofsky Performance Status）评分、跌倒/坠床风险评分、压疮风险评分、血栓风险评分等情况。②评估营养状态、饮食、排泄情况等。③评估有无头痛、呕吐等情况，注意评估疼痛的性质、部位、持续时间、程度，注意呕吐的性质，呕吐物的颜色、性状等。④评估有无思维混乱及记忆力、定向力和判断力障碍。

（3）辅助检查：大小便检查、血标本检测、心肺功能检查、影像学检查、脑电图检查、视力视野检查、听力检查等。

2）护理

（1）密切观察患者的意识状态、瞳孔、生命体征、肢体活动、语言、视力等，注意有无呕吐、剧烈头痛、抽搐等情况，警惕急性颅内压增高或脑疝的发生。

（2）使用脱水剂降颅压治疗时，注意输注速度，观察颅内高压缓解效果，观察尿量及水电解质情况。

（3）注意保暖，避免感冒。颅内压增高者避免腰穿、大量灌肠，保持大便通畅，三天无大便者可使用缓泻药，如开塞露、果导等。

（4）肢体活动障碍者，指导进行肢体康复锻炼，保持肢体功能位置，预防足下垂。

（5）长期卧床患者使用气垫床，定时翻身、预防压疮，指导下肢活动，促进下肢血液回流，预防下肢深静脉血栓。

（6）介绍疾病知识、治疗方案、术后并发症及术后患者的康复情况，消除患者对手术的紧张、恐惧心理。

（7）按医嘱完成各种检查及检验标本采集，跟进检查及检验结果。

（8）开颅手术若患者原来有服用抗血小板的双抗药物，则必须停止服用。开颅手术前准备：①完善各项检查、检验项目，术前一天遵医嘱做好血型鉴定和交叉配血试验。②术前禁食。③手术区皮肤准备：按医嘱行术前皮肤准备（剃头），术前晚清洁皮肤。④术日晨护理：认真检查、确定各项准备工作的落实情况。体温升高或女性患者月经来潮时，应延迟手术。进入手术室前，取下活动性义齿、眼镜、发夹、手表、首饰和其他贵重物品。⑤遵医嘱予以术前用药。备好手术需要的病历、影像学资料（MR、CT 等）、特殊用药或物品等，随患者带入手术室。与手术室接诊人员仔细核对患者、手术部位及名称等，做好交接。根据手术类型及麻醉方式准备麻醉床，备好床旁用物，如负压吸引装置、输液架、心电监护仪、吸氧装置等。⑥特殊准备与护理：急症手术在最短时间内做好急救处理的同时进行必要的术前准备。

2. 术后护理

1）评估

（1）了解患者手术方式和麻醉方式，手术过程是否顺利，术中生命体征、补液量、尿量、出血、输血以及留置引流管的情况等。

（2）评估患者意识、瞳孔、生命体征、肢体运动的情况。

（3）评估伤口敷料情况。留置伤口引流管者，需检查引流管是否通畅，评估引流管的固定情况，引流液的性质、量、颜色。

（4）评估患者有无头痛、呕吐等颅内压增高症状或改善情况。

（5）评估手术后患者体位，开颅术后患者可抬高床头 15°～30°，并逐日坐起，尽早下床活动，如病情不允许下床，指导床上活动。

（6）评估患者的吞咽、进食情况。

（7）评估用药情况，观察药物的作用及副作用。

2）护理

（1）病情观察。密切观察患者意识、瞳孔变化、生命体征、肢体活动、语言、主诉有无头痛、呕吐等情况；手术回病房后 2h 内 15～30min 巡视一次，术后 2h 后每 1h 巡视一次；其他时间或若有病情变化时随时巡视，发现异常及时通知医师处理。

（2）饮食护理。术后清醒患者可试饮少量清水或电解质饮料，如无呛咳、呕吐现象，即可进流质或半流质饮食，并逐渐过渡到普食，饮食以清淡、易消化为宜，避免辛辣刺激性食物。如进食有呛咳或昏迷患者应暂禁食或按医嘱鼻饲。

（3）体位与活动。麻醉未清醒前平卧，麻醉清醒后即可抬高床头 15°～30°，有呕吐者头偏一侧，躁动不安者要约束四肢及加床栏防坠床；如无不适可逐日抬高床头并床上坐起，有利于术后水肿的消退，但需注意，抬高床头的角度必须与患者自我感觉舒适相结合。鼓励患者尽早下床活动，有利于机体康复。

（4）伤口护理。保持伤口敷料清洁干燥，密切观察伤口敷料渗血、渗液情况，如有异常及时通知医师处理。

（5）伤口引流管护理。保持引流管通畅，避免引流管折叠、扭曲、受压；密切观察引流液的颜色、性状、量，并做好记录，发现异常及时通知医师处理；妥善固定引流管，并做好防脱管宣教，躁动患者做好约束，预防非计划性拔管的发生。

（6）尿管护理。留置尿管期间，做好尿管的护理，清醒后尽早拔除尿管。

（7）术后及时全面评估患者。评估患者的吞咽功能、自理能力、是否存在非计划拔管风险、肌力（四肢肌力情况）、语言、认知、跌倒坠床、压疮、感觉运动等情况（患者能配合情况下进行）。

（8）面瘫患者，指导从健侧进食，并做好口腔清洁，鼓励患者行张口、鼓腮、吹气球等练习，帮助其早日康复。

（七）并发症观察及护理

（1）术后颅内出血。术后48h为瘤腔再出血的高峰期，为术后严重的并发症之一。严密观察患者意识、瞳孔、生命体征、肢体活动情况。带引流管的患者观察引流液的颜色、量、性质，引流是否通畅。观察伤口敷料的渗血情况，渗血较多时及时通知医师处理。加强病情观察，如出现意识评分降低、瞳孔不等大、神经功能症状加重，肢体肌力下降，需及时告知医师复查头颅CT。

（2）呼吸功能障碍。呼吸障碍是脑干术后的常见并发症。呼吸中枢、呼吸调节中枢均存在于脑干的网状结构中，脑干不同部位损伤产生不同类型的病理性呼吸。延髓肿瘤患者，术后易发生呼吸肌麻痹、肋间肌瘫痪，表现为呼吸不规则、减弱甚至呼吸骤停。延髓肿瘤依其部位不同，术后出现呼吸功能障碍程度不同。肿瘤位于桥延部位时，术后易出现呼吸时快时慢、通气变深、深大吸气后呼吸间隔延长；肿瘤位于延髓背外侧时，术后患者自主呼吸比较稳定；肿瘤位于延髓腹侧时，术后可出现呼吸变浅变慢；肿瘤位于延髓内部时术后可出现不对称的呼吸运动，自主呼吸浅快。护理过程中重点关注患者呼吸频率、节律及深浅度。必要时持续吸氧，监测血氧饱和度变化，及时行血气分析，注意观察患者皮肤黏膜的颜色，有无紫绀、口唇青紫等，痰液黏稠者加强雾化、拍背、吸痰，保持呼吸道通畅。

（3）高热。高热也是脑干肿瘤术后严重并发症之一，高热导致机体代谢大量增加，从而加速各器官的衰竭。由于丘脑下部受损致丘脑功能紊乱，术后高热如呈稽留热，是中枢性高热的表现。又由于气管切开，呼吸机辅助呼吸，卧床时间长等因素，易导致肺部感染的发生。可通过体温监测，观察痰液的颜色、量，肺部听诊，了解血常规化验结果、胸片，判断患者是否发生肺部感染。因此，需要判断患者属于中枢性高热还是感染性高热，对症治疗。术后严密监测体温变化，及时报告医师，采用综合措施，及早尽快安全有效降温。患者体温在38.5℃以下时，可给予温水擦浴、冰袋降温等物理措施。当体温超过38.5℃时，遵医嘱给予药物降温，效果不显著者，使用降温机控制体温，同时给予腹股沟、腋下放置冰袋等多种物理降温方式。对中枢性高热患者，及早采用亚低温物理降温。护士在吸痰时注意保持无菌操作，有感染者遵医嘱给予抗生素治疗。

（4）消化道出血。消化道出血多出现在术后3～5d。由于脑干区域术后直接或间接导致植物神经功能紊乱，导致胃酸分泌增加、胃蠕动增强、血管痉挛、胃肠道黏膜缺氧溃烂和出血。同时，因糖皮质激素的应用，可诱发上消化道出血。因此，必须早期预防，做好胃液监测。鼻饲前回抽胃液，观察有无咖啡色样改变，观察呕吐物及大便的颜色，发现异常及时留取标本送化验，报告医师处理。

（八）知识拓展

KPS评分：用于评估患者日常生活能力和活动程度的系统。它通常在医疗领域用于评估癌症患者的整体健康状况，但也可以用于评估其他慢性疾病或手术前后的患者。KPS评分的范围从0到100，分为11个等级，描述了患者的功能状态，从完全不能自理（0分）到正常无症状（100分）。

临床上可以使用KPS评分来评估患者的整体状态，以指导治疗决策和监测疾病进展。根据患者的评分，护士可以更好地了解患者的功能状态，为其提供适当的护理和支持（表5-14）。

表 5 – 14　KPS 评分表

KPS 评分	描述	KPS 评分	描述
100	正常无症状	40	严重受限，但能够自理
90	能够正常生活，但有轻微症状	30	需要常规的医疗和看护
80	能够自理，但需要较多的努力	20	严重依赖医疗和看护
70	需要帮助但可以独立生活	10	生命垂危，需要特殊治疗
60	需要有限地协助日常生活	0	死亡
50	需要显著协助日常生活		

（巫秋霞　黄晓婷）

九、颈动脉体瘤

【摘要】颈动脉体瘤是一种副交感神经节瘤，多数为良性，生长缓慢，少见恶性病变。外科手术是目前治疗颈动脉体瘤的首选方案。颈动脉体瘤手术切除难度较大，并发症发生风险较高，因此规范的围术期护理是患者康复的重要保障。

【关键词】颈动脉体瘤；临床表现；治疗原则；评估；护理

【学习目标】①掌握颈动脉体瘤的定义，常见的临床表现、治疗原则；②掌握颈动脉体瘤患者围手术期的护理评估及护理措施。

（一）概述

颈动脉体瘤（carotid body tumor，CBT）是原发于颈动脉体化学感受器的副交感神经节瘤，发病率约为 1 : 30 000，占颈部副神经节瘤的 60% ～ 70%。颈动脉体瘤好发于 40 ～ 50 岁人群，女性发病率高于男性。按解剖位置分型，Shamblin 分型较为常用，分为 Ⅰ 型、Ⅱ 型、Ⅲ 型。CBT 患者多因发现颈部包块或因包块压迫邻近血管、神经引发症状而就诊，CBT 生长缓慢，少部分患者发生恶性病变。CBT 血供丰富，与颈部颅神经、颈动脉关系密切。

（二）病因

颈动脉体瘤发病机制尚未明确，目前认为与遗传因素密切相关，还可能与慢性缺氧、长期居住于高原地区、琥珀酸脱氢酶（succinate dehydrogenase，SDH）基因家族成员突变等有关。

（三）临床表现

（1）CBT 患者常无明显的临床症状，患者多因体检或不经意间发现颈部无痛性肿块而就诊。多数 CBT 的生长速度缓慢，但部分患者随着瘤体的增大，会因其压迫邻近的神经和血管而出现不同症状，包括局部头颈部不适、头晕、头痛、听力减退、耳鸣、吞咽困难等。

（2）根据解剖位置，迷走神经是最易受瘤体累及的颈部神经，当喉返神经被压迫时，可出现声音嘶哑；当喉上神经被压迫时，可出现声音变化和呛咳。极少数患者会出现病灶局部的疼痛或触痛。查体时，瘤体可在水平方向推动，但不能在垂直方向推动（表 5 – 15）。

表 5 - 15 瘤体侵犯不同位置时的临床表现

部位	临床表现
迷走神经、喉返神经、喉上神经	声音嘶哑、呛咳、咳嗽无力、呼吸困难
舌下神经	舌肌萎缩及舌活动障碍
交感神经受压	Horner's 征
向咽喉部膨出	呼吸困难、声音嘶哑
舌咽神经	感觉 – 舌后 1/3 味觉减弱 耳后皮肤感觉减弱 运动 – 软腭上提乏力 副交感神经 – 腮腺分泌

（3）临床多见无功能性 CBT，功能性 CBT 少见（神经内分泌功能），其临床表现除了颈部无痛性肿块及压迫症状外，还会出现高血压、头痛、心悸和恶心等提示儿茶酚胺分泌增多的症状。

（四）神经影像学检查

（1）超声检查。超声检查无创且操作简单，准确度、特异度及灵敏度均较高，是最便捷的检查方法之一。二维超声可显示瘤体位置、大小、形态，彩色多普勒超声可显示瘤体血供、供血血管及其与周围血管的关系，与脉冲多普勒超声结合可显示瘤体是否压迫血管使管腔狭窄。

（2）CTA。CTA 可清晰显示瘤体的位置、大小、形态、血管和颅骨的解剖关系。在动脉期重建图像不仅能直观、立体地显示瘤体与周围血管的空间关系，还能提供颅内动脉及 Willis 环情况，有助于术前了解病变侧颅内供血情况。CBT 的典型 CTA 表现是位于颈动脉分叉处具有丰富血液供应的肿物，瘤体挤压 ICA 和 ECA，导致颈动脉分叉处形成"高脚杯征"（图 5 - 38）。

（3）MRI。MRI 与 CTA 类似，可清晰显示瘤体情况及其与周围组织的关系，尤其是动脉与颅骨的关系，由于无放射性且不使用碘对比剂，可作为 CTA 的替代

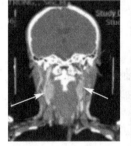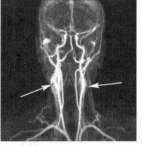

图 5 - 38 双侧颈动脉体瘤

检查手段。CBT 在 T1WI 序列呈等信号，在 T2WI 序列呈高信号。高速血流的流空效应导致瘤体呈现点条状低信号，称之为"胡椒征"；慢速血流或出血导致瘤体呈现点状高信号，称之为"盐征"，此两种征象多发生于瘤体较大的患者中。

（4）DSA。DSA 曾被认为是诊断 CBT 的金标准，当颈动脉分叉处出现均匀显影的类圆形肿物、颈动脉分叉呈"高脚杯征"时，即可诊断为 CBT。随着放射影像技术的进展，CTA 和 MRA 诊断技术不断进步，DSA 已不再是 CBT 术前诊断的必需操作，但 DSA 可以

准确判断瘤体位置，动态观察瘤体与动脉关系及颅内侧支循环代偿的建立情况，可同时进行球囊阻断试验和辅助栓塞治疗。

（五）治疗原则

（1）手术。颈动脉体瘤的首选治疗方式是手术治疗，尽早治疗可避免或解除肿瘤的各种压迫及内分泌症状，也会降低瘤体转移的可能性，复杂 CBT 还应联合神经外科、耳鼻喉科等共同诊治。双侧 CBT 的发病率为 5%～10%，一般先处理有症状侧，对于双侧无症状的 CBT，优先处理哪一侧尚存在争议。目前尚无关于复发 CBT 治疗的大规模病例报道。

（2）栓塞治疗。术前辅助栓塞 CBT 主要供血动脉，可减少瘤体血供，缩小瘤体体积，从而降低术中出血量，减少周围血管神经损伤。术前辅助栓塞的最佳时机为术前 24 h 内，不超过 72h。若术前栓塞与手术之间的时间间隔过长，可能导致供血动脉重建或侧支循环开放，使栓塞失效。

（3）化学及放射治疗。部分患者的 CBT 因解剖位置特殊等多种原因不能承受手术风险，放化疗便成为可供选择的姑息治疗与辅助治疗方法。另外若瘤体未能被完整切除，也可在术后行局部放疗来控制肿瘤的增长。

（4）随访。CBT 切除术后患者定期复查超声、CT 或 MRI 并评估神经功能，了解有无复发、转移等，进行血管重建的患者还要评估血管通畅情况。

（六）围手术期护理

1. 术前护理

1）评估

（1）评估患者一般健康状况、详细的现病史、既往史、手术史、用药史、药物过敏史、家族史、吸烟史等。

（2）评估肿瘤部位、大小、内分泌功能，确定护理观察重点，做好预见性护理。

（3）评估意识、瞳孔、吞咽、声音、头晕头痛、肌力、视力视野、听力等，做好安全护理。

（4）评估手术耐受性，包括血常规、生化常规、大小便常规、X 线、超声、CT 和 MRI、心电图，肺功能及其他特殊检查结果。

（5）评估患者生活自理能力，营养状况及跌倒、坠床、血栓、压疮、非计划性拔管风险等。

（6）评估患者的居住情况、文化程度、经济情况、患者及家属的心理反应，对疾病的认知度，家庭支持系统等。

2）护理

（1）术前准备。

（2）完成术前各项检查及检验标本采集。完成手术区皮肤准备，了解有无造影剂过敏史。术日晨，检查各项准备工作的落实情况及手术标识，将患者送入手术室。

（3）心理护理。主动与患者沟通，介绍疾病知识及目前治疗进展，增强治疗信心。告知手术方式、返回病房注意事项，对术后需进入 ICU 监护患者，提前告知相关注意事项。

（4）症状护理。头昏、眩晕、平衡障碍者，尽量卧床休息，嘱患者不单独外出，预防患者跌倒或坠床。耳鸣、听力下降者保持环境安静，减少或避免噪声。吞咽障碍者做好吞咽功能评估，3 级及以上患者需留置胃管鼻饲。

2. 术后护理

1）评估

（1）手术情况评估包括了解患者手术方式、体位、时间、术中出血量、输液及输血量、肿瘤部位、肿瘤大小、是否全切、术中快速病理学检查等情况。

（2）专科评估包括患者意识、瞳孔、生命体征、肢体活动情况、心电监测及血氧饱和度、有无高颅压症状及局灶性症状。

（3）管道评估包括评估引流管的放置位置，引流液的颜色、量，进行各种护理风险评估。

2）护理

（1）专科护理，床头抬高 15°～30°（医师允许情况下同时抬高引流袋），以利于减轻水肿。严密观察意识、瞳孔、切口情况、肌力、生命体征及精神、语言、运动、感觉的变化。

（2）呼吸道管理，包括保持呼吸道通畅，术后给予雾化吸入，鼓励患者自主咳嗽咳痰。卧床患者经允许加强翻身叩背，预防肺部感染。

（3）保持引流管通畅，避免反折、扭曲、脱出，伤口敷料保持干燥，观察引流液的颜色、性质和量，做好护理记录。

（4）手术当天禁食，术后第一天进食时，吞咽功能正常患者，进食流质饮食；吞咽困难或意识障碍患者，选择鼻饲。

（5）术后患者可能会出现一些并发症，要多关心患者，耐心沟通，消除患者的焦虑感，帮助其建立疾病康复的信心。

（七）并发症的观察及护理

（1）切口出血、血肿、窒息。可采用沙袋固定于左右颈部，嘱患者活动头部时动作轻柔缓慢，以降低颈部活动度过大引起切口出血的概率。应动态观察颈部切口敷料，术侧颈部有无肿胀、疼痛等表现。如留置颈部伤口引流管，应保持引流管通畅，做好引流管固定。

（2）缺血性脑卒中。做好血压管理，密切观察患者意识、认知功能、吞咽功能及瘫痪肢体肌力、肌张力变化等，以确认是否存在脑供血不足。

（3）神经损伤。重点观察患者有无舌下神经、迷走神经、舌咽神经、面神经下颌支和颈交感神经损伤的表现，主要表现为吞咽困难、进食或饮水呛咳、声音嘶哑、声调降低、伸舌偏斜、舌搅拌功能障碍、鼻唇沟变浅、眼睑下垂、口角歪斜、霍纳综合征等。

（八）知识拓展

1. 双侧 CBT

双侧 CBT 的发病率占 CBT 患者的 10%～17%，在家族性 CBT 中占比高达 30%～50%。神经损伤是 CBT 手术最常见的并发症，其发生风险随着肿瘤增大而增高，双侧神经损伤更是会对患者带来呼吸肌麻痹、死亡等严重后果。

2. 恶性 CBT

因为恶性 CBT 具有恶性组织侵袭行为，WHO 将其归类为恶性肿瘤，其发病率约占 CBT 的 4.3%。目前主要依靠肿瘤的生物学特征来鉴别其良性、恶性，常表现为包绕或侵犯颈动脉、颈部神经、局部淋巴结及远处转移等，在标本的病理学检查中尚未发现区分良性、恶性的显著特征。

3. 功能性 CBT

不超过 5% 的 CBT 可有嗜铬细胞功能，分泌儿茶酚胺类物质。对于有血压升高或心动过速症状的患者，术前应进行初始内分泌评估，测定血浆或尿液中儿茶酚胺及其代谢产物含量，避免神经分泌失衡而导致可能危及生命的心血管事件发生。此类患者术前严禁行 Matas 试验，以免突然增加儿茶酚胺分泌。

（吴惠文　陈晓敏）

十、颈静脉球瘤

【摘要】颈静脉球瘤是颈静脉孔区最常见的肿瘤，虽然它是一种良性且生长缓慢的肿瘤，但因其高度血管化特征、对神经血管结构的破坏及难以达到的解剖位置，目前手术治疗是首选治疗方式。由于治疗风险极大，并发症发生率较高，科学细致的护理至关重要。做好充分的术前评估及护理，让患者以最佳的状态接受手术，术后严密观察患者症状、体征的变化，进行针对性的指导，针对不同的并发症采取相应的措施，促进患者早日康复。

【关键词】颈静脉球瘤；临床表现；评估；并发症；护理

【学习目标】①掌握颈静脉球瘤的定义、临床表现、常见并发症；②掌握颈静脉球瘤的围手术期评估及护理。

（一）定义

颈静脉球瘤（glomus jugulare tumor，GJT）：起源于颈静脉球体外膜以及沿迷走神经耳支和舌咽神经鼓室支等部分的副神经节瘤，因肿瘤生长的位置位于颅底颈静脉孔区，遂又称为颈静脉球体瘤。

（二）病因

（1）家族遗传性。

（2）琥珀酸脱氢酶相关基因 SDHD 基因的突变。

（三）临床表现

（1）搏动性耳鸣：患侧与脉搏一致的轰隆样耳鸣，可伴有同侧传导性听力下降和耳部闷胀感。压迫患侧颈动脉，患者耳鸣消失；停止压迫，耳鸣重现。

（2）进行性听力下降。

（3）耳闷胀感、外耳道反复出血、耳部疼痛。

（4）面瘫、面部麻木等。

（5）吞咽困难、声音嘶哑、饮水呛咳等症状。

· 133 ·

（6）出现阵发性或持续性血压升高、共济失调、走路不稳等不适。

（7）晚期侵入颅内，可出现颅内压增高症状，甚至脑疝。

（四）神经影像学检查

（1）影像学检查：CT 显示静脉孔区不规则软组织肿块影，边界清楚，生长较大时常推压周围软组织并破坏周围骨质，可广泛侵犯周围的结构，如中耳鼓室、内听道、岩尖、面神经管等结构，表现为广泛的骨质密度减低和不规则骨质破坏。MRI 表现为肿瘤在 T1 相为等信号，在 T2 相为高信号。由于肿瘤组织富含血管造成流空现象，肿瘤影像中可出现散在斑点，即"盐与胡椒"征（salt and pepper pattern），肿瘤可明显强化。

（2）耳内镜检查：颈静脉球瘤患者鼓膜在耳内镜下有两个典型特征：①Brown 征：用鼓气耳镜给予正压后肿瘤褪色、搏动停止；②Aquino 征：压迫同侧颈内动脉，可见肿瘤褪色。

（3）听力学检查、面肌电图：主要了解听力下降的性质和程度，以及面神经功能、声带运动的状况等。

（五）治疗原则

手术治疗是颈静脉球瘤的首选治疗方式，对于无法耐受手术的患者，可选择放疗，但放疗对肿瘤细胞并无杀伤力，只能促使神经血管纤维化，引起瘤内血管血栓形成和血管闭塞，且放疗后手术并发症明显增加。

（六）围手术期护理

1. 术前护理

1）评估

（1）评估患者的健康史，包括主诉、既往史、家族史、社会生活史、目前用药。

（2）评估患者症状表现及合并症，了解患者有无搏动性耳鸣、进行性听力下降或耳内出血、吞咽困难、进行性血压升高等症状。

（3）了解辅助检查结果。包括影像学检查、听力检查、耳内镜检查结果等。

（4）心理 - 社会评估：评估患者的文化程度、经济情况，患者及家属的心理反应，对疾病的认知度，家庭支持系统等。

2）护理

（1）术前准备。按医嘱做好术前准备。告知手术方式、返回病房注意事项，对术后需进入 ICU 监护患者，提前告知相关注意事项。

（2）介绍疾病知识及相关注意事项。

（3）为了防止功能性颈静脉球瘤术中产生高血压危象发生，入院后即给予血压管理，即监测双上肢血压 2 次/天，测量术前血压，为手术医师提供术后血压控制范围的依据。

2. 术后护理

1）评估

（1）了解患者手术方式、体位、时间、术中出血量、输液及输血量、肿瘤部位、肿瘤大小、是否全切、术中快速病理学检查等情况。

（2）患者意识、瞳孔、生命体征、肢体活动情况、心电监测及血氧饱和度、有无高颅压症状及局灶性症状。

（3）评估引流管的放置位置、目的、引流液的颜色等，同时做好各项护理风险评估。

2）护理

（1）保持呼吸道通畅，术后给予雾化吸入，鼓励患者自主咳嗽咳痰。卧床患者经允许加强翻身叩背，预防肺部感染。床头抬高 15°～30°，以利于减轻脑水肿和术后头痛。

（2）严密观察意识、瞳孔、肌力、生命体征及精神、语言、运动、感觉的变化。全面评估患者的吞咽功能、自理能力、跌倒、坠床、压疮、营养风险以及是否存在非计划性拔管风险等。

（3）术后患者可能会出现一些并发症，要多关心患者，耐心沟通，消除患者的焦虑感，帮助其建立疾病康复的信心。

（4）术后第一天吞咽功能正常者，可进行流质饮食，逐渐过渡至普食。术后意识障碍、吞咽困难者，早期留置胃管鼻饲，保证机体营养摄入。

（5）症状护理：① 眩晕、呕吐者，开颅术后患者有不同程度的颅内低压症状，因术中为了充分暴露肿瘤，需放出大量脑脊液而引起，具体表现为眩晕、呕吐、不敢睁眼和变动体位时症状加重。遵医嘱及时补充液体，改善颅内低压。②洼田饮水试验 1～2 级可以经口进食，3 级及以上患者需留置胃管鼻饲。面瘫者做好相关的护理。

（6）保持引流通畅，避免反折。

（七）并发症的观察与护理

（1）术后出血。后颅窝血肿是颈静脉球瘤手术最为严重的术后并发症，处理不及时会危及生命。通常表现为患者术后麻醉清醒，数小时后又出现意识障碍，先出现瞳孔不等大、血压升高，后出现呼吸减慢，也可能直接出现呼吸抑制。因此，术后应连续监测生命体征，严密观察患者的意识、生命体征、瞳孔及血氧饱和度等变化，一旦出现颅内血肿的症状，立即通知医师，行急诊手术，清除血肿。

（2）切口脑脊液漏。头部敷料如有渗液，应及时报告医师予以更换。卧床休息，床头抬高 15°～30°，观察体温，至脑脊液漏停止后 3 日，遵医嘱按时使用抗菌药物。禁忌做耳鼻道填塞、冲洗、滴药，脑脊液鼻漏者严禁经鼻插胃管或吸痰。

（八）知识拓展

颈静脉球瘤临床罕见，仅占全身肿瘤发病率的 0.012%～0.03%，占头颈部肿瘤的 0.6%，是颈静脉孔区最常见的肿瘤。该病以女性多见，任何年龄均可发病，其中 40～60 岁为高发年龄，具有发病年龄越小，肿瘤发展越快、越容易具有多病灶性和血管活性物质分泌性的特点。颈静脉球瘤有多发倾向，可位于同侧、对侧或双侧。有 1%～3% 的颈静脉球瘤具有分泌儿茶酚胺的功能，类似嗜铬细胞瘤。颈静脉球瘤具有一定的遗传倾向，占 10%～15%，为常染色体显性遗传。

（吴惠文　周志欢　陈晓敏）

十一、前庭神经鞘瘤

【摘要】 前庭神经鞘瘤约占颅内神经鞘瘤的 90% 以上，占桥小脑角肿瘤的 75%～95%。目前主要采用手术治疗、立体定向放射治疗及随访观察等。虽然是良性肿瘤，但由于肿瘤位置毗邻脑干、小脑，与三叉神经、面神经、耳蜗神经及后组颅神经等重要结构关系密切。虽然手术技术相对成熟，但并发症无法完全避免，可能会严重干扰正常生活。掌握前庭神经鞘瘤的围手术期护理评估内容，有助于为患者提供包含术前术后评估、康复指导、居家训练等全周期的护理服务。

【关键词】 前庭神经鞘瘤；临床表现；治疗原则；评估；护理

【学习目标】 ①掌握前庭神经鞘瘤的定义、临床表现、治疗原则；②掌握前庭神经鞘瘤的常见并发症；③掌握前庭神经鞘瘤患者围手术期的护理评估内容；④正确实施前庭神经鞘瘤患者的围手术期护理。

（一）定义

前庭神经鞘瘤（vestibular schwannoma, VS）：是起源于前庭神经鞘膜的良性肿瘤，又称为听神经瘤。其分级如下：

（1）Ⅰ级：肿瘤直径≤10mm，肿瘤仅累及内耳道。仅有听神经受损的表现，除听力减退、耳鸣、眩晕和眼球震颤外，无其他临床症状。

（2）Ⅱ级：肿瘤直径 11～20mm，肿瘤延伸至桥小脑角，但不侵犯脑干。临床表现也是听神经受损症状。

（3）Ⅲ级：肿瘤直径 21～30mm，肿瘤充满整个桥小脑角。因颅内神经受压、三叉神经和面神经受累产生桥小脑角综合征表现。

（4）Ⅳ级：肿瘤直径 31～40mm，脑干和邻近颅神经移位。压迫脑干和小脑，表现出平衡障碍、头痛以及脑干、小脑压迫等中枢症状。

（二）病因

（1）遗传因素：常见于神经纤维瘤病Ⅱ型，可能是由于基因突变，为常染色体显性遗传导致的。

（2）环境因素：包括长期处于噪声较大的环境中，长期使用耳机等电子产品等，都可能会刺激诱发前庭神经鞘膜的施万细胞出现病变，从而诱发前庭神经鞘瘤。

（3）物理化学因素：如受到电磁辐射、接触大量 X 线、接触有毒有害物质如苯等，都可能会导致前庭神经鞘膜的施万细胞异常增生，从而引起听神经发生改变，造成前庭神经鞘瘤。

（三）临床表现

（1）听觉减退。前庭神经鞘瘤的首发症状，95% 的前庭神经鞘瘤患者会出现听觉减退，最常见是患侧渐进性、高频感音神经性听力丧失。

（2）耳鸣。前庭神经鞘瘤的常见症状，多于听力下降之前或同时出现，常为单侧持续性高调耳鸣。

（3）前庭神经功能失调。表现为眩晕和平衡功能失调，眩晕症状多出现在前庭神经鞘瘤早期阶段，平衡功能障碍多见于前庭神经鞘瘤的晚期阶段。

（4）三叉神经功能障碍。最常见为角膜反射消失，其他症状为面颊部、颧骨隆突处感觉麻木或麻刺感。

（5）面神经功能障碍。表现为肌肉抽搐和麻痹，通常两种症状同时出现，常见于前庭神经鞘瘤的晚期阶段。

（6）其他症状。肿瘤占位效应引起的颅内高压、脑积水、脑干和小脑受压症状。

（四）神经影像学检查

（1）影像学检查：最主要的前庭神经鞘瘤检查手段，包括岩骨的骨窗 CT 和 MRI。骨窗 CT 扫描显示内听道不对称性扩大。增强 MRI 为诊断前庭神经鞘瘤的首选方法，可显示内听道内的微小前庭神经鞘瘤，在 T1 加权像呈低信号或等信号，T2WI 呈不均匀高信号，增强后呈不均匀强化，囊变坏死常见（图 5 - 39）。

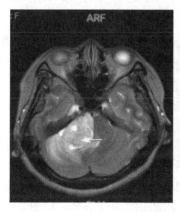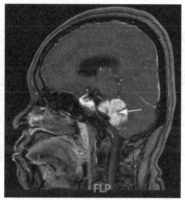

图 5 - 39　右侧桥小脑

（2）听力学检查：包括纯音测听、听性脑干反应（ABR）等，纯音测听常表现为单侧或不对称的感音神经性听力下降，ABR 常表现为蜗后病变。

（五）治疗原则

治疗原则包括手术治疗、立体定向放射治疗和随访观察，其选择取决于肿瘤分期、位置、生长速度、是否囊性变、患侧及对侧听力水平、患者年龄、全身状况和期望值等。

（1）对于小于 15mm 的肿瘤，若担心手术风险，可密切随访观察，观察过程中如果肿瘤增长速度大于 2mm/年，建议手术治疗。

（2）手术治疗是最主要的治疗方式，无明显的手术禁忌证者，均应手术治疗，目前多数采取在电生理监测条件下完成手术，可以最大限度地保护面神经功能。

（3）放疗主要适用于年龄较大、全身条件差、无法耐受手术，并且肿瘤直径大于15mm 的患者。但是，立体定向放射治疗后肿瘤与神经粘连严重，再次手术面听神经功能保留率会降低。

（六）围手术期护理

1. 术前评估

1）评估

（1）评估患者的健康史，包括主诉、既往史、家族史、社会生活史、目前用药。

（2）评估患者的症状与体征，了解患者有无耳鸣、听力下降或眩晕、疼痛、颅内压增高等症状。

（3）评估患者有无邻近颅神经受损的表现，如面瘫、吞咽障碍、声音嘶哑等，有无动作不协调、走路不平衡等小脑性共济失调等症状。

（4）评估患者的营养状况，患者是否因饮食呛咳、吞咽困难等因素导致营养摄入不足。

（5）了解辅助检查结果。包括听力检查、影像学检查等。

2）护理

（1）术前准备：按全麻手术做好常规术前准备。

（2）心理护理：术后患者可能出现听力下降或丧失、面神经功能障碍等情况，做好健康教育。

（3）症状护理：①头昏、眩晕、平衡障碍者尽量卧床休息，叮嘱患者不单独外出，预防患者跌倒或坠床。②耳鸣、听力下降者，保持环境安静，减少或避免噪声，关心、安慰患者，尽量靠近患者，并站在健侧，必要时重复谈话内容。

2. 术后评估

1）评估

（1）评估术后听力有无改善，或听力障碍是否加重。

（2）评估患者面神经功能，询问患者有无面部麻木、疼痛。嘱患者做皱额、闭眼、龇牙、鼓腮、吹哨动作，观察有无额纹变浅、患侧眼睑闭合不全、口角歪斜，判断患者面神经功能的级别。

（3）评估患者的咳嗽、吞咽功能，麻醉清醒后即可进行吞咽功能的评估。评估方法：操作者将右手示指放于患者喉结上，嘱患者做空吞咽动作，观察患者喉结是否上下移动；嘱患者深呼吸，咳嗽，观察患者是否咳嗽有力，是否声音嘶哑。

（4）评估患者头部伤口是否有渗血、渗液、压痛或有波动感。

2）护理

（1）一般护理：按全麻术后常规护理。

（2）病情观察：观察患者意识、瞳孔、生命体征变化。

（3）饮食护理：术后患者麻醉清醒后，评估患者吞咽功能。吞咽功能正常者，可进行流质饮食，逐渐过渡至普食。术后意识障碍、吞咽困难者，早期留置胃管鼻饲，保证机体营养摄入。

（4）症状护理：①面瘫者。评估患者能否完成皱眉、上抬前额、闭眼、露齿、鼓腮、吹哨动作，观察双侧颜面是否对称。眼睑闭合不全者，加强眼部保护，防止暴露性角膜炎。勿用冷水洗脸，避免直接吹风。加强口腔护理，保持口腔清洁。指导患者进行自我按摩和表情动作训练，并配合物理治疗，以促进神经功能恢复。病情稳定后，尽早进行吞咽功能训练。②平衡功能障碍者。主动关心患者，给予必要的解释和安慰，加强心理护理。保持房间地面清洁，清除障碍物，避免摔伤。指导患者进行平衡功能训练，循序渐进，从坐位训练到站立平衡训练再到行走训练，同时给予支持和鼓励。③吞咽功能障碍者。吞咽功能评价通常采用洼田饮水试验。洼田饮水试验 1～2 级可以经口进食，3 级及以上患者需留置胃管鼻饲流质食物。

（5）做好引流管护理。

（6）并发症的观察及护理：①角膜炎、角膜溃疡者患者表现为眼睑闭合不全，角膜反射减弱或消失，闭目动作减少及眼球干燥，如护理不当，可导致角膜溃疡，甚至失明。眼睑闭合不全者用眼罩保护患侧眼球，或用蝶形胶带将上、下眼睑黏合在一起。白天使用氯霉素眼药水滴眼，晚间睡前给予四环素或金霉素眼膏涂于上、下眼睑之间，以保护角膜。②肺部感染者因咳嗽反射减弱或消失，呼吸道分泌物不能有效排除，以及出现进食呛咳、误吸，或者卧床所致。具体护理措施包括鼓励咳嗽排痰，协助患者定时翻身、叩背和机械辅助排痰，取侧卧位或侧俯卧位体位排痰。不能有效清理呼吸道分泌物者，给予吸痰护理，必要时行气管插管或气管切开，以利于保持呼吸道通畅。痰液黏稠者可行雾化吸入，稀释痰液，利于排出。加强口腔护理，保持口腔清洁。③误吸、窒息。肿瘤压迫或手术损伤舌咽、迷走神经，患者可出现吞咽、咳嗽反射减弱或消失，应避免误吸、窒息。术后第一次进食前行吞咽功能评估，观察患者的吞咽、咳嗽反射有无减弱或消失，对于吞咽障碍的患者，给予饮食指导，必要时鼻饲。④脑干损伤和水肿者，动态监测生命体征，尤其是呼吸频率、节律、血氧饱和度以及二氧化碳分压的变化。术后 48h 内禁患侧卧位，防止脑干移位。及时处理中枢性高热，常采用物理降温法，如冰敷、降温毯降温等。⑤脑脊液切口漏者，枕上垫无菌垫巾，保持伤口清洁、干燥，头部敷料如有渗液，应及时报告医师予以更换。卧床休息，床头抬高 15°～30°，观察体温，至脑脊液漏停止后 3 日，遵医嘱按时使用抗菌药物。

（七）知识拓展

1. 术中神经电生理监测

术中神经电生理监测可以评估神经传导通路的完整性，指导手术者识别术野中的靶神经或者功能区，从而有效避免医源性损伤，降低患者术后神经功能障碍或者缺失的发生率。通常术中需要监测躯体感觉诱发电位（somatosensoryevokedpotential，SEP）、运动诱发电位（motor evoked potential，MEP）、肌电图（electromyogram，EMG）。根据具体手术人及手术部位选择监测不同的神经，如听神经瘤、颅底后外侧肿瘤通常累及面、听神经和后组颅神经，因此，需要在术中监测上述神经的 EMG 和 MEP。

2. 面瘫运动功能评价量表

前庭神经鞘瘤患者确诊为面瘫后，应进一步评估患者的面神经功能，判断面瘫严重程度，以指导制定治疗方案。目前国际上应用较为广泛的是 House-Brackmann 分级法（表 5 – 16）。

表 5 - 16　House-Brackmann **面神经功能分级标准**

分级	程度	大体观	静止状态	运动状态		
				额	眼	口
I	正常	各区面肌运动正常	—	—	—	—
II	轻度	仔细检查时有轻度的面肌无力，可有非常轻的联带运动	面部对称，肌张力正常	皱额正常	稍用力闭眼完全	口角轻度不对称
III	中度	明显的面肌无力，无面部变形，可有联带运动，面肌挛缩或痉挛	面部对称，肌张力正常	皱额减弱	用力后闭眼完全	口角用最大力后轻度不对称
IV	中重度	明显的面肌无力和/或面部变形	面部对称，肌张力正常	皱额不能	闭眼不完全	口角用最大力后不对称
V	重度	仅有几乎不能察觉的面部运动	面部不对称	皱额不能	闭眼不完全	口角轻微运动
VI	完全麻痹	无运动	—	—	—	—

（周志欢　陈晓群）

第四节　中枢神经系统感染性疾病

【摘要】中枢神经系统是一个较封闭且有其自身内部动态平衡的系统，其受颅骨、脑膜、血脑屏障等结构的严密保护，结构特征较独特，缺少淋巴管，蛛网膜下腔缺少毛细血管，自我保护能力低下，对感染的局限能力较差，一旦被各种病原突破血－脑屏障侵入感染，局部炎性反应剧烈，常常出现脑水肿、颅内压力增高甚至形成脑疝，临床表现较为危重，受到病原微生物侵袭时，往往会产生严重的炎性反应。中枢神经系统感染性疾病往往起病急、病情严重，如不能早期、准确诊断，容易延误最佳治疗时机，造成不良预后。

【关键词】中枢神经系统感染性疾病；临床表现；治疗原则；评估；护理

【学习目标】①掌握中枢神经系统感染性疾病的定义、病因、分类；②掌握中枢神经系统感染性疾病的常见临床表现与治疗原则；③掌握中枢神经系统感染性疾病的护理评估内容；④正确实施中枢神经系统感染性疾病的护理措施。

一、定义

中枢神经系统感染性疾病是指各种致病性微生物，包括病毒、细菌、真菌、螺旋体、寄生虫等引起的脑实质、脊髓、脑脊髓膜及血管的急性或慢性炎症性疾病。病毒、细菌引起的中枢神经系统感染疾病临床表现各有其特点，但不典型病例比例在逐年增加，不同的感染类型可有类似的临床表现和脑脊液常规检测结果。

二、感染途径

（1）血行感染：病原体通过昆虫叮咬、动物咬伤损伤皮肤黏膜后进入血液或使用不洁注射器输血等直接进入血流，面部感染时病原体可经静脉逆行入颅，孕妇感染的病原体可经胎盘传给胎儿。

（2）直接感染：穿透性颅外伤或邻近组织感染后病原体蔓延进入颅内。

（3）逆行感染：嗜神经病毒（neurotropic virus-Ⅰ）如单纯疱疹病毒、狂犬病毒等首先感染皮肤、呼吸道或胃肠道黏膜，经神经末梢进入神经干，然后逆行进入颅内。

三、分类

可根据病原微生物的种类进行分类。

（1）病毒性脑（膜）炎（viral meningitis，VM）：其又被称为浆液性脑膜炎或无菌性脑膜炎，研究表明，在治疗重症病毒性脑炎中辅助应用大剂量糖皮质激素比单纯应用抗病毒治疗治愈率明显增加，病死率及致残率明显下降，并且能够使神经损害症状恢复时间缩短。

（2）结核性脑膜炎（tuberculous meningitis，TBM）：是结核杆菌在中枢神经系统引起的以脑膜或脑实质为主的一种亚急性或急性起病增生性非化脓炎症，一般继发于身体其他部位的结核病之后，是发展中国家最常见和最严重的肺外结核病之一，目前早期治疗死亡率是 0～3%，晚期治疗死亡率达 49%，西方国家研究报道，TBM 病死率高达 15%～36%。

（3）化脓性脑膜炎（purulent meningitis，PM）：是指由于化脓性致病菌侵入颅内引起的脑膜炎症性改变，亦为常见的神经系统急性感染性疾病，在发达国家成人中年发病率为 4/10 万～6/10 万，婴幼儿多见，病死率较高，神经系统后遗症较多。

（4）隐球菌性脑膜炎（cryptococcal meningitis，CM）：是由新型隐球菌感染脑膜和脑实质所致的中枢神经系统亚急性或慢性炎性疾病。新型隐球菌在自然界中分布广泛，鸽粪是最常见的传染源。新型隐球菌一般通过呼吸道及皮肤感染人体，该分型起病隐袭，进展缓慢，前期常有不规则低热或间歇性头痛，后变为持续性并进行性加重，死亡率和复发率高，治疗困难。

四、实验室检查

（1）结核性脑膜炎：患者脑脊液细胞学白细胞计数明显增高，可见嗜中性粒细胞、淋巴细胞、激活的淋巴细胞、单核细胞、激活的单核细胞和浆细胞多并存，脑脊液中蛋白增高明显，糖及氯化物降低较其他各组显著。

（2）隐球菌性脑膜炎：细胞学表现提示细胞计数较结核性脑膜炎低，但其中性粒细胞及单核细胞增高程度明显。

（3）化脓性脑膜炎：脑脊液细胞学计数明显多于其他各型中枢神经系统感染，且主要表现为中性粒细胞增多。

（4）病毒性脑膜炎：细胞学计数增多不甚明显，细胞学表现主要以淋巴细胞为主的白细胞增多。

五、诊断

常规病原学检查由于取材受限，往往较常规感染性疾病诊断更加困难，且由于血脑屏障的存在，经验性药物治疗的效果较颅外感染延后且效果减半。最新的宏基因组高通量测序（metage-nomic next-generation sequencing，mNGS）技术可非靶向检测临床标本中存在的细菌、真菌、病毒和寄生虫等病原体核酸，能够较为高效、快速、准确地获得致病病原体的信息，对于中枢神经系统感染性疾病的早期诊断及治疗、改善患者临床预后具有重要价值（表5-17）。

表5-17 神经系统各型感染临床诊断标准

疾病分型	临床诊断标准
结核性脑膜炎	（1）脑脊液中镜检到抗酸杆菌； （2）脑脊液中分离培养到结核分枝杆菌； （3）PCR法检测到结核分枝杆菌
化脓性脑膜炎	脑脊液染色或培养发现致病病原菌
隐球菌性脑膜炎	（1）临床表现为头痛、发热、呕吐、意识障碍等； （2）脑脊液细胞学及生化提示慢性非化脓性脑膜炎改变； （3）脑脊液墨汁染色找到隐球菌或者真菌培养阳性
病毒性脑膜炎	（1）CSF培养、脑活检或咽、粪便病毒学检测阳性或有明确特异性病毒疱疹； （2）脑脊液细胞学白细胞计数≥5/mm³，并有以下任一症状：假性脑膜炎、头痛、发热（排除其他疾病）

六、临床表现

1. 病毒型感染

临床常见症状包括头痛、呕吐、轻微的意识、记忆丧失、失语、共济失调、多动（震颤舞蹈样动作、肌阵挛）、脑膜刺激征等。部分患者可出现精神行为异常、癫痫发作、注意力涣散、反应迟钝、缄默等。病情常在数日内快速进展，多数患者有意识障碍，表现意识模糊、谵妄，重症患者可因广泛脑实质坏死和脑水肿引起颅内压增高，甚至死亡。

2. 细菌型感染

（1）发热、打寒战或上呼吸道感染表现等。

（2）颈项强直、Kernig征和Brudzinski征阳性等脑膜刺激征表现。

（3）剧烈头痛、呕吐、意识障碍等颅内压增高表现。

（4）偏瘫、失语等局灶性症状。

3. 结核性脑膜炎

（1）结核中毒症状：低热、盗汗、食欲减退、全身倦怠无力、精神萎靡不振。

（2）脑膜刺激症状和颅内压增高：早期表现为发热、头痛、呕吐及脑膜刺激征。

（3）脑实质损害症状，如精神萎靡、淡漠、谵妄、癫痫病发作，昏睡或意识模糊；因结核性动脉炎、结核瘤或脑脊髓蛛网膜炎引起的肢体瘫痪。

（4）颅神经损害：颅底炎性渗出物的刺激、粘连、压迫可致颅神经损害，表现视力减退、复视和面神经麻痹等。

4. 隐球菌性脑膜炎

（1）首发症状常为间歇性头痛、恶心及呕吐，伴低热周身不适、精神不振等非特异性症状。

（2）随病情发展，头痛渐加重转为持续性，精神异常、躁动不安，严重者出现不同程度意识障碍。

（3）约半数以上伴颅神经受损，以视神经最常见，其次为第Ⅷ、Ⅲ、Ⅶ、Ⅵ颅神经。部分出现偏瘫、抽搐、失语等局灶性脑组织损害症状。

（4）脑膜刺激征为早期最常见的阳性体征，晚期可出现眼底水肿、锥体束征等。临床病情轻重判断标准中，重症组应满足下列条件中的至少2项：①高热且持续不退；②频繁抽搐或惊厥持续状态；③意识障碍：昏迷；④神经缺失症状：瘫痪；⑤出现脑干症状：如血压波动、呼吸节律改变等；⑥影像学改变：脑CT或MRI示脑实质或（和）脑干内异常密度灶。

七、治疗原则

神经系统各型感染治疗方案如表5-18所示。

表5-18 神经系统各型感染治疗方案

疾病分类	治疗
结核性脑膜炎	（1）抗结核药物：异烟肼、利福平、吡嗪酰胺、链霉素、乙胺丁醇，WHO建议至少3种药物联合治疗； （2）皮质类固醇抗炎、减轻水肿
化脓性脑膜炎	抗菌治疗（第三代头孢）、激素治疗、对症支持治疗，脑脓肿形成时，可行手术治疗
隐球菌性脑膜炎	抗真菌治疗（两性霉素B、氟康唑）、对症支持治疗
病毒性脑膜炎	本病为自限性疾病，主要为对症治疗及预防并发症治疗

八、护理

1. 评估

（1）评估患者生命体征、疼痛程度。

（2）评估患者伴随的症状情况。

（3）评估患者意识（GCS）、瞳孔。

（4）认知功能评估、肌力等级。

（5）评估患者 CT 等检查结果。

（6）评估患者实验室资料，包括肝功能、肾功能、血糖、凝血功能、血细胞分析等结果。

2. 护理

（1）头痛：①遵医嘱给予药物缓解症状，使用数字评分法或表情尺评估疼痛程度，进行连续监测以便完整记录病情（图 5－40）；②经腰椎穿刺证实存在颅内高压时，遵医嘱可静脉给予 20% 甘露醇、甘油果糖等药物脱水治疗以降低颅内压；③注意电解质平衡，遵医嘱应用肾上腺皮质激素，减轻脑细胞水肿；④酌情应用镇静剂，以减少脑细胞的氧耗。

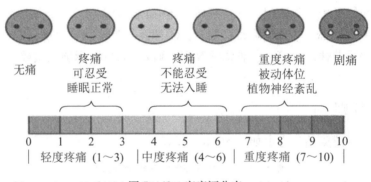

图 5－40　疼痛评分表

（2）体温升高：①密切监测患者的体温变化，体温 37.5～38.5℃ 者可给予物理散热、多饮温水、洗温水浴和冰袋局部冰敷等物理降温；②体温 38.5℃ 以上者可在医师指导下给予药物退热；③体温高于 40℃ 者且解热镇痛剂效果不佳的情况下，以物理降温为主，观察其体温的变化，防止体温骤降出汗过多导致虚脱；④加强皮肤的护理，保持衣物、床单和被罩的干燥清洁。

（3）呕吐：①出现频繁呕吐时应将患者头偏向一侧，保持呼吸道的通畅；②及时清除口腔内的分泌物，防止误吸；③及时更换被污染的衣物，随时保持床单整洁；④密切观察并记录呕吐次数和呕吐物的颜色及量。

（4）癫痫：将患者迅速平卧，将头偏向一侧，通过在口中放置压舌板等措施，防止舌咬伤，及时静脉注射安定，并密切观察给药后患者反应。

（5）早期康复护理：早期对患者神经功能及生活能力进行评估，根据评估结果制定康复目标并实施康复措施。

（6）心理护理：对患者及其家属进行相应的心理开导，使其对疾病的临床特点、治疗注意事项和疾病转归等相关知识有所了解，减轻患者与家属的恐惧心理，树立战胜疾病的信心，及时与患者进行交流沟通，鼓励患者积极配合治疗。

九、知识拓展

两性霉素 B 治疗隐球菌性脑膜炎作用机制与注意事项。

（1）作用机制：两性毒素 B 为多烯类抗真菌药物，对深部真菌的作用强，可选择性结合真菌细胞膜上的麦角甾醇损伤细胞膜通透性，使真菌细胞内容物（如钾离子、核苷酸、氨基酸等）渗出，破坏真菌正常代谢，进而达到抑制真菌生长的作用。

（2）用药注意事项：①两性霉素 B 半衰期长，为 18～24h，临床多采用静脉给药，主要通过肾脏排泄，其脑脊液中的药物浓度仅为血清浓度的 2%～4%；②两性霉素 B 易引发恶心、呕吐、食欲不佳、头痛、寒战等不良反应，肾毒素性明显，表现为蛋白尿和管型尿等，还可导致白细胞水平降低、血压改变、周围神经炎、复视及肝损害；③临床使用应缓慢加量，即两性霉素 B 首次使用剂量为 1mg/d，加入 500ml 5% 葡萄糖注射液中静脉滴注，时间 6～8h，次日剂量为 2mg/d，第 3 日剂量调整为 5mg/d，根据患者不良反应调整用量，最高剂量不超过 40mg/d；④两性霉素 B 存在剂量依赖性，应定期复查血常规及肝肾功能；若血肌酐 >250μmol/L、血尿素氮 >14.2mmol/L 时，需隔日或暂停使用两性霉素 B。

（刘玉霞）

第五节　脊髓肿瘤

【摘要】 椎管内肿瘤进行性压迫和损害脊髓和神经根，严重者可引起截瘫。椎管内肿瘤患者围术期病情变化快，术后可能出现严重的并发症。术后疼痛限制肢体活动及肠蠕动，增加深静脉血栓形成及腹胀情况，同时影响患者情绪，加重患者心理负担，对康复产生不利影响。加速康复外科护理实施，能有效缓解术后疼痛，降低术后并发症的发生，提高患者生活质量。

【关键词】 脊髓肿瘤；椎管内肿瘤；护理

【学习目标】 ①熟悉脊髓肿瘤的概念、临床表现及处理原则；②掌握脊髓肿瘤常见术后并发症的护理。

一、定义

椎管内肿瘤（intaspinal tumor）又称脊髓肿瘤，包括脊髓、神经根、脊膜和椎管壁组织的原发和继发性肿瘤，约占原发性中枢神经系统肿瘤的 15%。

二、分类

脊髓肿瘤分类如图 5-41 所示。

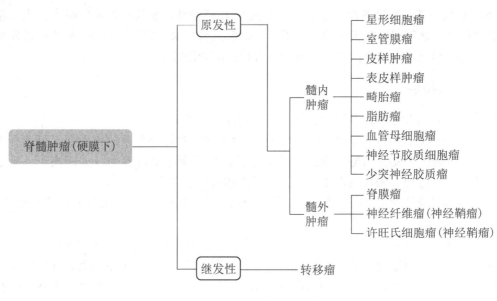

图 5-41 脊髓肿瘤分类

三、临床表现

（1）疼痛：脊髓肿瘤的症状多进展缓慢，最初是脊髓单侧受累，随后累及双侧引起双侧症状。最常见的症状是局部、根性或脊髓中枢性疼痛。疼痛经常反复发作和（或）持续不缓解，夜间和卧床时更加明显。

（2）肢体麻木、无力和感觉迟钝：Lhermitte 征（一种被描述为令人不快的电击样感觉，可随着颈部的屈曲或伸展并向脊柱和四肢放射），通常与脱髓鞘病变相关，也可出现在颈髓和胸髓肿瘤中。

（3）脊柱侧凸：在儿童患者中，步态不稳和脊柱曲度的改变，是脊髓占位性病变的早期表现。

四、神经影像学检查

（1）核磁共振成像是脊髓髓内肿瘤诊断、术前规划和监测的"金标准"。MRI 是目前临床上常用的脊髓肿瘤检查方法。可以通过检查确定脊髓肿瘤的形态特征、肿瘤的部位以及在注射增强剂后是否强化。MRI 的分辨率较高，并且多种多样的扫描序列对于评估肿瘤位置和对脊髓的影响程度上起着重要的作用。脊髓肿瘤手术前后 MRI 对比如图 5-42、图 5-43 所示。

（2）X 线脊柱检查常通过不同方向体位的射片进行，能够显示脊髓肿瘤所致的骨性结构改变，包括椎管管腔内径增加、椎弓根变窄、椎间孔扩张、椎体及邻近骨质吸收破坏等。但 X 线片不能显示脊髓等软组织的的形态。

（3）CT 脊髓造影能够通过脊髓增粗、蛛网膜下腔变窄、脊髓移位变形等间接征象显示脊髓肿瘤的大体形态，但其所提供的脊髓内部的信息较少。

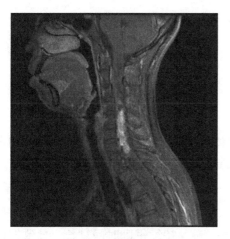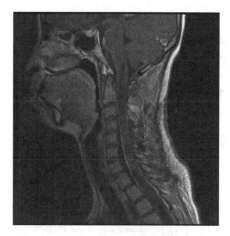

图 5－42　脊髓肿瘤术前 MRI　　　　　图 5－43　脊髓肿瘤术后 MRI

五、治疗原则

早期手术治疗是根治椎管内肿瘤、防止不可逆性截瘫的唯一有效方法。有神经损害者应尽早手术。手术切除是多数脊髓肿瘤的有效治疗手段。手术切除的程度往往是由肿瘤与脊髓的分界情况而定的，在髓内肿瘤的手术切除过程中此点尤为重要。良性肿瘤通常与脊髓分界清楚，在应用显微神经外科技术的前提下，手术能够尽可能全切肿瘤，可以获得肿瘤的长期控制甚或治愈。恶性髓内肿瘤的治疗中手术的作用有限，虽然能够通过手术部分切除肿瘤以缓解症状，但手术并发症和致残率的控制较为困难，其原因在于肿瘤与脊髓边界不清，手术过程中很难将正常脊髓组织与肿瘤组织完全分离。

六、围手术期护理

（一）术前护理

1. 评估

评估包括患者病灶在椎体内的部位，评估相应肢体肌力，若是颈椎肿瘤，则需评估呼吸、排便排尿、四肢感觉、治疗经过、身体状态、患者心理和家庭支持程度等。

2. 护理

（1）心理护理：向患者及家属交代病情，使其了解手术目的、手术方案、手术风险及注意事项，消除患者焦虑及紧张情绪。

（2）术前准备：协助患者做好各项检查工作，做好备皮准备，术前 6h 禁食禁水，采用镇痛药物，缓解患者情绪，改善其睡眠状态。术前可静脉滴注 5% 葡萄糖溶液 1000ml，或饮用碳水化合物饮料以缓解患者饥饿，降低胰岛素抵抗。

（3）呼吸训练：鼓励患者进行深呼吸及有效咳嗽，使其肺活量得以提升，有利于痰液的排出，防止肺部感染。

（4）大小便训练：术前 3d 指导患者采用便盆在床上大小便，缓解术后卧床排便困难的情况，促使其术后尽早排便。

（5）静脉血栓评估：根据患者术前凝血常规等指标，可进行抗血栓基础预防，穿戴抗血栓弹力袜，并对患者及家属进行宣教，解释防静脉血栓的必要性。对血栓高危人群可遵医嘱行下肢气压泵治疗。

（二）术后护理

1. 评估

评估包括患者伤口、四肢肌力及感觉、躯体深浅感觉平面、各种管道、术中情况、颈部肿瘤评估、患者呼吸及吞咽情况、心理及家庭支持程度等。

2. 护理

（1）体位护理：将患者平托移至病床上，防止脊柱扭曲，严格平卧 2h，压迫切口止血，随后每 2h 协助患者翻身，侧卧与平卧交替；避免持续平卧时间过长，导致伤口愈合不良。

（2）饮食指导：全麻患者术后 6h 流质饮食，慢慢过渡至普通饮食。术后关注患者排便情况，必要时给予开塞露排便，避免便秘。

（3）疼痛护理：术后采用镇痛泵止痛，并倾听患者诉求，评估其疼痛现状，通过放松疗法及转移注意力疗法缓解患者疼痛，必要时给予镇痛药物，缓解其疼痛，使其睡眠质量得到保证。

（4）运动管理：术后 6h 即可采用低半坐位，避免手术切口长时间受压影响愈合，病情稳定后尽早床上运动。下床运动时，使用腰托、颈托或胸围做好防护，适度锻炼，并有家属或护士陪同。

（5）术后夹闭导尿管，早期拔除导尿管。

七、并发症观察及护理

（1）出血：密切观察评估患者四肢肌力和躯体的感觉平面情况，发现异常及时告知医师处理。

（2）伤口愈合不良：术后患者采取侧卧位或俯卧位，胸椎脊髓手术避免抱胸动作，患者主诉伤口疼痛加剧或渗液时，及时告知医师处理伤口。

（3）排便、排尿异常：腰椎脊髓肿瘤患者存在不同程度排便障碍；术后夹闭导尿管训练排尿功能，移除尿管后跟进排尿情况；排便异常者给予开塞露协助排便。

八、知识拓展

脊髓肿瘤可发生于任何年龄，多见于 20～50 岁年龄；除脊膜瘤外，男性多于女性。肿瘤部位可见于椎管的任何节段，以胸段者最多，颈、腰段次之。根据肿瘤与脊髓、硬脊膜的关系，分为髓内肿瘤、髓外硬脊膜下肿瘤、硬脊膜外肿瘤 3 类，以髓外硬脊膜下肿瘤最常见，约占椎管内肿瘤 51%，多为良性。

（王晓艳　刘丹　郑敏）

第六节　神经系统发育障碍相关疾病

一、脑积水

【摘要】 脑积水是指由于脑脊液分泌过多、吸收不足、循环受阻等，致使脑中积蓄了过多的液体。其主要临床表现为头痛、视力障碍、恶心、呕吐等，对患者的健康安全与日后的正常生活及工作都会带来负面影响，临床针对该病通常以手术治疗为首选方案。

【关键词】 脑积水；临床表现；治疗原则；护理

【学习目标】 ①掌握脑积水的概述、病因和分类；②掌握脑积水的临床表现；③掌握脑积水的诊断方法；④掌握脑积水的治疗原则；⑤掌握脑积水患者围手术期的护理评估项目。

（一）定义

颅内蛛网膜下腔或脑室内的脑脊液异常积聚，使其一部分或全部异常扩大，称为脑积水。单纯脑室扩大者称为脑内积水，单纯颅内蛛网膜下腔扩大者称为脑外积水。脑积水不是一种单一的疾病改变，而是诸多病理原因引起的脑脊液循环障碍。

（二）病因

脑积水是由脑脊液循环障碍（通道阻塞）、脑脊液吸收障碍、脑脊液分泌过多、脑实质萎缩等原因造成。

（三）分类

按流体动力学分为交通性和梗阻性脑积水；按时限进展分为先天性和后天性脑积水，急性和慢性脑积水，进行性和静止性脑积水；按影像学分为单纯性、继发性和代偿性脑积水；按病理生理分为高压力性、正常压力性、脑萎缩性脑积水；按年龄分为儿童和成人脑积水。其中临床最常见的分类为梗阻性脑积水及交通性脑积水。

1. 梗阻性脑积水

（1）侧脑室：脉络丛乳头状瘤、室管膜瘤、室管膜下巨细胞性星形细胞瘤、胶质瘤、转移癌和脑膜瘤、透明隔神经细胞瘤等疾病均可引起脑积水。

（2）第三脑室内：脑室内有星形细胞瘤、室管膜瘤、脉络丛乳头状瘤、脑膜瘤及胶样囊肿和寄生虫性囊肿。第三脑室前后区：松果体区肿瘤、生殖细胞瘤、颅咽管瘤、垂体腺瘤、异位松果体瘤、下丘脑和视神经胶质瘤、脊索瘤、畸胎瘤、鞍结节脑膜瘤和转移癌等疾病均可引起脑积水。

（3）中脑导水管本身的肿瘤少见，但该部位胶质瘤多产生继发性导水管阻塞。中脑导水管阻塞最常见的病因是先天性中脑导水管阻塞，包括第四脑室室管膜瘤、髓母细胞瘤、脉络丛乳头状瘤、血管网状细胞瘤、表皮样囊肿和寄生虫性囊肿。小脑肿瘤可阻塞第四脑室，可产生脑积水，如小脑星形细胞瘤、血管网状细胞瘤和转移癌。桥小脑角肿瘤压迫第四脑室，如听神经瘤和脑膜瘤。

（4）交通性脑积水：头外伤性和动脉瘤性蛛网膜下腔出血，各种细菌性脑膜炎、脑膜瘤及其他一些蛛网膜下腔和部分脑凸面占位性病变，包括半球胶质瘤、硬膜下血肿和蛛网膜囊肿等。

（四）临床表现

脑积水按压力分为高颅内压性脑积水和正常压力性脑积水。

（1）高颅内压性脑积水：蛛网膜下腔出血和脑膜炎并发的高颅内压性脑积水，常在发病后 2～3 周内发生。有些特殊病因的脑积水患者可只有脑积水症状而没有局部定位症状，特别是脑室内肿瘤。

脑积水症状及体征有头痛、恶心、呕吐、共济失调和视物模糊。婴幼儿脑积水可有头颅及前囟增大。

①头痛。以双额部疼痛最常见，由于卧位时，脑脊液回流较少，故头痛在卧位或晨起时较重，坐位时可缓解。病情进展，夜间有痛醒，出现全头持续性剧痛。颈部疼痛，多与小脑扁桃体凸入枕骨大孔有关。

②恶心、呕吐。常伴有头痛，与头部位置无关，其特点是在早晨头痛严重时呕吐，这可与前庭性呕吐区别。

③共济失调。多属躯干性，站直不稳、宽足距、大步幅，而小脑半球病变产生的脑积水，可表现肢体性共济失调。脑积水本身可伴有躯体性共济失调，也可提示小脑蚓部病变。其他局灶性体征可能预示特殊病变位置。

④视力模糊。包括视物模糊、视力丧失和外展神经麻痹产生的复视，后期患者可有近期记忆损害和全身不适。视乳头水肿是颅高压的重要体征，外展神经麻痹提示颅内高压而不能做定位诊断，中脑顶盖部位受压有上视和调节受限。

（2）正常压力性脑积水：主要症状是步态不稳、记忆力障碍和尿失禁。多数患者症状呈进行性逐渐发展，有些在病情出现后，其病程为数月或几年。患者没有明显头痛，但有行为改变、癫痫或帕金森综合征。查体时，虽然眼外肌活动充分，但可有眼震、持续恒定走路困难、肢体活动缓慢、腱反射略增高，可有单侧或双侧 Babinski 征，晚期可出现摸索现象和强握反射。步态不稳常是首要的症状，多先于其他症状几个月或几年，有些患者步态不稳和智力改变可同时发生，也有在其他症状以后发生。其表现有从轻度走路不稳，到不能走路，甚至不能站立，并常有摔倒病史。患者抬腿困难，不能做抗重力活动，步幅小、步距宽、走路失衡，不能两足先后连贯顺序活动。Riomberg 试验表现摇摆，但没有小脑共济失调。智力障碍在每个患者中差异较大，近期记忆丧失是最明显的特点，患者常表现呆滞，自发性或主动性活动下降，谈话、阅读、写作、爱好和创造性减弱，对家庭不关心、淡漠或冷淡、孤僻、工作效率差。尿失禁在某些患者表现尿急，但多数患者表现为对排尿知觉或尿起动作的感觉减退，大便失禁少见。

（五）诊断方法

（1）临床症状和体征：头颅及前囟增大（婴幼儿），颅内压增高的临床症状和体征（头痛、恶心、呕吐、视乳头水肿），脑组织受压引起进行性脑功能障碍表现（智能障碍、步行障碍、尿失禁）。

（2）脑室穿刺测压：高于正常值（小儿 40～110mmH$_2$O，成人 80～180mmH$_2$O）。成人正常压力脑积水的脑室内压力在正常值范围内。临床常以患者侧卧位腰穿测蛛网膜下腔压力代表脑室内压力，梗阻性脑积水严禁做腰蛛网膜下腔穿刺测压。

（3）头颅影像学检查。

①梗阻性脑积水：头颅 X 线片为颅骨内板可见指压痕（慢性病例）。CT 见脑室扩大，双额角径或颅内径（Evans 指数）＞0.33 是诊断脑积水的标志性指标；额角变锐＜100°；颞角宽度＞3mm；脑室边缘模糊，室旁低密度晕环；基底池，脑沟受压或消失。MRI 为矢状位 T1 可显示导水管梗阻，幕上脑室扩大；胼胝体变薄，向上拉伸；穹窿、大脑内静脉向下移位、第三脑室底疝入扩大的蝶鞍。T2 显示脑脊液样的指纹状高信号向脑室外延伸到脑组织，间质水肿在脑室角周围明显；脑室内脑脊液形成湍流；导水管流空消失。增强 T1 显示软脑膜血管瘀滞，类似于脑膜炎改变（图 5-44）。

②正常压力脑积水：CT 见脑室扩大伴额角变钝。MRI 有脑室扩大；额角颞角扩大不伴海马萎缩；基底池、外侧裂扩大，脑沟正常；部分病例在质子密度像及常规自旋回波序列可消失导水管流空现象；脑脊液电影可消失脑脊液流速增加。

③蛛网膜下腔增宽（脑外积水）：CT 见双侧额部（前部半球间裂）蛛网膜下腔增宽≥5mm，脑池增宽，轻度脑室扩大，增强 CT 显示静脉穿过蛛网膜下腔。MRI 有蛛网膜下腔增宽伴穿行血管；在所有序列中，蛛网膜下腔内为脑脊液信号。推荐影像学检查：多普勒超声显示静脉穿行蛛网膜下腔；MRI 排除慢性硬膜下积液，增强 CT 或 MRI 排除基础病因（图 5-45）。

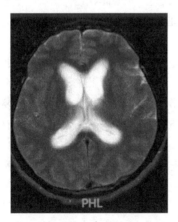
图 5-44 双侧侧脑室继发梗阻性脑积水

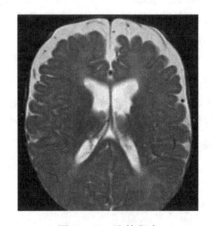
图 5-45 脑外积水

④其他特殊检查：神经电生理检查，MRI 的脑脊液动力学检查等。

（六）治疗原则

脑积水治疗的目的：为预防或治疗因颅内压增高，或脑组织结构的病理改变引起的神经功能损伤。脑积水治疗的原则是解除病因和解决脑室扩大病况，综合考虑患者的个体因素，采取个体化治疗。

1. 手术适应证

（1）新生儿和儿童脑积水为脑室扩大并有颅内压增高、脑功能损害的临床表现。

（2）无症状且脑室大小稳定、不再增大的儿童脑积水，要考虑儿童认知功能有无损害，积极手术治疗对改善儿童神经功能有明显益处。

（3）颅内出血后和脑脊液感染继发脑积水，在血性脑脊液吸收后，有脑脊液感染者采用静脉（脑室内或鞘内用药要根据中国药典和药品说明书）用抗生素，待脑脊液感染控制后（接近或达到正常脑脊液指标），可行分流术。

（4）肿瘤伴发的脑积水，对伴有脑积水的第三和第四脑室内肿瘤，如估计手术不能全部切除肿瘤，或不能解除梗阻因素，做术前脑室－腹腔分流术有助于肿瘤切除术后安全度过围手术危险期。

（5）伴有神经功能损害的正压性脑积水。

（6）脑外积水的处理原则：狭义的脑外积水见于1岁以内的婴幼儿，原因不明，表现为双额蛛网膜下腔增宽，前囟张力正常或轻度饱满。如无颅内压增高的表现，绝大多数患儿在1岁半以后积液消失，无需特殊治疗。

2. 手术禁忌证

（1）颅内出血急性期。

（2）颅内感染，有脑脊液感染或感染病灶。

（3）头皮、颈部、胸部、腹部皮肤有感染。

（4）腹腔内有感染。

3. 手术方式的选择原则

（1）脑室－腹腔（V-P）分流术适合于大多数类型的脑积水。

（2）腰大池－腹腔（L-P）分流术适合于交通性脑积水和正压性脑积水，有小脑扁桃体下疝的患者为禁忌证。

（3）脑室－心房（V-A）分流术常用于不适合做 V-P 分流术者，如腹腔内感染，有严重呼吸、循环系统疾病者为禁忌证。

（4）第三脑室底造瘘术适合于非交通性和部分交通性脑积水患者。对婴幼儿（尤其是<1岁的婴儿）和严重脑室扩大的患者，由于成功率低和极易引起严重的硬膜下积液，选择此类手术要谨慎。

（5）其他分流术方式包括透明隔造瘘术、托氏分流（肿瘤切除后做脑室－枕大池分流）。

（七）围手术期护理

1. 术前护理

1）评估

（1）现病史、既往史、家族史、药物过敏史、服药史、外伤史等，重点了解本次疾病的起病方式、经过、时间及就医情况。

（2）评估生命体征、瞳孔、意识状态、肢体活动、肢体感觉、吞咽功能、视力、视野、皮肤。

（3）评估患者伴随的症状情况，如头晕、头痛、呕吐及身体平衡情况。

（4）营养风险评估、基本生活自理能力评估、跌倒/坠床风险评分、压疮风险评分、VTE 风险评估等情况。

（5）患者的心理精神状态、患者及家属对疾病的认知情况、患者的家庭支持和对治疗的期望值。

2）护理

（1）心理护理。由于患者对疾病缺乏了解，对手术有恐惧感，因此，我们应主动与患者交谈，解释疾病的性质及危害性和手术的必要性，向患者介绍手术医师情况，让患者对医师充满信任感，减轻恐惧及疑虑，使其身心处于最佳状态下接受手术。

（2）病情观察。密切观察意识、瞳孔、脉搏、呼吸和血压的变化，注意原有症状是否加重，一旦发现有急性颅内压增高迹象，立即给予处理。

（3）基础护理。脑积水的患者多有头痛、头晕、步态不稳、意识障碍，以及尿、大便失禁等，故应加强基础护理，满足患者日常生活需求。取坐位或半卧位以减轻头痛。呕吐患者取侧卧位，头偏向一侧。患者躁动者给予适当约束和床档保护，应及时控制抽搐发作并防止患者发生意外。

（4）饮食护理。给予高热量、高蛋白质、高维生素饮食，少食多餐，或遵医嘱给予静脉营养治疗，以增强机体的抵抗力，提高对手术的耐受力。

（5）适当限制液体摄入量。原则上补液量每天不超过2000ml，应控制输液速度。保持排尿量每天不少于600ml，必要时记录24h出入量。

（6）保持呼吸道通畅。必要时行气管插管或气管切开术。

（7）避免引起颅内压增高的颅外诱发因素。如情绪激动、剧烈咳嗽、灌肠、呼吸不畅、便秘、尿潴留、躁动、屈颈等。

2. 术后护理

1）评估

（1）手术方式、麻醉方式、手术过程是否顺利，术中生命体征、补液量、尿量、出血、输血等情况。

（2）评估患者意识、瞳孔、生命体征、肢体运动的情况。

（3）评估伤口敷料情况。

（4）评估患者有无头痛、呕吐等颅内压增高症状或改善情况。

（5）评估手术后患者体位，术后患者可抬高床头15°～30°，并逐日坐起，尽早下床活动，如病情不允许下床，指导床上活动。

（6）评估用药情况，观察药物的作用及副作用。

2）护理

（1）术后体位：麻醉未清醒前取去枕平卧位，头偏向一侧，保持呼吸道通畅；患者意识清醒、生命体征平稳后给予抬高床头15°～30°。

（2）氧气吸入：给予中流量吸氧，及时清理呼吸道的分泌物或呕吐物，保持呼吸道通畅。在翻身或更换体位时需有两人合作，避免头部剧烈运动，防止对分流管产生牵拉作用。

（3）病情观察：严密观察患者意识、瞳孔、生命体征及四肢活动情况。如出现头痛、头晕、呕吐、烦躁不安、癫痫发作等症状，伴有血压升高、脉搏、呼吸变慢应立即报告医师，随时做好抢救的准备，防止脑疝发生。

（4）伤口护理：保持患者头部、腹部切口处敷料清洁、干燥，观察切口有无渗血、渗液，如果切口处不断有血液渗出，应及时报告医师给予处理。减少探视，保持病房环境清洁，预防切口感染。

（八）并发症的预防和护理

（1）感染：保持病房空气新鲜和床单位清洁、干燥，减少探视。严密观察伤口周围有无渗血、渗液，发现切口污染及时报告医师给予换药。指导患者勿触摸伤口，必要时可适当约束四肢。观察腹部情况，有无腹痛等腹膜刺激征。

（2）分流管堵塞：严密观察患者有无头痛、头晕、恶心、呕吐等颅内压增高的症状，经按压分流管阀门后症状未消失，应警惕分流管堵塞，及时报告医师，协助进行处理。指导患者定时更换体位，使分流管随肠蠕动自由伸直，防止折管堵塞。

（3）过度分流综合征：患者出现典型的体位性头痛，直立时加重而平躺后缓解。CT检查显示脑室变小。

（4）慢性硬膜下血肿或积液：多见于正常压力脑积水术后，多为采用低阻抗分流管导致脑脊液过度引流、颅内低压。

（5）脑脊液分流不足：患者术后症状不改善，检查发现脑室扩大仍然存在或改变不明显。主要原因是使用的分流管阀门压力不适当，导致脑脊液排出不畅。

（6）其他并发症：视神经损伤、分流管移位或断裂、脏器穿孔、肠梗阻、腹部积液等。

（九）知识拓展

癫痫、分流管移位或断裂、脏器穿孔、肠梗阻、腹部积液及腹膜炎等为术后近期及远期并发症，告知家属或患者需要持续关注及医院复诊。

（巫秋霞　贾阳）

二、脊髓栓系综合征

【摘要】脊髓栓系综合征（TCS）会引发排尿、排便功能障碍，双下肢运动感觉障碍，躯体畸形和疼痛等。此疾病多见于新生儿和儿童，需做好患儿家属心理护理，积极做好围手术期护理，术后加强病情观察、早期判断病情变化，适时进行康复训练，有助于提高患者生活质量。

【关键词】脊髓栓系综合征；术后护理；并发症护理

【学习目标】①掌握脊髓栓系综合征的概念、临床表现及体征；②掌握脊髓栓系综合征术后并发症观察与护理；③正确实施脊髓栓系综合征围手术期护理。

（一）定义

脊髓栓系综合征（tethered cord syndrome，TCS）又称脊髓栓系，是先天或后天因素导致异常组织牵拉脊髓，使其活动受限，造成脊髓圆锥张力异常增加，由此引发的一系列临床症状和体征。多见于新生儿和儿童，成人少见，女性多于男性。

（二）病因

（1）先天性脊柱发育异常：如脊膜膨出、脊髓裂、脊髓脊膜膨出等，由神经管末端的闭锁不全所引起。

（2）脊髓脂肪瘤及硬脊膜内外脂肪瘤：脂肪组织可以进入到脊髓的中心部，也可通过分离的椎弓与皮下脂肪组织相连接，将脊髓圆锥固定。

（3）潜毛窦：神经外胚叶与表皮外胚叶在局部形成的索条样组织从皮肤通过皮下、脊椎，造成对脊髓圆锥的栓系。

（4）脊髓纵裂：脊髓被左右分开，有硬脊膜管伴随着分裂和不分裂这两种类型。

（5）终丝紧张。

（6）神经源肠囊肿：脊索导管未闭而导致肠管的肠系膜缘与脊柱前方的组织形成交通的状态。

（三）临床症状及体征

（1）疼痛：为成人 TCS 最常见的症状，表现为难以描述的疼痛或不适，其特点为可放射但无皮肤节段分布。范围可包括直肠肛门部、臀中部、尾部、会阴区、腰背部和下肢。下肢疼痛常分布广泛，超过单一神经根支配区，也有单侧根性分布，直腿抬高试验阳性，有时可与腰椎间盘突出症相混淆，疼痛常因久坐、身体过度屈曲等引起，较少有咳嗽或扭伤后加重。

（2）运动功能障碍：可表现为上运动神经元损害或下运动神经元损害。前者表现为下肢痉挛性瘫痪，肌张力增高，腱反射亢进等；后者表现为下肢软瘫，肌张力降低，肌肉萎缩，腱反射减弱甚至消失。患者常主诉进行性下肢无力和步行困难。

（3）感觉障碍：主要是鞍区皮肤感觉麻木或感觉减退。由于 TCS 的损害主要发生于灰质，白质功能完整，因此 TCS 患者很少有明显的感觉障碍。

（4）膀胱和直肠功能障碍：脊椎圆锥最接近尾端，且是脊髓直径最细的部分，在其受牵拉时最易受伤，因此大小便失禁较运动、感觉障碍较早发生不可逆的损害。膀胱和直肠功能障碍常同时出现，前者包括遗尿、尿频、尿急、尿失禁和尿潴留，后者包括便秘和大便失禁。

（5）腰骶部皮肤异常：90% 儿童患有皮下肿块，50% 有皮肤变道、管膜膨出、血管瘤和多毛症。有 1/3 的病儿皮下脂肪偏侧生长，另一侧为脊膜膨出。腰骶部肿块可很大，因美观问题引起家长重视。个别患儿腰部可有皮囊，形成尾巴。

（6）肌肉骨骼畸形：包括脊柱侧弯、脊柱过度前凸、高弓足、锤状趾；脊柱侧弯和前凸是椎旁肌肉的功能性适应改变了脊柱的弯曲。高弓足和锤状趾显然是因为一些肌肉的无力（由于脊髓病变）造成足与趾指抗肌平衡失调所发。这种肌肉力量的失衡类似于尺神经损伤引起的爪形手。

（四）辅助检查

（1）MRI：是诊断 TCS 的首选方法。MRI 对不同组织具有良好的分辨力，可清楚显示脊髓的位置和形态，发现脂肪瘤和增粗的终丝，明确圆锥位置，并且还可以发现脊髓空洞症、脊髓纵裂及其他畸形，对 TCS 的诊断有极大帮助，但 MRI 价格昂贵不易普及，对小儿需用镇静剂，且不能动态观察硬膜搏动。

脊髓栓系综合征手术前后 MRI 对比如下（图 5 - 46、图 5 - 47）：

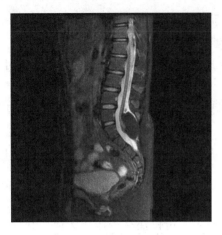
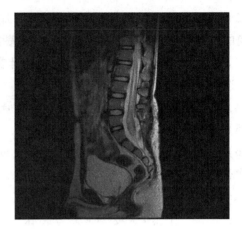

图 5-46　脊髓栓系综合征术前　　　　　图 5-47　脊髓栓系综合征术后

（2）B超：超声观察圆锥运动是诊断、随访 TCS 的最好方法，既可预测疗效，又可对复发患儿进行早期诊断。对低年龄的患儿因椎管后部结构尚未完全成熟和骨化，B超可显示脊髓圆锥。

（3）CT及X线平片：目前X线平片检查仅用于了解有否脊柱侧弯畸形和术前椎体定位。

（4）影像尿动力学：可客观反映神经性膀胱尿道功能障碍的类型、性质、病变程度，预测上尿路的损害，为临床提供客观依据，已成为判断手术疗效的客观指标。

（五）治疗原则

（1）保守治疗：TCS 的保守治疗仅限于对症治疗。包括功能锻炼，肌肉松弛药物止痛剂等，成人患者应避免剧烈运动、腰骶段脊柱的反复屈伸及负重等，来避免脊髓进一步受到牵拉。

（2）手术治疗：脊髓受牵拉或本身的持续高张力导致脊髓组织缺血损伤，引起相应的神经功能障碍。针对致病机制，手术解除脊髓牵拉或改变高张力状态为本病最有效的治疗方法。

（六）围手术期护理

1. 术前护理

1）评估

评估患者双下肢肌力、排便、排尿情况，骶部皮肤情况，心理状态和家庭支持情况，治疗经过，个人身体情况等。

2）护理

（1）协助患者完善相关术前检查，交叉配血，以备术中用血，进行抗生素皮试，以备围手术期用药。

（2）定时开窗通风，保持病房环境空气新鲜及适宜的温度、湿度，告知家属避免过度探视；根据情况给予高蛋白、高热量、高维生素、低脂肪、易消化、少渣饮食，保证充足营养。

（3）皮肤护理。

①病变部位皮肤：观察患者腰骶部有无肿物及皮毛窦，对合并脊髓脊膜膨出的患者，观察局部有无包膜破溃及感染征象。术前备皮时，护理人员应认真、细心，特别注意对皮毛窦区皮肤的处理，防止皮肤破损。

②会阴部皮肤：由于术前多数患者存在不同程度的二便功能障碍，因此做好会阴部的皮肤清洁护理也很重要。指导患者每次便后用温水清洗会阴部，尤其是肛门周围皮肤的清洁，保持会阴部的清洁干燥，预防皮肤湿疹的发生。

③下肢皮肤：对下肢有感觉功能减退或消失者，嘱患者禁用热水袋、冷水袋，根据天气变化及时增减衣服，不能自行翻身者协助其翻身，避免局部烫伤、冻伤或压疮的发生。

（4）体位。手术时需俯卧于手术台上，术后也多需俯卧位，伤口压盐袋。因此术前要进行俯卧位的训练。术前 1～2d，护理人员指导患者俯卧于病床上，进行俯卧位的练习。护理人员注意评估患者俯卧位的坚持时间，并进行记录，以便术后对患者进行有针对性的护理。患者的练习时间循序增减，以不出现身体不适为宜，使患者提前熟悉并适应手术及术后的卧位。此外，应注意根据患者的身体情况及需要在胸前、骨隆凸处等地方垫软垫、软巾，以增加患者的舒适度。

（5）肠道准备。术前 6～8h 禁食禁水，保持胃肠道的清洁，以免麻醉中误吸。

（6）心理护理。患者入院后积极与患者及家属进行沟通，用通俗易懂的语言介绍该病的病因、术后恢复程度，使患者及患者家属做好心理准备，积极配合治疗和护理，减轻患者及家属紧张、恐惧、焦虑的情绪。向患者介绍现住院患者手术成功的案例，使其相互交流经验，树立战胜疾病的信心，从而积极主动地配合医务人员，以最佳状态接受治疗与护理。

2. 术后护理

1）评估

评估包括患者骶尾部伤口、双下肢肌力、各种管道、生命体征、排便、术中情况、患者心理和家庭支持情况等。

2）护理

（1）体位：术后 6h 去枕平卧位，之后以轴线翻身，及时清洁骶尾部皮肤，预防压疮。

（2）观察并记录病情变化：密切观察生命体征，观察患者下肢皮肤的颜色、温度和感觉及运动恢复情况。尤其要观察患者足趾和踝关节的屈伸活动情况，并与术前进行对比，动态观察患者神经功能的恢复情况，注意引流液的颜色、量和性质。若出血、渗液量增多或疼痛加剧，应及时报告医师并处理。

（3）切口：观察手术切口敷料有无渗液，注意渗液的性质、量、颜色，渗液后及时更换敷料。

（4）饮食：术后能进食时，饮食宜营养丰富，如蔬菜、蛋类、豆制品、水果、鱼汤、瘦肉等，忌食生冷、辛辣、刺激饮食。

（5）康复锻炼：患者术后卧床时间较长，为防止关节僵硬，预防下肢静脉血栓的发生，术后第一天开始指导患者进行床上肢体的主动及被动锻炼，如踝泵练习、小腿（向上）屈曲运动、膝关节的屈曲运动等，防止神经的再粘连、栓系同时也可预防术后肌肉萎缩及深静脉血栓，为患者日后下床活动打下良好基础。

（七）并发症观察与护理

（1）体温过高：手术创口的组织分解产物被吸收或血性脑脊液刺激发热中枢，均可直接或间接引起术后发热。排除其他感染的情况后，遵医嘱予抗生素抗炎对症治疗，37.5～38.4℃的患儿给予物理降温，如温水擦浴，超过38.5℃给予药物降温。术后保持呼吸道通畅，各项操作尽量集中进行，并严格遵守无菌操作原则，同一病种安排同一病房，避免交叉感染。

（2）伤口裂开：常见于年龄较小患儿，病情稍平稳后不愿长期卧床导致伤口裂开，及时告知医师后给予缝合消毒包扎处理，做好健康宣教。分析该患者伤口裂开的原因，科室根据患儿身长及髋关节的宽度制作内胆为海绵的枕头，两侧靠近腰部到臀部处有高于枕头平面20cm×15cm围栏软枕墙，软枕外制作相对应形状的纯棉枕套，根据其污染程度及时更换枕套，并进行统一消毒。家属可将患儿俯卧放置枕头上或抱在怀中在房间内进行活动，一方面可以改善患儿长期卧床的厌烦感，另一方面也可预防家属在抱置过程中由于体位的变动出现没有枕栏而坠床的情况发生。两面的软枕墙可适度固定患儿的臀部，从而避免臀部过度扭动后伤口裂开，对于男患儿，在其俯卧位相对应的生殖器枕面下方环形挖一处低于平面的小洞口，可以预防生殖器压力性损伤。

（3）脑脊液漏：观察切口敷料，引流管渗出物性质、量和敷料干洁程度，观察患者有无头痛、恶心、呕吐等低颅压的表现，监测患者生命体征。术后返回病房，采取头低足高俯卧位，保持3～5d，指导患者俯卧位时头部偏向一侧，保持呼吸道通畅，以免发生窒息，下腹部垫一软枕抬高臀部10～20cm，以减少或防止脑脊液漏。不能耐受者取俯卧位与半俯卧位交替进行，其中俯卧1h，半俯卧30min，二者依次交替。如发现敷料浸湿，立即通知医师，更换伤口敷料。

（4）切口感染：观察切口部位皮肤，包括切口局部有无红肿、压痛，体温是否升高等，在患者进行卧位时将其臀部抬高，避免切口被压迫或污染。

（5）脂肪液化：手术切口脂肪液化主要与患者年龄、肥胖程度及高频电刀使用等因素相关。切口脂肪液化也可影响手术伤口愈合，增加术后感染率，延长住院时间，增加患儿家属经济负担。术后严密监测切口变化，如切口出现大量黄色液体，则要考虑切口是否发生脂肪液化。发生脂肪液化，需及时通知医师更换敷料，保证敷料干洁，并加强切口张力的观察。

（6）切口愈合延迟：主要诱因是切口下部皮肤神经营养不良，愈合能力差，加上骶尾部容易被粪便污染，创面较常见到糜烂渗出，所以创面护理是脊髓栓系手术的重要组成部分。术前清洁皮肤，术前30min应用抗生素，手术超过4h追加1次，术后继续应用抗生素。术后给予头低足高位，严密观察病情变化，如体温变化及切口敷料有无渗血渗液，有无红肿热痛。手术切口敷料外可加盖无菌透明薄膜，防止大小便污染。加强大小便管理，留置导尿管者，妥善固定，保持引流管通畅；会阴护理，每天 2 次。未给予导尿者，指导家属大小便后及时清理更换。术后给予高蛋白、高热量及粗纤维食物，如瘦肉、牛奶、鸡蛋及新鲜蔬菜水果，避免产气食物。鼓励患者多饮水，以软化大便，保持大便通畅。

（7）再栓系：当 TCS 术后出现神经损害症状或原有症状进一步加重，应考虑是否有瘢痕粘连造成继发性脊髓栓系，即再栓系。术后观察排大小便情况，与术前比较有无改善或加重。了解肛门括约肌功能，指导患儿进行肛门括约肌功能训练。必要时给予开塞露通便。注意观察患儿双下肢是否出现活动无力或减少，指导并协助家长给患儿做下肢按摩，由肢体远端向近端进行，手法轻柔，每日 4 次或 5 次，每次 10～20min。下肢各个关节的屈曲和旋转，特别是踝关节的背伸和跖屈，每日 3 次，每次 30 下，使肌肉收缩，促进神经功能恢复。直腿抬高练习，从最初的 20°开始，每天 2 次，每次 20 下，逐日增大抬高幅度，以防神经后根粘连。下肢功能训练，有助于改善下肢肌肉的血液循环，防止肌肉萎缩和关节挛缩。早期肢体的伸屈训练可以有效预防再栓系。

（八）知识拓展

患者术后持续保持大便通畅，排便时避免蹲姿，也避免排便时间过长，防止骶尾部伤口裂开。

（王晓艳　刘丹　郑敏）

三、小脑扁桃体下疝畸形

【摘要】小脑扁桃体下疝畸形虽不是恶性疾病，可是由于手术操作困难，损伤风险大，术后并发症发生率高，容易造成生活质量下降，甚至危及生命，通过针对性的护理可以预防或降低并发症所带来的不良后果。

【关键词】小脑扁桃体下疝畸形；围手术期护理；护理

【学习目标】①熟悉小脑扁桃体下疝畸形的概念、临床表现及处理原则；②掌握小脑扁桃体下疝畸形常见术后并发症的护理；③正确做好小脑扁桃体下疝畸形患者围手术期护理。

（一）定义

小脑扁桃体下疝畸形（arnold-chiari malformation，ACM）又称 Chiari 畸形（Chiari malformation，CM），是后颅凹中线结构在胚胎期的异常发育致使小脑扁桃体嵌入枕骨大孔内而引起延髓、上颈髓受压，颅内压增高所表现的一组综合征。

（二）分型

1. 按解剖分型

小脑扁桃体下疝畸形分型如表 5-19 所示。

表5-19 小脑扁桃体下疝畸形分型

病理分型	主要特征
Ⅰ型	最为常见，属先天性后脑发育异常，致使部分后脑组织向下移位的畸形疾病。其特征在于小脑扁桃体下部经枕骨大孔进入上段颈椎，有时伴有项颈交界处的骨畸形，如颅底凹陷症和脊柱侧弯等。诊断标准为单侧小脑扁桃体下端疝入枕骨大孔平面5mm以上，或双侧3mm以上，而延髓和四脑室位置正常。多见于儿童及成人
Ⅱ型	Ⅱ型是在Ⅰ型基础上，有延髓、脑桥下部向下移位，第四脑室下移延长；大多数患者合并脊髓空洞和脑积水，多见于婴儿
Ⅲ型	Ⅲ型是最严重的一型，其主要表现为小脑、延髓及第四脑室疝入枕部或膨出的上颈段的硬膜囊中，多见于新生儿及婴儿
Ⅳ型	Ⅳ型主要表现为严重的小脑发育不全或缺陷，脑干发育小，后颅窝充满脑脊液，但不向下膨出，常于婴儿期发病
0型	是一个新的亚型。也可能是静态影像学上未发现的间歇性小脑下疝。患者小脑下疝很少（＜3mm）或没有，但对颅颈减压术有反应，可伴有脊髓空洞症、脑脊液动力学改变或后颅窝容积减小

2. 按临床表现分型

（1）以MRI所见及临床表现将Chiari畸形分成A、B两型。其中小脑扁桃体下疝伴有脊髓空洞者为A型，伴有无脊髓空洞者为B型。

（2）根据患者症状、体征、MR可将Chiari畸形分为五种类型。A型无症状和体征，B型仅有脑干受压表现，S型仅有脊髓空洞表现，BS型（B型加S型）脑干受压和脊髓空洞同时存在，BSX型脑干受压伴无症状脊髓空洞。

（三）发病机制

自从Chiari畸形被发现后的一百多年间，尽管不断的深入和研究，但对其病因、发病机制仍不完全清楚。可能的病因包括家族遗传因素、营养物质缺乏、过度饮酒等。多数学者认为是中胚层体节枕骨部发育异常导致枕骨发育不良，造成后颅窝狭小，导致后颅窝内的小脑、脑干和后组颅神经受到挤压，小脑幕向上漂移及小脑扁桃体下疝等继发性改变，枕骨大孔堵塞，局部蛛网膜粘连和枕大池狭小，第四脑室正中孔和侧孔阻塞，脑脊液循环障碍，从而出现相应的临床症状，如脑干、小脑、后组颅神经和颈部神经及颈髓症状，甚至脑积水等。

（四）临床表现

小脑扁桃体下疝畸形起病缓慢，女性多于男性；临床表现多样且复杂，患者可出现短颈等外貌改变，部分患者亦可出现呼吸困难及声音的改变。临床表现主要有以下5类。

（1）颅脊神经受压型：由于小脑扁桃体、四脑室下疝或伴有颅底凹陷，相应的后组颅神经及上颈段神经根被牵拉成角，出现最常见的症状为疼痛，一般为枕部、颈部和臂部疼痛，呈烧灼样放射性，少数为局部性，通常呈持续性，颈部活动时疼痛加重；还有面部麻木、视物模糊、角膜反射迟钝、声嘶、咽反射迟钝等症状。

（2）脊髓中央受损型：因延髓上颈段受压、脊髓空洞等，以肩胛区痛觉分离型感觉障碍、偏瘫、四肢瘫痪及肌肉萎缩为主要表现。

（3）锥体束型：其症状及体征包括肌肉僵直和（或）痉挛，反射亢进等。

（4）小脑受损型：表现为步态不稳、共济失调、眼球震颤等。

（5）颅内压增高型（可为发作性）：脑组织受压引起脑水肿，可以有头痛、呕吐、眩晕、颈项强直（运动、咳嗽时加重）等。

（五）神经影像检查

（1）MRI：是目前诊断 Chiari 畸形的最佳影像学检查方法。其组织分辨力高，多方位、多参数成像，能清晰显示颅颈联合部解剖结构，大大提高了对本病的检出率，为本病诊断提供了可靠的依据，特别是高场强磁共振机对 Chiari 畸形分型的诊断及随访具有重要的应用价值。小脑扁桃体下疝畸形手术前后 MRI 对比如下（图 5 - 48、图 5 - 49）。

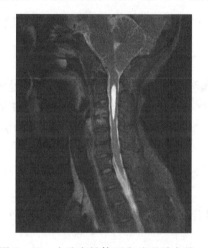
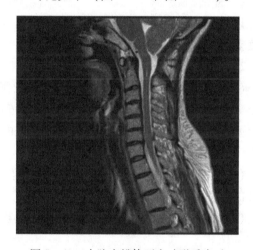

图 5 - 48　小脑扁桃体下疝畸形手术前　　　图 5 - 49　小脑扁桃体下疝畸形手术后

（2）CT：可显示有无脑积水、小脑发育异常、脊髓空洞症等情况，矢状位重建可显示小脑扁桃体下疝情况。与 MRI 相比，CT 的优势在于显示颅底凹陷症以及颅颈交界处骨骼发育异常。

（3）头颅及颈椎 X 片：仅显示骨骼畸形情况，对本病诊断起辅助作用。

（六）治疗原则

小脑扁桃体的下疝是先天发育造成的，脊髓空洞是后天形成的，其治疗法则便是对阻塞的蛛网膜下腔进行处理，使得脑脊液可以流畅循环。对该病主要采取手术治疗方式，该病进行保守治疗的效果不明显。手术治疗目的是解除枕骨大孔对小脑、脑干脊髓等神经结构的压迫，重建通畅的脑脊液循环通路，缓解脑积水，解除脊髓受压，恢复脊髓功能。

目前临床上广泛应用的手术方式有以下几种。

（1）后颅窝减压术（posterior fossa decompression，PFD）：在实际操作中，它的主要方法是切除部分枕骨和颈 1 至颈 4 椎板，充分减压并剪开硬膜，有效地扩大颅后窝。主要步骤包括硬脑膜减压、骨性减压等。

（2）颅后窝重建术：颅后窝重建术也称为颅后窝减压并硬脑（脊）膜成形术。这种手术方式是改良颅后窝减压术而形成的。在保证患者蛛网膜完整的基础上对后颅窝充分减压，并在显微镜下"Y"形切开硬脑膜，用人工可缝合硬脑膜，扩大修补切口，悬吊 3 至 4 针形成帐篷状，以保持脑脊液通畅。

（3）枕大池重建术：有学者提出术中在扩大患者的颅后窝的同时，重新建造被堵塞的枕大池，从而更有效地形成患者的脑脊液循环。与以上 2 种手术方式完全不同，手术过程是小范围的骨性减压，先切开患者的硬脑膜及蛛网膜，在软脑膜的下方切除小脑扁桃体的一部分，促进脑脊液的循环，最后修补、缝合硬脑膜。并不需要扩大患者的颅后窝，这种手术的范围小，对患者的损伤小，手术过程向微创的方向发展。

（七）围术期护理

1. 术前护理

1）评估

评估包括患者四肢肌力、四肢感觉情况、治疗经过、身体状态、患者心理和家庭支持程度等。

2）护理

（1）心理护理：护理人员主动和患者及家属沟通，给患者讲解术前准备和注意事项，并指导患者自我放松和心理疏导；进行健康知识宣教，让患者认识到积极治疗和主动配合的重要性；帮助患者减轻压力，和患者交流的态度要和蔼、语气轻柔，要站在患者的立场上思考问题，尽量满足患者的需求。

（2）环境：病房保持安静，室内空气清新，给患者提供一个舒适的环境，让患者以最佳的心理面对手术。

（3）术前准备：备血，行血常规、心电图及药敏试验。手术前一日剃头和后颈部备皮。

（4）饮食：注意饮食搭配，多食蔬菜、水果及含纤维丰富的食物，保持大便通畅；告知患者禁烟、禁酒，防止呼吸道分泌物过多。术前禁食、禁水 8h。

（5）叮嘱患者术前练习深呼吸、咳嗽、排痰及床上大小便，肢体感觉障碍的患者注意防烫伤和防冻伤。指导患者做翻身练习，并做好充分的口腔准备。

（6）对于情绪不稳定的患者，术前一天晚上遵医嘱给予助眠药口服，保证患者充足睡眠。

2. 术后护理

1）评估

评估包括患者伤口、四肢肌力及感觉、各种管道、术中情况、患者呼吸及吞咽情况、心理及家庭支持程度等。

2）护理

（1）生命体征的观察：注意观察患者的神志，持续心电监护，严密观察患者的呼吸、心率和血压。持续低流量吸氧使血氧饱和度维持在 95% 以上，严密观察呼吸频率、节律、深浅的变化，询问患者有无心慌、气短等现象，观察嘴唇的颜色，判断有无缺氧征象。

（2）保持呼吸道通畅，鼓励患者咳嗽：遵医嘱给予氧气雾化吸入，及时清除呼吸道痰液和分泌物，确保呼吸道通畅，尤其在夜间应密切注意患者有无呼吸暂停。

（3）体位的护理：术后去枕平卧位，为保持颈枕关节的稳定性，防止错位或脱位，确保颈部勿扭转、弯曲。手术后6h给予轴线翻身，以防止发生压疮，并为患者做屈膝屈肘等运动，仔细观察患者指趾的感觉活动，与术前比较神经功能恢复状况。

（4）神经功能的观察护理：①严密观察患者的四肢感觉运动功能，如有肢体感觉缺失、肌力下降或者病情反复，及时告知医师，并向患者解释清楚，使患者对所患疾病有所了解，缓解患者紧张焦虑的心情。②严密观察患者的咳嗽反射，如果咳嗽无力，要及时告知医师，必要时行气管切开，以防误吸后引起严重的吸入性肺炎。对于不能吞咽的患者需要行鼻饲进食，术后次日即可鼻饲流质饮食，做好口腔护理。吞咽功能恢复后可逐渐过渡到自行进食，患者第一次进食时，护士须观察患者有无出现呛咳及吞咽困难，以防误咽或窒息。进食后如无明显不适，可再逐渐进食半流食并过渡到普通饮食。③护具的佩戴与护理，保持颈部的稳定性是术后恢复的关键。术后可通过宣传册、宣教视频等方式教会患者及家属佩戴颈托，做好相关宣教工作。在搬动患者、半卧位坐位或立位时都要佩戴颈托，特别是翻身或需搬动患者时，要佩戴颈托并保持患者的头、颈、胸、躯干在同一纵轴上，避免扭曲旋转。佩戴颈托时要注意松紧度，过松会使颈部固定不牢固，过紧会使患者感觉呼吸不畅或给颈部皮肤造成压伤。在颈托内垫上无菌小棉垫，既可吸汗又可避免颈托直接与皮肤接触，增加患者的舒适感，防止伤口感染。

（八）并发症观察及护理

（1）体温过高。术后发热是 Chiari 畸形术后最常见的并发症，大多体温37.5～38.5℃，吸收热多发生在术后1周内，其发生主要与手术创伤导致组织液化坏死，坏死组织吸收入血，使机体某系统激活并释放内源性致热源。预防术后吸收热的重要措施是术中尽可能地减少脑组织创伤，早期行腰穿检查并尽量多地放出血性脑脊液，必要时进行腰大池持续引流。

（2）脑脊液漏。脑脊液漏导致的枕部皮下积液是指 Chiari 畸形术后，于骨窗区皮瓣下出现脑脊液聚集，并引起后颅窝颅内压升高。临床上可引起头痛、发热、强迫头位、颅神经症状、共济失调、脑脊液渗漏等症状或体征。局部积液引起发热，考虑可能与术区损伤的坏死组织在局部积聚，吸收入血后释放内源性致热源有关。

（3）颅内感染。颅内感染是 Chiari 畸形术后最主要的并发症，导致并发症发生的因素是多方面的。

①Chiari 畸形患者手术体位相对较为复杂，手术暴露较为困难，且后颅窝硬膜有相对丰富的静脉窦，一旦破裂，止血相当困难，再加上硬膜需扩大修补并严密不透水缝合，这就延长了手术时间，增加了术后感染的发生率。

②由于枕外粗隆处皮下组织少，无肌肉保护，况且术中切除枕骨鳞部，肌肉与硬膜之间也形成腔隙，因此，极易形成皮下积液及切口脑脊液漏，造成颅内外沟通使病原菌进入颅内引起感染。

③植入性材料，包括止血纱、明胶海绵、人工硬膜、耳脑胶及骨腊等可能会引起一定的排斥反应与炎症反应，一旦病原菌附着在材料表面，即使术后应用抗菌药物也难以发挥有效的抗菌作用，使颅内感染迁延不愈。

（4）后组颅神经麻痹是由于小脑扁桃体两侧与后组颅神经粘连严重，有些患者术前已存在饮水呛咳或吞咽困难，术中切除小脑扁桃体时的热灼伤和分离粘连带时对后组颅神经的牵拉均可使术后患者症状加重。评估患者咳嗽反射，如果咳嗽无力要及时告知医师，必要时行气管切开。对于不能吞咽的患者需要行鼻饲进食，术后次日即可鼻饲流质饮食，做好口腔护理，每日 2 次。每日进行吞咽功能评估，根据吞咽功能制定患者饮食途径。

（九）知识拓展

小脑扁桃体下疝畸形常合并脊髓空洞，也可引起脑脊液循环障碍导致脑积水，并常伴随其他颅颈区畸形，如脊髓脊膜膨出颈椎裂和小脑发育不全等。

（王晓艳　刘丹　郑敏）

四、颅内蛛网膜囊肿

【摘要】颅内蛛网膜囊肿属于先天性良性病变，由胚胎发育异常或者组织异位发育所致，囊壁为蛛网膜、神经胶质或软脑膜，囊液呈透明或微黄样脑脊液。囊肿多位于脑表面、脑裂及脑池部，以颞部单发常见，临床表现与囊肿压迫周围脑组织或颅骨有关，如轻度慢性头痛、颅骨向外膨隆，极个别者出现癫痫；亦可无任何症状。

【关键词】颅内蛛网膜囊肿；临床表现；治疗原则；评估；护理

【学习目标】①掌握颅内蛛网膜囊肿的定义，常见的临床表现、治疗原则；②掌握颅内蛛网膜囊肿围手术期的护理评估内容；③正确实施颅内蛛网膜囊肿患者的围手术期护理。

（一）定义

颅内蛛网膜囊肿（intracranial arachnoid cyst，IAC）是一种多见的发育性中枢神经系统病变，由包裹脑脊液的异常蛛网膜结构形成，好发于儿童；大多数 IAC 处于无症状稳定状态，通常在影像检查时被偶然发现，并时常见于癫痫患者。IAC 是中枢神经系统一种比较少见的良性疾病，约占颅内占位性病变的 1%，好发于青年男性，与蛛网膜关系密切，囊液常无色、清亮，似脑脊液，幕上居多，约占 80%，其中外侧裂区占 50%。

（二）病因

发生机制仍然不明确，目前主要认为 IAC 是由于在蛛网膜发育的早期因脑脊液流入而形成的小囊。

（三）临床表现

（1）头痛头晕、恶心呕吐等。

（2）癫痫症状。

（3）神经功能障碍，如认知障碍、偏瘫、共济运动障碍、面部麻木、复视、视力下降及肢体功能障碍。

（4）局部颅骨骨质变薄膨隆。

（5）视力衰退、内分泌障碍、三叉神经痛、耳鸣等。

（四）神经影像学检查

1. 超声检查

主要用于凶门未闭的婴儿检查，可清楚地显示 IAC 及其伴发的脑积水、脑组织移位或相应的占位效应，并可在妊娠晚期发现胎儿 IAC，甚至有报道说可在妊娠后 13 周就发现胎儿的 IAC。

2. CT 检查

CT 扫描显示 IAC 为边界清楚充满囊液的囊性病变，增强扫描无强化表现，囊液的信号与脑脊液一致，周围组织无明显水肿。CT 还可以很好地显示发育不良的脑组织、变薄膨隆的颅盖骨、是否合并脑积水及脑室受压等情况。

3. MRI 检查

MRI 是 IAC 的首选检查方法，既可提供清晰的三维空间影像及组织关系，还有很高的分辨率。主要表现 T1 像呈均匀低或等信号，若呈高信号则提示囊液含高蛋白，多由于囊内陈旧性出血或继发性感染所致；T2 像呈高信号，与脑脊液信号相同，囊肿边界清楚，增强扫描无强化，周围无水肿影，部分可以看到脑组织受压移位（图 5 - 50）。

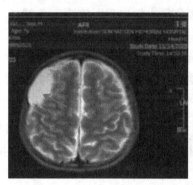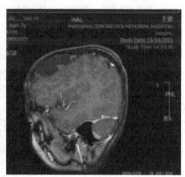

图 5 - 50　右侧额叶蛛网膜囊

（五）治疗原则

近年来，随着 MRI 的发展，IAC 的检出率逐渐增多，MRI 已作为 IAC 的主要确诊手段，但对于 IAC 是否需要手术目前还没有统一标准。有的医师以有无临床症状来决定是否手术；有的以 CT 影像来判断，囊肿大于 3cm 或脑组织受压移位即选择手术。术前有症状、腰穿颅内压高的 IAC 患者具有绝对的手术指征。手术方式：囊肿 - 腹腔分流术（cystoperitoneal shunt，CPS）；开颅囊肿切除术 + 脑池沟通术；神经内镜下囊肿切除术 + 脑池沟通术。

（六）围手术期护理

1. 术前护理

（1）评估：包括评估患者的健康史生命体征、意识状态、瞳孔、肌力及肌张力、运动感觉功能及有无癫痫等。评估患者的头颅 CT、MRI、心电图及相关实验室检查、患者手术方式等。

（2）护理：按照开颅手术条件和要求做好术前各项准备，如实验室资料、影像学资料。术前日皮肤准备，术前晚胃肠道准备。

2. 术后护理

（1）评估：包括生命体征、意识、瞳孔的观察，颅高压症状的观察，主要表现为头痛、呕吐和视乳头水肿为颅内压增高的三大主要症状，评估伤口及各种管道情况。

（2）护理。

①躁动不安常是颅内压增高，脑疝发生前的征象。

②急性疼痛的护理：观察记录患者头痛发作的性质、次数、持续时间、伴随症状。取舒适体位，与患者聊天以分散其注意力，必要时，遵医嘱给予止痛药，观察记录用药后效果。

③有误吸风险的护理：术后麻醉清醒前去枕平卧，术后评估患者吞咽功能，根据患者吞咽情况指导患者饮食，注意进食体位、喂食方法等，向患者及家属进行预防误吸的健康宣教。

④观察伤口有无渗血、渗液，发现后及时通知医师更换敷料，预防感染。

⑤保持引流管固定通畅，观察引流液的颜色等，如出现引流液颜色鲜红，应及时通知医师，必要时复查头颅CT。

⑥发热护理：颅内蛛网膜囊肿患者术后常出现低热、中热现象，鼓励患者多进食蛋白质丰富食物，体温升高时给予物理降温，鼓励尽早下床活动。

（七）并发症的观察及护理

（1）颅内出血：患者在术后出现低颅压桥静脉撕裂时，若出现少量的积液或出血，且未出现明显的疾病症状，则可不实施特殊处理；若患者的症状明显或出血量、积液量较多，则须实施钻孔引流干预。

（2）颅内感染：术后监测患者体温的变化，如术后出现发热，脑膜刺激征阴性，为其实施对症干预即可。若患者持续处于高热的状态，且存在脑膜刺激症状，应充分对颅内感染进行考虑，为其实施腰穿脑脊液、细胞学等检查确诊，加强其抗感染的力度。

（3）水钠平衡紊乱：术后监测患者尿量，定期检测电解质的变化，对血钠水平以及尿量进行检测，若发现其出现低钠症状或尿量急剧增加的情况，应及时报告医师进行有效的处理。

（八）知识拓展

（1）IAC通过头颅MRI检查发现无症状的神经结构性异常的发生率可达18%，其中IAC的发生率为0.5%～2.6%；IAC的发病部位，以中颅窝最为常见，占34%～73%，其次是脑室枕大池等部位。绝大部分IAC保持稳定状态，少数IAC体积会随着年龄逐渐增大。

（2）后颅窝蛛网膜囊肿是颅内蛛网膜囊肿依部位分类的一种特殊类型，占颅内蛛网膜囊肿的5%～10%，是除中线部位囊肿外第二常见的囊肿。

（吴惠文　高艳春）

五、脊髓空洞症

【摘要】脊髓空洞症是一慢性、进行性病变，临床表现为受累的脊髓节段神经损害症状以及痛觉、温觉减退甚至消失而深感觉保存的分离性感觉障碍，兼有脊髓长束损害的运动障碍及神经营养障碍。

【关键词】脊髓空洞；围手术期护理；并发症

【学习目标】①熟悉脊髓空洞症的定义、成因、辅助检查及治疗原则；②掌握脊髓空洞症的临床表现；③正确做好脊髓空洞术后病情观察与护理。

（一）定义

脊髓空洞症（syringomyelia，SM）在磁共振成像（MRI）中被形态学定义为在脊髓和（或）延髓的实质内存在单个或多个充满液体的空洞；它被分类为罕见病。大约50%的脊髓空洞症患者有严重的神经损伤和完全丧失独立性的慢性进行性残疾。

（二）病因

脊髓空洞症好发于颈胸段，大部分与Chiari畸形有关，其发病机理尚不清楚。目前被多数人认可的有以下几种学说：

（1）Gardner的流体动力学说（水锤效应）：梗阻导致后颅窝脑脊液产生压力梯度，脑脊液搏动冲击脊髓中央管，逐渐形成SM，该理论应用最广。

（2）压力分离学说：1969年，Williams提出颅内与椎管内压力分离学说，认为反复突然的颅内静脉压增高导致颅内压骤然上升，促使脑脊液进入开放的脊髓中央管，慢慢扩张形成脊髓空洞。

（3）渗透学说（Heis-Oldfield理论）：枕骨大孔区闭塞导致心脏收缩期的脑脊液搏动传递至血管周围间隙，使细胞外液增加，聚合后形成脊髓空洞（例如通过脊髓实质）。

（4）脊髓微管学说：脊髓在发育过程中有微管的残留，到成年时逐渐扩大形成空洞。

（三）临床表现

（1）感觉障碍：节段性或分离性感觉障碍（痛、温觉消失或减退，深感觉存在）。

（2）运动症状：上肢因下运动神经元损害出现肌萎缩、肌力和肌张力下降，早期以手部肌为主，严重时出现爪形手，下肢因上运动神经元损害引起轻度瘫痪、肌张力增高、跛行，后期可能出现脊柱侧弯。

（3）后组颅神经麻痹：出现吞咽困难、饮水呛咳、声音嘶哑、咳嗽无力、呼吸不畅。

（4）自主神经损害症状：少汗，皮温低，指端发紫，指甲过度角化、萎缩、无光泽，晚期大小便障碍。

（四）神经影像学检查

（1）MRI是首选检查方式。可在矢状位和轴位上显示解剖结构。应行颈椎、胸椎（无或有增强扫描，以排除肿瘤）及脑MRI检查，可纳入颅颈交界区（以排除Chiari畸形和脑积水）。脊髓空洞可能存在非交通性通道，常见于外伤性脊髓空洞，因而较为复杂。脊髓空洞症手术前后MRI对比如图5-51、图5-52所示。

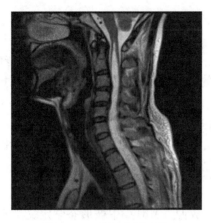
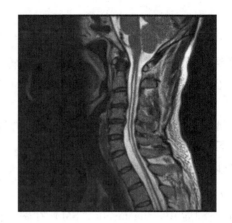

图5-51 脊髓空洞术前　　　　　　　图5-52 脊髓空洞术后

（2）CT：平扫和脊髓造影（使用水溶性造影剂），脊髓内部呈低衰减区表现。

（3）脊髓造影：极少单独使用，通常与CT联合应用。单独使用时，常无异常（假阴性）结果，在病变区域呈现部分至完全梗阻；碘造影剂检查可显示脊髓呈梭形增宽，而空气造影检查可能显示脊髓塌陷。造影剂可能缓慢进入腔内。

（五）治疗原则

1. 治疗指征

若患者无症状与体征，仅仅只有小脑扁桃体下疝，属于Pillay B型或Bindal A型者，可以继续随访观察；而其余的类型患者均应该接受手术治疗。手术的主要目的是阻止或减缓病情进展，缓解脑积水，降低脊髓张力和略微改善脊髓功能，而无力改善慢性进展的脊髓陈旧性损害。

2. 手术治疗的理论依据

解除枕大孔区梗阻（减压和扩容），复位与保持颅颈交界部稳定，以恢复和保持脑脊液循环通畅，这样脊髓中央管失去扩张的动力，脊髓空洞将缩小，最终脊髓张力恢复正常，症状部分缓解，功能改善。

3. 常用术式

目前常用术式如下：①枕大孔区减压，包括骨性减压、寰枕筋膜与硬膜外层切除；②蛛网膜下腔松解；③枕大池重建；④空洞液抽吸或释放；⑤空洞引流；⑥颈椎管减压，颅颈交界部畸形的复位与内固定。

（六）围手术期护理

1. 术前护理

1）评估

评估包括患者心理和家庭支持程度、双下肢肌力、排便排尿、四肢感觉情况、治疗经过、身体状态等。

2）护理

（1）环境舒适：创造舒适的住院环境，保持病房安静、整洁、通风良好，温、湿度适宜。病室内配套设施齐全，为患者提供方便的生活环境。

（2）心理护理：加强护患交流沟通，以消除患者的陌生感、紧张感、焦虑感，使其对医护人员产生信任感、归属感，及时了解患者心情，针对不同心理特点进行疏导，从尊重关心的角度主动与其交流，详细介绍疾病相关知识、医师技术水平、手术方法，介绍成功病例，鼓励并帮助患者树立战胜疾病的信心，积极配合治疗。

（3）术前训练。

①呼吸功能训练：用力深吸气后再缓慢呼气，以增加潮气量，减少肺泡无效腔；指导患者正确咳痰，即先深吸气，声门关闭，然后在腹肌群、胸肌群、膈肌骤然收缩后突然开放声门，将气冲出，达到咳痰目的。

②俯卧位训练：逐渐增加训练时间，循序渐进，以适应手术时的体位。

③其他：指导患者练习床上大小便、漱口、轴位翻身等。通过术前训练，增加手术成功率，减少术后并发症，获得最佳治疗效果。

（4）术前准备：协助医师完善术前检查，全面了解患者的生理状态，排除手术禁忌证。术前备皮，术前晚可给予镇静药物，术前12h禁食、4h禁饮，术前30min遵医嘱给药、留置导尿管，常规准备气管插管、气管切开包、呼吸机等急救物品和药品。

2. 术后护理

1）评估

评估包括患者伤口、四肢肌力及感觉、躯体深浅感觉平面、各种管道、术中情况、心理及家庭支持程度等。

2）护理

（1）心理护理：脊髓空洞症患者尽管术前已经知道术后可能产生的结果，但在潜意识里往往还是对手术、对医护人员抱有过高的期望，一旦术后没有达到其所预期的目标，便会产生挫折感，甚至对医护人员的诊治措施不理解，进而采取消极态度，被动接受诊治或抵制诊治。因此，护理人员应耐心解释、说服，一方面降低患者过高的期望值，另一方面让患者明白，接受治疗是一个循序渐进的过程，不能急于求成。

（2）体位：术后取平卧位，头偏向一侧，24h后可垫一约3cm高度的软枕，每2h翻身一次，翻身时注意头、颈、躯干保持在同一水平上，严禁直接托患者颈部，以免脊柱扭曲损伤脊髓。

（3）呼吸、脉搏、血压的观察：术后给予心电监护，中流量给氧。严密观察呼吸频率、节律、深浅的变化。每15～30min测血压、脉搏一次，直到病情稳定为止。

（4）体温的观察：由于术后吸收热，加之术中血液流入蛛网膜下腔而引起发热，同时术中刺激局部而导致大量白细胞浸润，内产生致热源，直接刺激脊髓中调节产热和散热的神经中枢，或经血流到达丘脑下部作用于体温调节中枢而引起发热，应积极给予处理。可多次进行腰穿放出血性脑脊液，并采用能阻断内生致热源和释放抗炎激素的地塞米松等在椎管内注射。对体温过高者首选物理降温，给予酒精擦浴，头枕冰帽，其次再选用药物降温。对高热持续不退者应警惕感染的发生。

（5）切口的观察：由于手术广泛地切除骨质结构并敞开硬膜，仅缝合软组织，如缝合不严密，很可能致脑脊液漏。对硬脊膜外放橡皮片引流的患者，术后应严密观察伤口情况，一旦发现敷料被血液渗透，应立即通知医师处理：及时换药，更换敷料，并且头部和枕部切口处垫一次性卫生纸垫，及时更换，保持头后部干燥。如发现有脑脊液漏，必须及时处理，重新缝合，防止感染。

（6）术后原有症状及感觉变化的观察：空洞蛛网膜下腔引流术中，由于引流了空洞内异常灌注的液体，消除了脊髓内过高的压力。因此患者的上下肢运动、肌力和感觉都有不同程度的改善，大多数患者术后 1 月内症状减轻或消失，另外由于手术中行脊髓空洞切开时，部分薄束纤维被切断易并发下肢深感觉障碍，同时可能有脊髓水肿或血肿形成而使患者感觉障碍平面上升，因此术后 48h 应严密观察原有症状及感觉变化。

（7）预防压力性损伤：保持床单清洁、干燥，轴位翻身1 次/2h，50% 乙醇按摩骨突处 1 次/2h。侧卧位时，耳下、髂嵴及内、外踝处垫自制棉圈，平卧位时枕下、骶尾部、足跟处垫棉圈，对预防压力性损伤有较好的效果。

（8）肢体功能锻炼：脊髓空洞症患者伴有上肢周围性瘫或下肢中枢性瘫，术后必须加强康复锻炼，越早越好。对以双下肢无力、麻木为主的患者，给予被动锻炼，肢体被动运动每日 4 次，每次 15min；按摩患者颈肩部肌肉，活动上肢及手指关节，从近端关节开始，有利于萎缩肌肉的恢复，以后逐渐地让患者主动进行上肢伸展和上举、下肢屈膝和下肢伸展练习，持之以恒。

（七）并发症观察及护理

（1）出血：密切观察评估患者四肢肌力和躯体的感觉障碍平面情况，发现肢体肌力下降，躯体感觉障碍平面上升，及时告知医师处理。

（2）伤口愈合不良：术后患者采取侧卧位或俯卧位，避免抱胸动作，患者主诉伤口疼痛加剧或渗液时，及时告知医师处理伤口。

（八）知识拓展

脊髓空洞症患病率约为 8.4/10 万，多发生于青壮年，男性多于女性，病程数月至数十年。虽不是恶性疾病，但术后并发症发生率高，会造成生活质量下降，甚至危及生命。

（王晓艳　刘丹　郑敏）

第七节　功能神经性疾病

一、三叉神经痛

【摘要】三叉神经痛（trigeminal neuralgia，TN）是一种较常见的功能性疾病，其特点是反复而剧烈的电击样面部疼痛。发病率为1/（1.5 万～2 万），因常被误诊，实际发病率更高。TN 常累及上、下颌的牙齿，患者往往首先就诊口腔科，由于诊断、治疗的不规范，常导致牙齿不可逆性的治疗或拔除，给患者带来极大的痛苦，严重损害了患者的生活质量。

【关键词】三叉神经痛；临床表现；诊断；治疗；护理

【学习目标】①掌握三叉神经痛的定义，常见的临床表现、外科治疗适应证及治疗方式；②掌握三叉神经痛围手术期的护理评估内容；③正确实施三叉神经痛患者的围手术期护理措施。

（一）定义

（1）三叉神经痛（trigeminal neuralgia，TN）是在面部三叉神经分布区内短暂的、反复发作的阵发性剧痛，又称痛性抽搐。

（2）原发性三叉神经痛（primary trigeminal neuralgia，PTN）是指患者有疼痛症状，而无阳性的神经系统体征，而且用各种检查方法均无法检测出阳性的器质性或功能性的一类病变。

（3）继发性三叉神经痛（secondary trigeminal neuralgia，STN）又称症状性三叉神经痛，是由颅内、外各种器质性疾病引起的三叉神经痛。

（二）病因

1. 原发性三叉神经痛

原发性三叉神经痛病因不清楚，主要有以下两个学说：

（1）血管压迫学说：微血管压迫是引起 TN 的主要原因。血管包括小脑上动脉（SCA）、小脑前下动脉（AICA）、岩静脉（petrosal vein）、椎动脉（VA）。血管的压迫可能导致神经脱髓鞘性变——该症状可以认为是神经纤维"短路"。在这种情况下，轻微的触觉刺激即可通过"短路"的神经纤维传入中枢，而中枢的传出冲动亦可再通过"短路"的神经纤维而成为传入冲动，如此很快达到一定的"总和"引起一阵疼痛发作。

（2）机械压迫学说：①解剖结构异常，三叉神经压迹处尖锐的小骨刺、颞骨岩部肥厚、岩嵴过高、局部硬脑膜增厚等对神经根和半月神经节产生局部压迫。②颈内动脉管前端的骨质缺陷，使该动脉与半月神经节接近，它的搏动长期影响半月神经节和感觉根，使之发生脱髓鞘性变。③神经分支所经过的骨孔，因骨膜炎发生狭窄，压迫神经。④高血压会使供应神经的动脉硬化，使血管张力受到破坏。

2. 继发性三叉神经痛

（1）颅内病变：多发硬化、颅内肿瘤（脑桥小脑角部、三叉神经根部、半月神经节）、颅底蛛网膜炎和脑血管动脉瘤等。

（2）病灶感染：鼻窦炎、中耳炎、牙源性感染。

（三）临床表现

①主要临床特点：在三叉神经分布区域内，反复发作产生短暂性剧烈疼痛，呈电击、刀割和撕裂一样剧痛，突发突止，多为单侧。②扳机点（trigger point）：是指在三叉神经分支区域内，存在某个固定的、局限的、小块皮肤或粘膜特别敏感，对此点稍加触碰，立即引起疼痛发作。扳机点有一个或多个。扳机点常位于牙龈、牙齿、唇、鼻翼、口角、颊粘膜等处。此点一触即发，常在刷牙洗脸、进食、说话、微笑等情况下触发疼痛，因此患者常不敢刷牙洗脸而导致颜面及口腔卫生不良、牙石堆积、舌苔增厚，不敢说话微笑而导致面部表情呆滞、木僵，不敢进食导致身体消瘦。③伴随动作：TN 疼痛发作时患者表情极度痛苦，为了减轻疼痛，患者常作出各种特殊的动作，如咬紧牙关、咬唇、伸舌，一连串迅速咀嚼动作，用手紧按痛处，用力揉搓面部（导致皮肤粗糙、增厚、色素沉着、甚至擦伤并继发感染）等。④周期性：病程可呈周期性发作，每次发作期持续数周至数月，

然后有一段自动的暂时缓解期，缓解期可为数天至数年，期间疼痛缓解甚至消失。部分病例发作期与气候有关，在春季及冬季易发病。⑤拔牙史：部分 TN 患者，由于疼痛牵涉到牙齿，常疑为牙痛而坚持要求拔牙，故不少 TN 患者有拔牙史。⑥神经系统检查：原发性TN 患者，无阳性体征；继发性 TN 患者，伴有面部皮肤感觉减退或麻木、角膜反射迟钝或消失、听力降低等神经系统阳性体征。

（四）神经影像学检查

（1）MR 目的：明确是原发还是继发 TN，明确可能的责任血管，计算 Meckel 腔体积，观察后颅窝是否狭窄。

（2）CT 目的：明确原发还是继发 TN，观察卵圆孔形态，查看横窦－乙状窦位置 [二腹肌沟（乳突沟）顶点]。

（五）治疗

（1）继发性三叉神经痛：对因治疗。

（2）原发性三叉神经痛：药物治疗和手术治疗。

①药物治疗：（a）首选药物是卡马西平/奥卡西平。（b）二线药物有普瑞巴林、加吧喷丁、拉莫三嗪、匹莫奇特、苯妥英钠。（c）三线药物有氯硝西泮。（d）中成药有七叶莲（与卡马西平或苯妥英钠合用可提高疗效）。（e）非抗癫痫药有阿片类镇痛药。

②手术治疗：微血管减压手术（MVD）、Meckel's 囊球囊压迫术（PBC）、射频温控热凝术、三叉神经感觉根切断术、伽马刀/放射治疗、Meckel's 囊甘油注射。（a）MVD 的适应证有诊断明确的原发性三叉神经痛、药物治疗无效的原发性三叉神经痛；青少年期发病的典型原发性三叉神经痛；MVD 术后复发的典型原发性三叉神经痛；三叉神经半月节射频热凝术、PBC、伽马刀放射治疗无效的原发性三叉神经痛。（b）PBC 适应证：年龄 >70 岁；全身状况较差（合并心脏、肺、肝脏、肾脏或代谢性疾病等）而无法耐受手术；微血管减压术无效或疼痛复发；拒绝行开颅手术；带状疱疹后神经痛（PHN）；鼻咽癌相关三叉神经痛。（c）伽马刀治疗的适应证：年龄 > 70 岁；全身状况较差（合并糖尿病、高血压、心脏病等慢性疾病）而无法耐受手术；害怕或拒绝开颅手术并担心出现手术并发症；继发性三叉神经痛且原发病灶已处理或原发肿瘤较小；经其他外科方法治疗后无效或疼痛复发。

（六）围手术期护理

1. 术前护理

1）评估

（1）评估患者意识、瞳孔、生命体征。

（2）评估患者疼痛程度。

（3）评估患者用药史，如抗凝/抗板药、利血平。

（4）评估患者心脏、肺、凝血功能。

（5）评估患者 CT、颅内 MR 影像检查等结果。

（6）评估患者实验室资料，包括肝功能、肾功能、血糖、血细胞分析等结果。

（7）评估患者的心理－社会状况。

2）护理

按医嘱完成各种检查及检验标本采集，跟进检查及检验结果。根据患者麻醉方式，通知患者禁食禁饮时间。根据不同术式行皮肤准备。体温升高或女性患者月经来潮时，应延迟手术。手术当天医师在手术部位做好手术标记。送手术前，指导患者排尽大小便，取下活动性义齿、眼镜、发夹、手表、首饰和其他贵重物品。遵医嘱给予术前用药。血压高患者术晨均需服用降压药物。备好手术需要的病历、影像学资料（MR、CT等）、特殊用药或物品等。根据手术类型及麻醉方式准备麻醉床，备好床旁用物，如负压吸引装置、输液架、心电监护仪、吸氧装置等。

（1）行微血管减压手术（MVD）。患者手术前准备：术前一天遵医嘱做好血型鉴定和交叉配血试验。手术区皮肤准备：按医嘱行耳后皮肤准备。

（2）行 Meckel's 囊球囊压迫术（PBC）。患者手术前准备：①手术前护理人员向患者及家属介绍 TN 及 PBC 基本知识。②术前清洁脸部皮肤，必要时剃毛。在患者左手及左下肢留置留置针，有 MC、PICC、CVC 患者如置管端不在左侧，应携带延长管到介入室。按医嘱带齐药物送患者到介入室治疗。

2. 术后护理

1）评估

（1）MVD 术后患者：①术中情况：了解手术方式和麻醉类型，手术过程是否顺利，术中补液量以及留置引流管的情况等。②身体状况：观察患者一般状况，如评估患者意识状态、体温、脉搏、呼吸、血压、四肢的肢体功能、伤口情况，引流管是否通畅，引流液的颜色、量等，恶心、呕吐情况。③评估患者手术疗效、疼痛程度。

（2）PBC 术后患者：①评估患者手术方式、麻醉方式及术中情况。②评估患者手术疗效、疼痛程度。③评估面部和角膜感觉等神经功能。④评估咬肌、翼状肌、眼部和面部肌肉等运动功能。⑤评估患者有无误吸风险。⑥评估患者的心理-社会状况。

2）护理

（1）MVD 术后患者护理。①一般护理：麻醉未清醒前平卧，清醒后抬高床头15°～30°，有呕吐者头偏一侧；躁动不安者要约束四肢及加床栏防坠床；抬高床头必须与患者自我感觉舒适相结合。②病情观察：密切观察患者意识、瞳孔变化、生命体征，主诉有无头痛、呕吐等；手术回病房后2h内15～30min巡视一次，术后2h后每1h巡视一次；其他时间或若有病情变化时随时巡视。③呼吸道护理：保持呼吸道通畅。④引流管护理：区分各引流管放置的部位和作用，并做好标记及固定好；根据引流管的种类，保证其通畅及高度，密切观察引流量情况。⑤手术伤口护理：观察伤口有无渗血、渗液，保持伤口敷料清洁干燥。⑥休息与活动：原则上应早期开始床上活动，争取在短期内下床活动。⑦饮食护理：手术当天禁食，术后第一天进行吞咽功能评估，吞咽功能正常者进食流质，每天必须跟进患者饮食情况及排便情况。

（2）PBC 术后患者护理。①术后吸氧、心电监测，注意患者心率、血压变化。②术后卧位：术后返回病房需平卧6h，6h后根据身体情况起身进行床上活动。③暂禁食禁水，按照医嘱对患者进行吞咽评估无误吸风险后再进食。④观察穿刺点有无红肿、肿胀情况，观察敷料情况。⑤观察患者有无呕吐，呕吐时将头偏向手术相反的一侧，防止窒息，以免呕吐物污染伤口及术区敷料。⑥观察患者穿刺点疼痛情况及术侧麻木感，如有异常及时告知医师。

（3）并发症护理。①脑出血：一般发生在术后24h内，是术后最严重的并发症之一。如发现患者血压骤然升高、心率减慢、一侧瞳孔散大、瞳孔对光反射减弱甚至消失或出现一段时间的清醒后又表现为意识模糊，均应考虑为术后并发脑出血、脑水肿或脑梗死等急性颅内压增高的临床表现，严重者可能会发生脑疝。应遵医嘱及时行头部CT检查，根据CT情况采取相应的处理措施。②血压升高：是三叉神经痛术后最常见的并发症之一。如发现患者血压升高并伴有恶心、呕吐，应采取侧卧或头偏向一侧，避免误吸，同时通知医师积极对症处理。③口周疱疹：一般发生于术后2～3d，大部分是由于手术刺激神经，甚至是由于手术导致患者抵抗力降低，从而造成病毒感染。遵医嘱给予口服抗病毒药物，同时注意饮食搭配，多食富含维生素的水果、蔬菜。④发热：一般发生在术后3～5d，密切观察患者血常规及临床体征，如发现白细胞升高、颈部不适，可先行腰椎穿刺术，如腰椎穿刺效果不佳，可行腰椎穿刺置管持续引流脑脊液。护士应做好引流管护理：保持引流管通畅，避免打折、扭曲；密切观察引流液的颜色、性质、量；注意按时为患者翻身，观察敷料有无渗出、潮湿脱落，避免引流管脱出；若患者出现头痛、头晕等症状，可能是由于脑脊液引流过量所致的低颅压，可适当夹闭引流管，观察患者症状有无改善，同时联系医师给予对症处理。⑤周围性面瘫：表现为术后周围性面瘫、听力下降等。应加强口腔及眼角膜的护理，注意饮食温度应适宜，餐后注意口腔卫生，避免因感觉异常发生烫伤或口腔残留食物，导致口腔异味或发生炎症。如患者有听力下降，交流时应在其健侧耳边，避免噪声刺激，同时做好心理护理等。⑥下肢深静脉血栓形成：由于术后需较长时间卧床，患者可能会发生下肢深静脉血栓形成。当患者自述有下肢疼痛或下床时下肢疼痛，观察患者是否双下肢温度不一，甚至粗细异常，进一步彩超检查有无血栓形成。指导患者卧床休息，同时遵医嘱给予抗凝药物，防止血栓脱落导致肺栓塞。

（七）知识拓展

1. 鉴别诊断

（1）牙源性疼痛与原发性三叉神经痛鉴别如表5-20、表5-21所示。

表5-20 牙源性疼痛

疾病名称	疼痛特点
牙髓炎	疼痛呈持续性，对冷热刺激敏感，夜间疼痛加剧，有病灶牙存在
髓石	疼痛多在体位改变时或睡下后发生，无扳机点，无周期性，X线查见牙髓腔内有结石
根尖周炎	有病灶牙存在，疼痛呈持续性，叩痛明显，X线查见根尖病变
牙源性感染	疼痛呈持续性、深在性钝痛，有明显病灶可查，无扳机点，除去病灶后疼痛消失
埋伏牙、颌骨肿瘤	压迫神经时可引起神经痛，X线检查可确诊

表 5 – 21　牙痛与原发性三叉神经痛鉴别点

鉴别点	牙痛	原发性三叉神经痛
年龄和性别	无年龄、性别差异	>40 岁，女性多于男性
病史	有牙周炎、龋齿病史	无牙周炎、龋齿病史
疼痛性质	持续性跳痛或胀痛	阵发性刺痛、烧灼痛
夜间表现	夜间加重	夜间较轻
诱发因素	牙齿对冷热敏感	说话、洗脸、剃须
扳机点	无	有
扣击痛	无	少有
检查	常有牙龈红肿	无牙龈红肿

（2）舌咽神经痛（glossopharyngeal neuralgia，GN）与原发性三叉神经痛鉴别点如表 5 – 22 所示。

表 5 – 22　舌咽神经痛与原发性三叉神经痛鉴别点

鉴别点	舌咽神经痛	原发性三叉神经痛
发病率	少见	多见
疼痛部位	舌神经分布区域	三叉神经分布区域
侧别	左侧多于右侧	右侧多于左侧
疼痛深度	深在	表浅
扳机点	多在咽后壁、舌根	多在唇、鼻翼
诱发因素	吞咽	咀嚼、说话、洗脸、剃须
进食情况	惧怕吞咽动作	惧怕说话、咀嚼、吞咽
发作频率	较少	频繁
试验治疗	咽部可卡因喷雾有效	咽部可卡因喷雾无效

（3）簇集性头痛又称周期性偏头痛性神经痛，与原发性三叉神经痛鉴别点如表 5 – 23 所示。

表 5 – 23　周期性偏头痛性神经痛与原发性三叉神经痛鉴别点

鉴别点	偏头痛性神经痛	原发性三叉神经痛
发病年龄	30～50 岁	多在 40 岁以上
性别	女性多见	女性多于男性
发作时间	多在夜间和午睡后	多在白天
持续时间	半小时至两小时	数秒至 2 分钟左右
疼痛部位	多在眼周	在下颌及颜面部
发作频数	发作周期中每日 1～2 次	随时可诱发

鉴别点	偏头痛性神经痛	原发性三叉神经痛
疼痛性质	灼痛、钻痛、钝痛	闪电样刺痛、刀割痛
伴随症状	流涕、鼻塞、流泪、面红	面部抽搐、流泪
发作习惯	情绪激动、踱步不止	面部不动，以手掩面
诱发因素	组胺试验（＋）	说话、洗脸
扳机点	无	有
家族史	可能有	极少见
试验治疗	麦角胺有效	卡马西平有效

（4）鼻窦炎：疼痛呈持续性，不如 TN 剧烈；多在感冒后发生，可伴有嗅觉障碍、流脓性鼻涕、鼻阻塞等症状，局部皮肤可有红、肿、压痛及其他炎症表现；X 线可见鼻窦腔密度增高，呈普遍性模糊阴影，有时可见液平面。

（5）颞颌关节紊乱病：一般无自发痛，其临床表现为在张大口及咀嚼时诱发颞下颌关节区及其周围肌群出现疼痛，常伴有关节弹响、开口型偏斜歪曲等症状，并在关节后区、髁突部及相应肌群和骨质破坏区有压痛。

（6）非典型面痛：是指病因不同，性质、部位、范围均无规律性的颜面部疼痛，包括蝶腭神经痛、中间神经痛、耳颞神经痛等，一般认为由自主神经病变所引起。其疼痛特点不局限于某一感觉神经支配区域内，疼痛范围广泛、深在，部位不定，无扳机点，疼痛发作时常伴有自主神经症状。

（7）三叉神经炎（trigeminal）：多发生于眶上神经，为持续性剧痛，数日后可出现带状疱疹，少数患者可发生角膜炎与溃疡；具有自限性，大多在 1～3 周内痊愈；镇痛药物、维生素或局麻药、激素皆有效。

（8）膝状神经节痛：部位处于耳内深处，外耳道、耳郭、乳突疼痛剧烈，呈灼痛。可波及半侧面部及鼻咽部，外耳道后壁可有"扳机点"，多合并面神经麻痹或面部抽搐。在软腭、扁桃体窝内及外耳道处常发生疱疹并伴有味觉丧失。

（颜红波　张美丽）

二、癫痫

【摘要】癫痫是由各种原因引起的颅神经元高度同步化异常放电所致的临床综合征，30%～40% 的癫痫患者呈药物难治性，其中 10%～50% 的患者可以选择癫痫手术治疗。癫痫手术旨在通过切除致痫灶控制癫痫发作，同时通过保留重要的大脑功能区域以避免神经心理和功能出现障碍。近年来癫痫发病率呈逐渐增长的趋势，全世界超过 5000 万人患病，中国的患病率为 0.7%，患者总数达 1000 万，每年新发病 40 万例，其中 36% 为耐药性癫痫。外科手术治疗已被证明显著优于持续的抗癫痫药物治疗，而术后为减少并发症，改善患者预后，护士做好癫痫发作时及围手术期的护理，可以使其达到预期的治疗效果。

【关键词】癫痫；难治性癫痫；癫痫发作；临床表现；诊断；治疗；护理

【学习目标】①掌握癫痫的定义及临床表现，癫痫的药物和外科治疗方法；②掌握癫痫患者发作时的评估和癫痫发作的护理要点；③掌握癫痫持续状态及发作时紧急处理措施；④正确实施癫痫患者的围手术期护理措施。

（一）定义

癫痫（epilepsy）是大脑神经元突发性异常放电，导致短暂性大脑功能障碍的一种慢性疾病。由于异常放电的起始部位和传递方式的不同，癫痫发作的临床表现复杂多样，可表现为发作性运动、感觉、自主神经、意识及精神障碍。

（二）分类

1. 癫痫发作分类

（1）部分性/局灶性发作：是指发作起始症状及脑电图改变提示"大脑半球某部分神经元首先被激活"的发作。包括单纯部分性发作、复杂部分性发作、继发全面性发作。

（2）全面性发作：是指发作起始症状及脑电图改变提示"双侧大脑半球同时受累"的发作。包括失神、肌阵挛、强直、阵挛、强直－阵挛、失张力发作。

（3）不能分类的发作：由于资料不充足或不完整而不能分类，或在目前分类标准中无法归类的发作（如痉挛性发作）。

（4）新确认的发作类型：包括肌阵挛失神、负性肌阵挛、眼睑肌阵挛、痴笑发作等。

2. 癫痫综合征的分类

（1）特发性癫痫综合征：除了癫痫，没有大脑结构性损伤和其他神经系统症状与体征的综合征。

（2）症状性癫痫综合征：由于各种原因造成的中枢神经系统病变或者异常，包括脑结构异常或者影响脑功能的各种因素。

（3）可能的症状性癫痫综合征或隐源性癫痫：认为是症状性癫痫综合征，但目前病因未明。

（4）反射性癫痫综合征：指几乎所有的发作均由特定的感觉或者复杂认知活动诱发的癫痫，如阅读性癫痫、惊吓性癫痫、视觉反射性癫痫、热浴性癫痫、纸牌性癫痫等。去除诱发因素，发作也消失。

（5）良性癫痫综合征：指易于治疗或不需要治疗也能完全缓解，不留后遗症的癫痫综合征。

（6）癫痫性脑病：指癫痫性异常本身造成的进行性脑功能障碍。其原因主要或者全部是由于癫痫发作或者发作间歇期频繁的癫痫放电引起。大多为新生儿、婴幼儿以及儿童期发病。脑电图明显异常，药物治疗效果差。包括 West 综合症、LGS、LKS 以及大田原综合症、Dravet 综合征等。

（三）病因

1. 遗传因素

分子遗传学研究发现，一部分遗传性癫痫的分子机制为离子通道或相关分子的结构或存在功能改变。

2. 癫痫脑部疾病

（1）先天性脑发育异常：大脑灰质异位症、脑穿通畸形、结节性硬化、脑面血管瘤病等。

（2）颅脑肿瘤：原发性或转移性肿瘤。

（3）颅内感染：各种脑炎、脑膜炎、脑脓肿、脑囊虫病、脑弓形虫病等。

（4）颅脑外伤：产伤、颅内血肿、脑挫裂伤及各种颅脑复合伤等。

（5）脑血管病：脑出血、蛛网膜下腔出血、脑梗死和脑动脉瘤、脑动静脉畸形等。

（6）变性疾病：阿尔茨海默病、多发性硬化、皮克病等。

3. 癫痫全身或系统性疾病

（1）缺氧：窒息、一氧化碳中毒、心肺复苏后综合征等。

（2）代谢性疾病：低血糖、低血钙、苯丙酮尿症、尿毒症等。

（3）内分泌疾病：甲状旁腺功能减退、胰岛素瘤等。

（4）心血管疾病：阿-斯综合征、高血压脑病等。

（5）中毒性疾病：有机磷中毒、某些重金属中毒等。

（6）其他：如血液系统疾病、风湿性疾病、子痫等。

（7）不同的年龄组常见病因如表5-24所示。

表5-24　不同的年龄组常见病因

新生儿及婴儿期	先天以及围产期因素（缺氧、窒息、头颅产伤），遗传代谢性疾病，皮质发育异常所致的畸形等
儿童以及青春期	特发性（与遗传因素有关）、先天以及围产期因素（缺氧、窒息、头颅产伤），中枢神经系统感染，脑发育异常等
成人期	头颅外伤、脑肿瘤、中枢神经系统感染性因素等
老年期	脑血管意外、脑肿瘤、代谢性疾病、变性病等

（四）临床表现

（1）全面强直-阵挛性发作：以突发意识丧失和全身强直和抽搐为特征，典型的发作过程可分为强直期、阵挛期和发作后期。一次发作持续时间一般小于5min，常伴有舌咬伤、尿失禁等，并容易造成窒息等伤害。

（2）失神发作：典型失神表现为突然发生，动作中止、凝视、叫之不应，可有眨眼，但基本不伴有或仅伴有轻微的运动症状。

（3）强直发作：表现为发作性全身或者双侧肌肉的强烈持续的收缩，肌肉僵直，使肢体和躯体固定在一定的紧张姿势。

（4）肌阵挛发作：肌肉突发快速短促的收缩，表现为类似于躯体或者肢体电击样抖动，有时可连续数次，多出现于觉醒后。可为全身动作，也可以为局部的动作。

（5）痉挛：指婴儿痉挛，表现为突然、短暂的躯干肌和双侧肢体的强直性屈性或者伸性收缩，多表现为发作性点头，偶有发作性后仰。

（6）失张力发作：是由于双侧部分或者全身肌肉张力突然丧失，导致不能维持原有的姿势，出现猝倒、肢体下坠等表现，发作时间相对短，持续数秒至10余秒多见，发作持续时间短者多不伴有明显的意识障碍。

（7）复杂部分性发作：发作时伴有不同程度的意识障碍。表现为突然动作停止，两眼发直，叫之不应，不跌倒，面色无改变。

（8）继发全面性发作：简单或复杂部分性发作均可继发全面性发作，最常见继发全面性强直阵挛发作。

（五）辅助检查

常见检查手段有：腰椎穿刺；蛛网膜下腔脑池造影；脑血管造影；神经影像学检查［包括：CT寻找致病因，MRI条件性检查，颅骨X线平片；脑电图检查；24h监测及录像EEG监测；单光子发射断层脑扫描（SPECT）检查；神经心理学检查（检查患者智力、记忆力、定向力、判断力及语言功能）］。

（六）诊断

常通过下列内容诊断确定是否为癫痫：脑电图检查；癫痫发作的类型；癫痫的病因。

（七）鉴别

（1）癔病：发作前常有情绪变化与精神刺激因素，发作缓慢，多在有人处发作，意识不完全消失，手足乱动、面色潮红、双眼紧闭，试做角膜反射检查，可引起眼轮肌强烈收缩，瞳孔不散大，无咬舌受伤或尿失禁，多伴有哭笑。

（2）晕厥：晕厥常见于血管舒缩功能不稳定或因衰竭、出血而身体虚弱患者，晕厥发生常现有头昏、恶心、眼黑，随即晕倒。患者面色苍白，软弱无力，脉快细弱或摸不清，血压降低，全身多汗，多无肌肉抽搐，休息片刻多自行好转。

（3）自发性低血糖：可引起无力、疲劳、焦虑、出汗、眩晕、复视及精神错乱。

（4）猝倒症：当患者情绪激动、过度大笑或紧张恐惧时，可突然出现全身肌肉软弱无力而跌倒，但无随意运动丧失或意识障碍，无肢体或全身抽搐，待情绪稳定后则逐渐恢复正常。

（5）不同年龄段常见非癫痫性发作如表5-25所示。

表5-25 不同年龄段常见非癫痫性发作

新生儿	周期性呼吸、非惊厥性呼吸暂停、颤动
幼儿	屏气发作、非癫痫性强直发作、情感性交叉擦腿动作、过度惊吓症
儿童	睡眠肌阵挛、夜惊、梦魇及梦游症、发作性睡病、多发性抽动症、发作性运动诱发性运动障碍
成人	晕厥、癔病、短暂性脑缺血发作、偏头痛、精神病性发作

（八）治疗

1. 药物治疗

药物治疗如表 5-26 所示。

表 5-26　癫痫药物治疗

	传统抗癫痫药	新抗癫痫药
部分性发作和部分性继发全身性发作	卡马西平、丙戊酸钠、苯妥英钠、苯巴比妥	左乙拉西坦、拉莫三嗪、托吡酯、奥卡西平
全身强直-阵挛性发作	丙戊酸钠、卡马西平、苯妥英钠	托吡酯、拉莫三嗪、奥卡西平、加巴喷丁、左乙拉西坦
强直性发作	苯妥英钠、丙戊酸钠	托吡酯、拉莫三嗪、唑尼沙胺、左乙拉西坦
阵挛性发作	卡马西平、丙戊酸钠	左乙拉西坦、托吡酯、拉莫三嗪、奥卡西平
典型失神和非典型失神发作	乙琥胺、丙戊酸钠、氯硝西泮	拉莫三嗪
肌阵挛发作	丙戊酸钠、氯硝西泮	左乙拉西坦、托吡酯

2. 手术治疗

①颞叶癫痫病灶切除术；②选择性海马杏仁核切除术；③局灶性皮质切除术；④脑叶及多脑叶切除和离断手术；⑤大脑半球癫痫病灶切除术；⑥胼胝体切开术；⑦射频热凝毁损术；⑧神经调控治疗：经颅磁刺激、经颅直流电刺激、经皮迷走神经刺激；⑨深部或硬膜下电极植入术。

3. 手术的适应证

（1）长期服用抗癫痫药物，经正规服用抗癫痫药或经血药物浓度监测已达有效浓度，仍不能控制癫痫发作，发作频率每月两次以上，病程在 4 年以上者。

（2）因癫痫发作不能正常工作学习或生活，已引起一定的智能精神与发育障碍者。

（3）癫痫灶系侧性，并局限在某脑区，发作恒定，无自行缓解趋势，手术不会造成严重功能障碍者。

（4）两侧大脑半球广泛性脑电图异常或痫灶放电位于脑主要功能区，药物控制无效，可采用多软膜下横纤维切断或大脑半球间连合切断术。

（九）癫痫发作的处理

1. 癫痫发作期的护理评估

癫痫发作期的护理评估如表 5-27 所示。

表 5 - 27　癫痫发作期的护理评估内容

姓名：	床号：	意识丧失持续时间：		
语言丧失持续时间：		癫痫灶：		
一级条目	二级条目	三级条目		
生命体征	心率	—		
	呼吸	—		
	SPO$_2$	—		
神经系统	意识（GCS）	—		
	肌力（Todd 瘫痪）	—		
	瞳孔	—		
	肌张力	—		
皮肤黏膜	视诊颜色	口唇		
发作之前的感觉	胃肠道症状	上腹部不适，如胃气上升感、腹痛等		
	自主神经症状	面色苍白或发红		
		心慌		
		恶心或呕吐		
		咳嗽		
		立毛感		
		尿频感或尿意感		
	躯体感觉	麻木感、过电感、温热感、发紧感、疼痛感		
		咽喉部成胸部的紧缩感		
	前庭感觉	旋转感、漂浮感、坠落感		
	反射性感觉	对声、光的刺激		
语言改变	失语	运动性失语		
		感觉性失语		
自动症	口咽部自动症	反复咀嚼、咂嘴、噘嘴、舔舌、磨牙，反复吞咽		
	肢体自动症	搓手、摸索、抚面、穿脱衣、解衣扣、开关门		
	语言自动症	重复语言、吟唱		
离床	游走、奔跑、冲动行为	—		
视觉改变	视物模糊、视物重影、闪光、光晕等	—		

姓名：	床号：	意识丧失持续时间：	
语言丧失持续时间：		癫痫灶：	
一级条目	二级条目	三级条目	
精神性发作	记忆性障碍	似曾相识感、陌生感	
	认知障碍	时间定位错误	
		感知不真实的事物	
	情感性发作	恐惧感、焦虑感、抑郁感	
		欣快感	
		愤怒	
	错觉或幻觉	视幻觉（形状、大小、颜色、运动或距离）	
		听幻觉（嗡嗡声、哨声、马嘶声）	
		嗅幻觉（难闻、不愉快的气味，如烧橡胶气味、类便臭味）	
	妄想症状	被害妄想、关系妄想	
运动症状	肢体僵硬	补充说明：该模块请注意对发作肢体侧别和运动方向的评估	
	肢体抽搐		
	面部抽搐		
	眼部抽动		
	眼球转动、凝视		
	头部偏转		
	过度运动（四肢舞动等躯干及近端肢体运动）		
	肌阵挛		
	体位旋转		
补充	尿失禁	—	
	舌咬伤	—	
	性欲感	—	
	跌倒	—	

2. 抗癫痫药物终止癫痫发作的护理要点

（1）护士需优先处理抗癫痫药物（ASMs）的医嘱，并立即执行医嘱。

（2）给药前评估：生命体征、意识状态、瞳孔，保持气道通畅，保证 30min 内首次安全有效给予 ASMs。

（3）建立两条静脉通路，推荐给予中心静脉导管。

（4）给予 ASMs：①手动静脉推注药物时，需根据医嘱开启 ASMs 剂量，选择使用与药量匹配的最小容积的注射器，按医嘱时长匀速、准确推注。②惊厥性癫痫持续状态发作持续时间 >5min 时，遵医嘱立即给予 ASMs 药物静脉注射，如未能成功建立静脉通路，则优先选择肌肉注射。③持续泵入 ASMs 药物：采用双泵给药轮流续泵方法持续泵入药物，保持患者体内有效血药浓度。

（5）给药后观察：意识状态、瞳孔的变化，发作频次、幅度及持续时间。

3. 持续癫痫发作时紧急处理措施

持续癫痫发作时紧急处理措施如表 5 - 28 所示。

表 5 - 28　持续癫痫发作时紧急处理措施

时间/min	措施
0 ~ 5	监测生命体征及瞳孔，吸氧，头偏向一侧，气道吸引保持呼吸道通畅； 监测癫痫持续状态发作形式、频次、持续时间，立即通知医师
6 ~ 30	遵医嘱给予 ASMs 药物； 持续视频脑电监测，暴露患者身体目标监测部位，便于监测抽搐肢体的发作情况； 遵医嘱留取血标本化验
30 ~ 60	进行 STESS 评估，评分≥3 分，需早期干预与防护； 记录癫痫发作类型、持续时间，发作频次及用药后效果； 评估气管导管的位置及通畅性并妥善固定，必要时适当肢体约束，预防非计划拔管； 放置癫痫警示牌，提示早期给予安全防控措施； 制订集中护理计划并实施，最大限度避免诱发癫痫持续状态，完善护理记录，做好交接

（十）围手术期护理

1. 术前护理

1）评估

（1）评估患者意识、瞳孔、生命体征。

（2）评估患者的疾病情况、发作形式、时间、频率、诱发因素。

（3）评估患者用药史，如抗凝/抗血小板药。

（4）评估患者心脏、肺、凝血功能。

（5）评估患者 CT、颅内 MR 血管等结果。

（6）评估患者实验室资料，包括肝功能、肾功能、血糖、血细胞分析等结果。

（7）评估患者的心理 - 社会状况。

2）护理

（1）按医嘱完成各种检查及检验标本采集，跟进检查及检验结果。

（2）患者手术前准备：①完善各项检查、检验项目，手术前一天遵医嘱做好血型鉴定和交叉配血试验。②术前禁食。③手术区皮肤准备：按医嘱行术前皮肤准备（剃头），术前一晚清洁皮肤。④术日早晨护理：认真检查、确定各项准备工作的落实情况。体温升高或女性患者月经来潮时，应延迟手术。进入手术室前，指导患者排尽大小便，取下活动性义齿、眼镜、发夹、手表、首饰和其他贵重物品。⑤遵医嘱予以术前用药。备好手术需要的病历、影像学资料（MR、CT等）、特殊用药或物品等，随患者带入手术室。与手术室接诊人员仔细核对患者的手术部位及名称等，做好交接。根据手术类型及麻醉方式准备麻醉床，备好床旁用物，如负压吸引装置、输液架、心电监护仪、吸氧装置等。

（3）血压高者术晨均需服用降压药物。

2. 术后护理

1）评估

（1）术中情况。了解手术方式和麻醉类型，手术过程是否顺利，术中补液量以及留置引流管的情况等。

（2）身体状况。一般状况：评估患者意识状态、体温、脉搏、呼吸、血压、四肢的肢体功能、伤口情况，引流管是否通畅，引流液的颜色、量等，恶心、呕吐情况。

（3）术后癫痫发作情况。发作形式、时间、频率、诱发因素。

2）护理

（1）一般护理：麻醉未清醒前平卧，清醒后抬高床头 15°～30°，有呕吐者头偏一侧；烦躁者要约束四肢及加床栏防坠床；抬高床头的角度需与患者自我感觉舒适相结合。

（2）病情观察：密切观察患者意识、瞳孔变化、生命体征，主诉有无头痛、呕吐等；手术回病房后 2h 内 15～30min 巡视一次，术后 2h 后每 1h 巡视一次；其他时间或若有病情变化时随时巡视。

（3）呼吸道护理：保持呼吸道通畅。

（4）饮食护理：手术当天禁食，术后第一天进行吞咽功能评估，吞咽功能正常者进食流质，每天必须跟进患者饮食情况及排便情况。

（5）休息与活动：原则上应早期开始床上活动，争取在短期内下床活动。

（6）引流管护理：区分各引流管放置的部位和作用，做好标记及固定；根据引流管的种类，保证其通畅及高度，密切观察引流量情况。

（7）手术伤口护理：观察伤口有无渗血、渗液，保持伤口敷料清洁干燥。

（8）用药护理：按医嘱使用抗癫痫药物，观察患者术后有无癫痫发作。

（十一）知识拓展

（1）颞叶癫痫：以颞叶前内基底部痫灶为主引起的钩回发作。

（2）额叶癫痫：是由多种原因导致的癫痫痫灶位于额叶新皮层或额叶内侧结构的局灶性癫痫。

（3）外伤后癫痫（posttraumatic epilepsy）：颅脑损伤后，由于脑膜、脑瘢痕或异物所引起的癫痫发作。

（4）脑手术后癫痫：由于局部的瘢痕和致病灶区的形成在术后一段时间（半年左右）而引起癫痫发作。

（5）婴儿性偏瘫伴顽固性癫痫：婴儿性偏瘫是指出生后最初数年中所产生的偏瘫，6岁以后发生少见。

（颜红波　张美丽）

第六章　神经外科专科护理技术

第一节　神经外科病情观察

【摘要】神经外科患者可能存在不同程度脑功能损害，出现认知功能下降、意识改变等，病情变化依赖医护人员及时发现，整体考虑和分析病情；及早发现病情变化，遏制病情进展，促进患者康复。

【关键词】患者主诉；意识；瞳孔；生命体征；肌力

【学习目标】①掌握意识评估方法；②掌握神经外科病情评估内容；③准确评估病情。

一、定义

神经外科病情观察包括：意识、瞳孔、生命体征、肢体运动、头痛、呕吐、出入量等。

二、观察方法

（1）意识：运用格拉斯哥昏迷评分（Glasgow coma scale，GCS）量表评估患者意识。若发现患者意识改变，GCS评分改变≥2分，应同时观察患者生命体征、瞳孔大小对光反应、眼球运动等有无改变，并及时记录及通知医师处理。

（2）瞳孔：正常情况自然光下瞳孔大小为2～5mm，两侧等大等圆，对光反射灵敏。瞳孔对光有直接及间接反射，观察者用电筒对双侧瞳孔同时照射，同时观察双侧瞳孔大小；灵敏度是指用手电筒照射瞳孔，瞳孔对光线的反应程度。瞳孔变化需与意识评估相结合；若患者意识清醒，瞳孔改变，可能是动眼神经受累导致。

（3）生命体征

①体温监测。体温升高多见于感染，脑室或蛛网膜下腔出血，中枢性高热。

②循环功能监测，包括心率、血压。

③呼吸频率、节律观察。

（4）肢体运动观察，检查四肢肌力及肌张力。

（5）肾功能及电解质、血糖监测，准确记录患者24h出入量，密切跟进患者血清肌酐、血清钾、钠、氯等情况。

（6）人工气道的观察。

①气管插管的观察。每班检查气管插管的深度；适当的约束；呼吸机管道不宜固定过紧，应给患者头部活动范围；为患者翻身时，应将呼吸机管道从固定架上取下，以免被牵拉而脱出。

②气管切开的观察。头、颈、胸同一直线，头颈部避免过伸或弯曲，保持呼吸道通

畅；病情稳定后抬高床头 15°～30°。密切观察患者呼吸频率、节律及意识、面色变化，伤口观察，使其保持呼吸道通畅，按症状吸痰，套管固定带松紧适宜，以容纳 1 指为宜，每班检测气囊压力。

（7）腹部情况及排便观察。每班观察患者排便及排尿情况，尤其是老年及意识障碍患者。

三、知识拓展

（1）神经外科患者病情观察必须具有整体性，尤其是意识障碍患者、老年患者、幼儿。

（2）避免患者躁动，必要时使用保护性约束或镇静，以免患者躁动时增加脑部血流灌注，使血压骤升而增高颅内压。

（吴惠文）

第二节　脑室外引流护理

【摘要】 脑室外引流技术是常用于解除急性脑积水，快速缓解颅内压的抢救技术，也是用于颅脑肿瘤伴有梗阻性脑积水在术前预防枕骨大孔疝的一种治疗方法。

【关键词】 脑室外引流；护理

【学习目标】 ①熟悉脑室外引流的原理；②掌握脑室外引流的定义；③正确做好脑室外引流的护理。

一、定义

脑室外引流（external ventricular drainage，EVD）常用于颅内出血、肿瘤阻塞脑脊液循环、创伤等原因引起的急性脑积水并发颅内高压的临床治疗，也用于颅内压监测及脑室出血、脑室炎、脑膜炎的辅助治疗。EVD 的主要目的是释放脑脊液、监测颅内压和开展必要的药物治疗。脑室外引流见图 6－1。

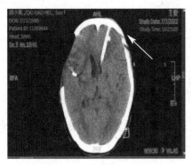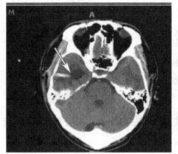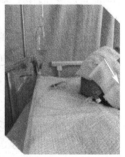

图 6－1　脑室外引流（箭头为引流点）

二、脑室外引流适应证

（1）急性症状性脑积水或脑出血的脑脊液释放和外引流，如伴有意识下降的脑出血、因动脉瘤性蛛网膜下腔出血或颅内占位导致的急性梗阻性脑积水。

（2）急性脑损伤的脑室内颅内压监测和治疗性脑脊液外引流。

（3）神经肿瘤围手术期预防小脑幕切迹疝和术前松弛脑组织。

（4）正常压力脑积水测定脑脊液压力和脑脊液释放试验。

（5）蛛网膜下腔出血的抗脑血管痉挛治疗。

（6）脑室炎、脑膜炎的抗菌药物或其他疾病的经脑室药物治疗。

三、脑室外引流禁忌证

EVD 无绝对禁忌证，凝血功能障碍及穿刺部位的皮肤感染为相对禁忌证。

四、操作流程

操作流程见表 6-1。

表 6-1　脑室外引流护理操作流程

操作流程	要点说明
核对： 长期治疗执行单、PDA 扫描手腕带，患者身份	严格执行查对制度
评估： （1）患者病情、意识、合作程度； （2）引流管整体情况； （3）患者或家属对导管认知度	（1）患者病情包括意识、瞳孔、生命体征、是否头痛及呕吐、意识改变等情况 （2）引流管评估包括固定情况、穿刺口情况、引流量和颜色、液面波动情况、引流瓶高度情况、置入长度及外露长度 （3）患者或家属对导管认知度包括导管停留位置、导管停留目的、注意事项、防脱管/拔管认知情况
告知： （1）脑室外引流的作用及注意事项； （2）脑室外引流留置的时间和脱管/拔管的预防	
准备： （1）操作者：洗手、戴口罩 （2）环境：符合无菌操作、职业防护要求； （3）物品：医嘱执行单、治疗车、记录纸、无菌治疗碗 2 个、50ml 注射器、手套、消毒液 1 套、消毒棉枝、手速消毒液 1 瓶等	（1）操作者严格遵照七步洗手法清洁双手； （2）无菌物品均在有效期内，摆放整齐

续上表

操作流程	要点说明
实施： （1）操作前解释操作目的，遵照查对制度进行查对； （2）再次观察引流管情况及病情； （3）关闭患者近端引流管夹，打开引流瓶夹子，放脑脊液于引流袋中； （4）打开引流袋放于治疗碗中，并将放出的脑脊液置于另一治疗碗内； （5）消毒引流袋及引流袋出口处，盖上引流袋； （6）用注射器测量脑脊液量（引流瓶刻度准确时可以按照引流瓶的刻度记录脑脊液量）； （7）脱手套、消毒双手； （8）记录脑脊液量、颜色； （9）打开引流管近端夹子，观察引流瓶的液面波动情况； （10）根据患者引流量再次评估引流瓶高度是否适合； （11）按照患者具体情况安置好患者体位； （12）做好健康教育，整理床单位； （13）整理物品、洗手、PDA 扫描及执行单签名	（1）引流管评估：固定情况，引流瓶高度是否适合，引流瓶的液面波动情况，引流液颜色、量，引流液速度。（注：①引流液速度：引流速度 5～20ml/h，宜控制每天引流量不超过 500ml；②引流瓶高度：引流管的最高点高于侧脑室平面 10～15cm；脑室外引流时必须严格遵守引流瓶的高度；③引流管是否通畅：引流液的液面波动随患者呼吸、脉搏波动约 10mm，波动幅度越大证明引流管越通畅；） （2）病情评估：了解患者有无伴头痛、呕吐、意识改变情况； （3）患者体位：根据病情予侧卧位、平卧位、抬高床头； （4）健康教育：引流管作用、固定情况、引流液速度、引流管高度、抬高床头和过床注意事项、患者主诉头痛或呕吐时的处理、防脱管/拔管； （5）操作过程遵守无菌原则、消毒隔离原则
观察与记录： （1）脑室外引流期间注意观察引流管是否通畅、固定情况、引流量、颜色； （2）患者是否头痛、呕吐、意识改变情况、体温变化、瞳孔变化	

五、脑室外引流注意事项

（1）实施 EVD 后，应严密观察患者意识情况、瞳孔变化、有无头痛、呕吐等主诉以及有无相关颅神经功能障碍。

（2）可定期对患者进行头部 CT 扫描或者在其有意识障碍加深、瞳孔出现异常等变化时立即行头部 CT 扫描，以判断颅内的病情变化、是否发生引流管移位或出血等。

（3）可疑颅内感染者，可每 1～2d 留取脑脊液标本进行相关化验与培养检查，必要时进行一天内多次检查。

（4）适当限制患者头部活动范围，对躁动、不能配合的患者应予以保护性约束及镇静、镇痛治疗。

六、并发症及处理

（一）颅内出血

1. 出血原因

（1）置管可导致穿刺道出血。出血相关原因包括血管异常、引流管直径太大、抗血小板和抗凝药物的使用、国际标准化比率（INR）异常升高、脑脊液过度引流等。

（2）拔管也会造成出血，原因包括小血管长期受压后突然释放压力而破裂，头皮出血沿 EVD 路径蔓延，脉络丛的损伤等。

2. 处理

除了规范护理和观察引流管情况、及时行头颅 CT 扫描监测患者病情变化外，还要强调在穿刺置管前及引流过程中动态评估患者凝血功能及血小板情况，及时纠正出凝血功能异常。

（二）感染

1. 原因

细菌侵入的主要途径就是引流管内的脑脊液。

2. 处理

（1）严格无菌操作，避免引流管漏液和逆流，防止引流管外口与脑脊液收集瓶中的液体接触，以及外出检查时夹闭引流管等措施都是预防颅内感染的重要环节。

（2）若脑室外引流管使用时间较长或出现引流欠通畅、脑室内积血等情况，应早期预防性给予广谱抗菌药物。

（三）脱管与堵管

1. 原因

（1）脱管是使用引流管未遵守管道管理标准导致的安全事件，多与患者躁动、医护的不当操作相关。

（2）堵管原因包括：管径太小，血块或沉淀物阻塞和引流管位置改变等。

2. 处理

妥善固定好引流管，选择管径稍大的引流管，合并脑室出血、可疑血块阻塞时可反复挤压引流管；若血块较大也可经引流管给予溶栓药物。若怀疑引流管位置改变，需行头部 CT 扫描。

（四）过度引流

1. 原因

短时间内脑脊液外引流速度过快、量过多导致。可引起硬膜下或硬膜外血肿、硬膜下积液、动脉瘤再破裂、低颅压、反常性脑疝、颅内积气等。

2. 处理

建议评估颅内压力后设定引流量；去大骨瓣且有 EVD 时，可以选择加弹力绷带约束颅骨缺损处，以预防出现低颅压。

（五）低颅压头痛

1. 原因

可能因脑脊液引流速度过快或引流量过多引起，亦可因穿刺部位脑脊液漏所致。

2. 处理

建议除应常规控制脑脊液外引流量和流速外，若确定脑脊液漏应及时拔管。

七、知识拓展

（1）正常脑脊液的分泌特点。成人颅腔的容积相对恒定，一般认为脑组织的体积为 1400～1500ml，而脑脊液的体积为 125～150ml。成人脑脊液生成的速率为 0.3～0.35ml/min（400～500ml/d）；在最新的共识中，整体流动模型为 450～750ml/d，体内平均总脑脊液量为 150ml（140～270ml）。脑脊液的 pH 值为 7.33～7.35，比重为 1.007，正常脑脊液呈无色透明状。脑脊液主要自脉络丛产生，经由脑室系统，通过腰池和蛛网膜下腔，从蛛网膜颗粒吸收入静脉血，少量脑脊液经由脑胶质淋巴系统重吸收入静脉系统。

（2）脑室外流管材料。引流管材质可分为硅胶、聚氯乙烯（PVC）、聚氨酯和浸渍了抗菌素的硅胶等几种。大部分引流管的内径为 1.0～2.5mm，外径为 2.0～4.0mm（引流管成人用 12～14 号，儿童用 10～12 号）。

（3）脑室外流管穿刺部位。

①脑室前角穿刺（Kocher 点）：位于鼻根后 10～11cm，即中线旁 2.5cm 冠状缝前1cm 处。最常选择非优势半球的额叶入路。当右侧脑室铸型、右侧穿刺部位污染或因其他原因不宜穿刺时，可改为左侧对称点入路，偶尔可双侧置管引流。自头皮计算，导管深度一般不超过 7cm。

②后角穿刺：取侧卧位，穿刺点在枕外粗隆上 5～6cm，中线旁 3cm。穿刺方向对准同侧眉弓外端，深度 7～10cm。

③侧脑室下角穿刺：在耳廓最高点上方 1cm。

④三角部穿刺：在外耳孔上方和后方各 4cm 处。垂直进针，深度约 4～5cm。将引流管经皮下潜行后引出，可有效减少颅内感染风险，延长 EVD 放置时间。

（4）引流高度。脑室引流瓶应悬挂于床头，引流管最高点高于侧脑室平面 10～15cm。平卧位时为外眦与外耳道连线中点的水平面；侧卧位时为正中矢状面。

（5）引流速度、量。脑脊液引流一般不超过 500ml/d，多数控制每天引流量在 200ml左右，引流平均速度一般为 5～20ml/h。当引流速度超过平均速度时，可能导致颅内出血，严重可导致脑疝。在保证脑室外引流通畅的条件下，将每日脑脊液外引流量与脑室外引流目的相结合综合评估，判断外引流是调整颅内压为主，还是引出脑脊液为主。

（6）脑室外引流管由颅内置管段连接颅外引流瓶形成密闭的引流体系，导管检查方法应该自引流管头部穿刺口处开始至引流瓶液体出口处止，保证引流管连接处的每个夹子均处于开放状态中。

（吴惠文）

第三节 血肿腔引流护理

【摘要】血肿腔引流是解决脑内出血的一种方法，通过手术把引流管置入脑内血肿处，术中抽吸血液，术后继续引出残余血液或空气，引出液体可伴有脑脊液。

【关键词】血肿腔引流；护理

【学习目标】①熟悉血肿腔引流的原理；②掌握血肿腔引流的定义；③正确做好血肿腔引流护理。

一、定义

血肿腔引流是经颅锥锥颅，用穿刺针刺破硬脑膜后，用引流管穿刺至预定血肿穿刺靶点，采用硅胶软管置入血肿中进行抽吸后，外部连接体外引流瓶（图6-2）。

二、血肿腔引流适应证

（1）大脑半球出血量为30～80ml。

（2）小脑出血量＞10ml。

（3）位于重要功能区引起严重神经功能障碍者也可考虑为适应证。

三、血肿腔引流禁忌证

（1）血小板减少症、血友病等出血倾向者。

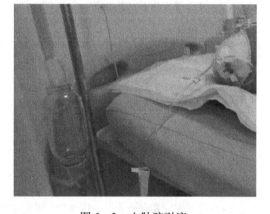

图6-2 血肿腔引流

（2）外伤性或者脑动脉瘤破裂者。

（3）年龄尚小且无高血压病史而又不能排除动脉瘤破裂者。

（4）脑干出血者。

（5）高龄患者合并多脏器功能障碍或者其他严重基础疾病者。

（6）穿刺部位严重感染者。

（7）脑疝形成或呼吸停止30min以上者。

（8）小脑出血或者由于枕部颅骨较厚，进针方向不易掌握，且毗邻脑干，应该慎重实施。

四、操作流程

操作流程见表6-2。

表6-2　血肿腔引流护理操作流程

操作流程	要点说明
核对： 长期治疗执行单、患者身份	严格执行查对制度
评估： （1）患者病情、意识、合作程度； （2）引流管整体情况； （3）患者或家属对导管认知度	（1）患者病情包括意识、瞳孔、生命体征、是否头痛及呕吐、意识改变情况； （2）引流管评估包括固定情况、穿刺口情况、引流量和颜色、通畅情况、引流瓶高度情况、置入长度及外露长度； （3）患者或家属对导管认知度包括导管停留位置、停留导管目的、注意事项、防脱管/拔管认知情况
准备： （1）操作者：洗手、戴口罩； （2）环境：符合无菌操作、职业防护要求； （3）物品：医嘱执行单、治疗车、记录纸、无菌治疗碗2个、50ml注射器、手套、消毒液1套、消毒棉枝、手速消毒液1瓶等	（1）操作者严格遵照七步洗手法清洁双手； （2）无菌物品均在有效期内，摆放整齐
实施： （1）操作前解释操作目的，遵照查对制度进行查对； （2）再次观察引流管情况及病情； （3）关闭患者近端引流管夹，打开引流瓶夹子，放出血性引流液于引流袋中； （4）打开引流袋盖子放于治疗碗中，并将放出的引流液置于另一治疗碗内； （5）消毒引流袋盖及引流袋出口处，并盖上； （6）用注射器测量引流液量（引流瓶刻度准确时可以按照引流瓶的刻度记录引流液量）； （7）脱手套、消毒双手； （8）记录引流液量、颜色； （9）打开引流管近端夹子； （10）根据患者引流量、颜色再次评估引流瓶高度是否适合； （11）按照患者具体情况安置好患者体位； （12）做好健康教育，整理床单位； （13）整理物品、洗手、PDA扫描及执行单签名	（1）引流管评估：固定情况、引流瓶高度是否适合、引流液颜色、引流液量。（注：①引流液量：以维持正常颅内压为原则，与脑室相通的残腔引流，如果早期引流量多，可适当抬高引流瓶。②引流瓶高度：不能负压引流，需平于或高于外耳道，具体遵医嘱；） （2）病情评估：询问患者有无伴头痛、呕吐、意识改变情况； （3）患者体位：根据病情予侧卧位、平卧位、抬高床头； （4）健康教育：引流管作用、固定情况、引流液颜色、引流管高度、抬高床头和过床注意事项、患者主诉头痛或呕吐时处理、防脱管/拔管； （5）操作过程遵守无菌原则、消毒隔离原则
观察与记录： （1）血肿腔引流期间注意观察引流管是否通畅、固定情况、引流量、颜色； （2）患者是否头痛、呕吐、意识改变情况、体温变化、瞳孔变化	

五、血肿腔引流注意事项

（1）引流液的颜色。正常血肿腔引流液颜色为暗红色或淡红色，如果变为鲜红色，可能会再次出血；及时复查颅脑 CT 是必要的。

（2）引流量。一般每天不超过 100ml；如果引流量过多，为淡红色，警惕引出了脑脊液，必须调高引流瓶的高度，避免颅内压过低，再次诱发脑出血。

（3）引流管的高度。引流管应平于或高于外耳道。

（4）无菌操作。颅内留置引流管容易发生颅内感染，所有引流管的操作应注意无菌操作和保持严格的手部卫生。

六、并发症及处理

（1）出血：颅内血肿清除术后的颅内压迅速降低，留置的血肿腔引流管需要控制恰当的引流速度，避免引流过度导致再出血。

（2）颅内感染：血肿穿刺引流术后最常见的感染病原菌为革兰阳性菌，操作时严格遵守无菌原则，避免引流液返流，保持伤口敷料清洁干燥。

（3）低颅压：发生的原因可能是蛛网膜受到了严重损伤，从而导致大量的脑脊液被外引流；应保持引流瓶高度合适，避免过度引流。

（4）气颅：术中留置血肿腔引流连接一体化的外引流瓶，避免术后外引流袋反复更换时空气进入颅内。

（5）癫痫：术后按医嘱及时、准确给予抗癫痫药物，避免癫痫发生。

七、知识拓展

出血性卒中在出血后 2 周内癫痫的发生率为 2.7% ～ 17%。

（吴惠文）

第四节　硬脑膜下引流护理

【摘要】头部外伤后导致硬膜下出血，随着血肿量增多伴随占位效应出现，可通过手术把引流管置入硬膜下血肿处，术中抽吸血液及冲洗，术后继续引出残余血液或空气，引出物可伴有脑脊液。

【关键词】硬脑膜下引流；护理

【学习目标】①熟悉硬脑膜下引流的原理；②掌握硬脑膜下引流的定义；③正确做好硬脑膜下引流护理。

一、定义

硬脑膜下引流常常用于慢性硬膜下血肿患者。通过 MR 或 CT 确诊，经穿刺针刺破硬脑膜后，将引流管放置至硬膜下血肿腔中，术中抽吸血液及生理盐水冲洗，术后引流管外部连接体外引流瓶。

二、硬脑膜下引流适应证

（1）MR 或 CT 诊断为慢性硬膜下血肿。

（2）慢性硬脑膜下血肿占位效应明显，并具有手术指征。

三、硬脑膜下引流禁忌证

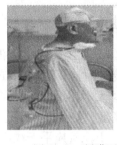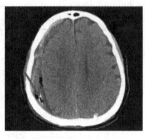

图 6－3　硬膜下引流管（箭头为引流点）

（1）患者年老体弱，合并有严重的基础疾病，比如近期发生的心肌梗死、脑梗死等严重的心脑血管疾病。

（2）血友病导致血液凝血功能障碍，术后很可能再次出血，导致患者出现昏迷甚至死亡的可能。

（3）正在口服阿司匹林或者氯吡格雷等抗血小板药物的患者，术前需要停用阿司匹林、氯吡格雷至少在一周以上才能手术，否则术中很容易再次出血。

四、操作流程

操作流程见表 6－3。

表 6－3　硬脑膜下引流护理操作流程

操作流程	要点说明
核对： 长期治疗执行单、患者身份	严格执行查对制度
评估： （1）患者病情、意识、配合程度； （2）引流管整体情况； （3）患者或家属对导管认知度	（1）患者病情包括意识、瞳孔、生命体征、是否头痛及呕吐、意识改变情况； （2）引流管评估包括固定情况、穿刺口情况、引流量和颜色、通畅情况、引流瓶高度情况、置入长度及外露长度； （3）患者或家属对导管认知度包括导管停留位置、停留导管目的、注意事项、防脱管及拔管认知情况
告知： （1）硬脑膜下引流的作用及注意事项； （2）引流管留置的时间和脱管/拔管的预防	
准备： （1）操作者：洗手、戴口罩； （2）环境：符合无菌操作、职业防护要求； （3）物品：医嘱执行单、治疗车、记录纸、无菌治疗碗 2 个、50ml 注射器、手套、消毒液 1 套、消毒棉枝、手速消毒液 1 瓶等	（1）操作者严格遵照七步洗手法清洁双手； （2）无菌物品均在有效期内，摆放整齐

续上表

操作流程	要点说明
实施： （1）操作前解释操作目的，遵照查对制度进行查对； （2）再次观察引流管情况及病情； （3）关闭患者近端引流管夹，打开引流瓶夹子，放出血性引流液于引流袋中； （4）打开引流袋盖子放于治疗碗中，并将放出的血液置于另一治疗碗内； （5）消毒引流袋盖及引流袋出口处，盖上盖子； （6）用注射器测量引流液量（引流瓶刻度准确时可以按照引流瓶的刻度记录引流液量）； （7）脱手套、消毒双手； （8）记录引流液量、颜色； （9）打开引流管近端夹子； （10）根据患者引流量、颜色，再次评估引流瓶高度是否适合； （11）按照患者具体情况安置好患者体位； （12）做好健康教育，整理床单位	（1）引流管评估：固定情况、引流瓶高度是否适合、引流液颜色、量（注：引流瓶高度需平于或者低于穿刺口，不能负压引流）； （2）病情评估：询问患者有无头痛、呕吐、意识改变情况； （3）患者体位：根据病情予侧卧位、平卧位、抬高床头； （4）健康教育：引流管作用、固定情况、引流液颜色、引流管高度、抬高床头和过床注意事项，患者主诉头痛或呕吐时的处理，防脱管/拔管； （5）操作过程遵守无菌原则、消毒隔离原则
观察与记录： （1）硬脑膜下引流期间注意观察引流管是否通畅、固定情况、引流量、颜色； （2）患者是否头痛、呕吐、意识改变情况、体温变化、瞳孔变化	

五、硬脑膜下引流注意事项

（1）保持引流管通畅，患者翻身时避免引流管牵拉、脱出、扭曲受压。

（2）搬动患者时先夹闭引流管，待患者安置稳定后再打开引流管，预防逆行感染及气颅。

（3）注意引流处伤口是否干燥，引流系统的密闭性，若有渗血、渗液，及时通知医师换药。

（4）建议外引流瓶使用一体化装置，避免更换外引流袋时导致气体入颅内。观察引流液性状、颜色、量等并做好记录，短时间内引出大量鲜血应立即通知医师。

（5）密切观察患者神志、瞳孔、生命体征等变化。

（6）患者出现精神症状时应适当约束，以防自行拔管。

六、并发症及处理

（1）血肿复发：术后协助患者保持头低位，并卧向患侧，保证外引流通畅；叮嘱其多饮水，练习吹气球，促使脑组织复张和残腔闭合。

（2）术后癫痫：慢性硬膜下血肿患者围手术期癫痫发生率为3%～23%，老年患者术后发生率为13.87%。若患者出现癫痫发作症状，应积极地进行抗癫痫治疗；更换外引流袋导致空气进入颅内也是癫痫发作的诱因。

（3）气颅：术中留置血肿腔引流连接一体化的外引流瓶，避免术后外引流袋反复更换。

七、知识拓展

慢性硬膜下血肿（chronic subdural hematoma，CSDH）是神经外科最常见的疾病，CSDH的发病率为1.7/10万～18/10万，65岁以上为58/10万，随着人口老龄化的加剧，其发病率也随着上升。目前认为CSDH的发生机制有脑损伤导致桥静脉破裂、炎症反应、急性硬膜下血肿转化和硬膜下新生血管渗漏、凝血功能障碍等。颅脑外伤后3d～3周发病的硬膜下血肿称为亚急性硬膜下血肿，伤后3周以后出现者称为CSDH。

（吴惠文）

第五节　硬脑膜外引流和硬脊膜外引流护理

【摘要】头部手术或脊椎手术后，在手术切口处硬脑膜或硬脊膜外置入引流管，引出术后切口处血液，促进伤口愈合。

【关键词】硬脑膜外引流；硬脊膜外引流；护理

【学习目标】①熟悉硬脑膜外、硬脊膜外引流的原理；②掌握硬脑膜外引流和硬脊膜外引流的定义；③正确做好硬脑膜外、硬脊膜外引流护理。

一、定义

硬脑膜外引流管常用于预防开颅术后产生的硬膜外血肿，常规置入直径2mm引流管于硬膜外，与颅骨内板相贴；硬脑膜外引流管在用于引流组织液、血液及血性分泌物的同时也引流出部分脑脊液。硬脊膜外引流是脊椎手术后放置于硬脊膜外的引流管（图6-4）。

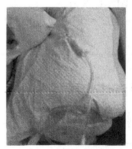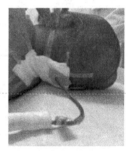

硬脑膜外引流　　　　硬脊膜外引流

图6-4　硬脑膜外引流及硬脊膜外引流管

二、硬脑膜外引流和硬脊膜外引流适应证

（1）颅内病变开颅切除手术后。

（2）颅骨修补手术后。

（3）脊髓内外病变切除手术后。

三、硬脑膜外引流和硬脊膜外引流禁忌证

根据手术需求，在手术后放置的引流管，无相对禁忌证。

四、操作流程

操作流程见表6-4。

表6-4 硬脑膜外引流护理和硬脊膜外引流护理操作流程

操作流程	要点说明
核对： 长期治疗执行单、患者身份	严格执行查对制度
评估： （1）患者病情、意识、配合程度； （2）引流管整体情况； （3）患者或家属对导管认知度	（1）患者病情包括意识、瞳孔、生命体征、是否头痛及呕吐、意识改变情况； （2）引流管评估包括固定情况、穿刺口情况、引流量和颜色、通畅情况、引流瓶高度情况、置入长度及外露长度； （3）患者或家属对导管认知度包括导管停留位置、停留导管目的、注意事项、防脱管及拔管认知情况
告知： （1）硬脑膜外引流、硬脊膜外引流的作用及注意事项； （2）引流管留置的时间和脱管/拔管的预防	
准备： （1）操作者：洗手、戴口罩； （2）环境：符合无菌操作、职业防护要求； （3）物品：医嘱执行单、治疗车、记录纸、无菌治疗碗2个、50ml注射器、手套、消毒液1套、消毒棉枝、免洗手消毒液1瓶等	（1）操作者严格遵照七步洗手法清洁双手； （2）无菌物品均在有效期内，摆放整齐
实施： （1）操作前解释操作目的，遵照查对制度进行查对； （2）再次观察引流管情况及病情； （3）协助患者取舒适平卧位，注意保暖，检查头部伤口及管道情况； （4）钳夹引流管，引流管下铺垫治疗巾，取出无菌负压引流瓶，松开安尔碘瓶盖，戴一次性手套； （5）分离引流管与原引流瓶接头，安尔碘消毒引流管口2次（先消毒管端截面，后消毒外表面），接上新的引流瓶，松开血管钳，注意引流管是否通畅（根据病情需要调节负压）； （6）妥善固定引流管，手消毒； （7）询问患者感觉，针对性指导，整理床单位； （8）整理物品、洗手、PDA扫描及执行单签名	（1）体位安全，便于操作； （2）无菌巾铺垫位置合适； （3）引流管末端消毒注意顺序； （4）重新连接后，先确认管道通畅性； （5）无张力固定引流管； （6）计量准确； （7）引流管评估：包括固定情况、引流瓶负压大小、高度要求、引流液颜色、量，有脑脊液漏不能负压引流； （8）病情评估：询问患者有无头痛、呕吐、意识改变情况； （9）健康教育：引流管作用、固定情况、引流液颜色、引流管负压、抬高床头和过床注意事项，患者主诉头痛或呕吐时的处理，防脱管及防拔管； （10）操作过程遵守无菌原则、消毒隔离原则

续上表

操作流程	要点说明
观察与记录： （1）硬脑膜外引流和硬脊膜外引流期间注意观察引流管是否通畅、固定情况、引流量、颜色； （2）患者是否头痛、呕吐、意识改变情况、体温变化、瞳孔变化	

五、硬脑膜外引流和硬脊膜外引流注意事项

（1）头部敷料的观察，渗血、渗液较多时及时报告医师。

（2）前颅底沟通性肿瘤患者术后引流液过多，呈淡红色，往往是脑脊液引流过多，需要调整负压的大小；若鲜红色引流液过多，往往是术区出血，需及时报告医师处理。

（3）后颅窝手术后的硬脑膜外引流只能是低负压引流。

（4）硬脊膜引流患者引流液过多，呈淡红色，均考虑为脑脊液，需要调整负压。

六、并发症及处理

（1）出血：观察引流液的颜色、量，发现短时间内引流量过多，呈鲜红色，观察患者意识、瞳孔及生命体征变化，并及时通知医师。

（2）感染：与术中操作及术后敷料未及时更换等有关，操作时保持严格无菌操作，及时更换敷料。

七、知识拓展

颅骨修补手术的术后引流必须保证负压持续有效，否则易引起术后伤口皮下积血、积液导致伤口愈合不良，手术失败。

（吴惠文）

第六节　腰大池引流护理

【摘要】腰大池引流是临床上常见的技术，通过引出脑脊液，达到缓解颅内压的目的，也可以通过引出血性脑脊液进而减少血液进入脑脊液循环。该技术还可用于应对颅内感染，通过置换脑脊液来控制颅内感染。

【关键词】腰大池引流；护理

【学习目标】①熟悉腰大池引流的原理；②掌握腰大池引流的定义；③正确做好腰大池引流护理。

一、定义

腰大池引流术是通过腰椎穿刺向椎管内蛛网膜下腔置入引流管，进而达到持续引流脑脊液的目的，它创伤小、简便易行。现广泛用于治疗脑室出血、颅内感染、蛛网膜下腔出血、脑脊液漏等，是神经系统疾病治疗中一项较为成熟的临床技术。其操作方法是在L3 –4 或 L4 –5 椎间隙穿刺，置入直径 1mm 的导管（图 6 –5）。

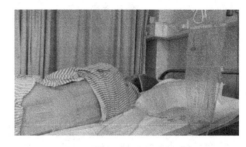

图 6 –5　腰大池引流图

二、腰大池引流适应证

（1）蛛网膜下腔出血。
（2）脑脊液漏。
（3）交通性脑积水。
（4）颅内感染。
（5）颅内手术的患者术中需要减低颅内压者。
（6）颅脑手术后伤口愈合不良需要减压者。

三、腰大池引流禁忌证

（1）凡有脑疝征象，属绝对禁忌。
（2）颅内占位性病变，影像学检查结果中线移位者。
（3）上颈髓占位病变，脊髓功能完全丧失。
（4）腰穿部位皮肤或软组织感染。
（5）腰椎畸形或骨质增生。
（6）全身严重感染、休克、烦躁。

四、操作流程

操作流程见表 6 –5。

表 6 –5　腰大池引流护理操作流程

操作流程	要点说明
核对： 长期治疗执行单、患者身份	严格执行查对制度
评估： （1）患者病情、意识、配合程度； （2）引流管情况； （3）患者或家属对导管认知度	（1）患者病情包括意识、瞳孔、生命体征、是否头痛及呕吐、意识情况； （2）引流管评估包括固定情况、穿刺口情况、引流量和颜色、液面波动情况、引流瓶高度情况； （3）患者或家属对导管认知度包括导管停留位置、停留导管目的、注意事项、防脱管及拔管认知情况

操作流程	要点说明
告知： （1）停留引流管的作用及注意事项； （2）停留时间和脱管/拔管预防	
准备： （1）操作者：洗手、戴口罩； （2）环境：符合无菌操作、职业防护要求； （3）物品：医嘱执行单、治疗车、记录纸、小胶桶1个、免洗手消毒液1瓶、治疗碗2个、50ml注射器、手套、消毒液1套、消毒棉枝	（1）操作者严格遵照七步洗手法清洁双手； （2）无菌物品均在有效期内，摆放整齐
实施： （1）操作前解释操作目的，遵照查对制度进行查对； （2）再次观察引流管情况及病情； （3）关闭患者近端引流管夹，打开引流瓶夹子，放脑脊液于引流袋中； （4）打开引流袋盖放于治疗碗中，并放出脑脊液于另一治疗碗内； （5）消毒引流袋盖及引流袋出口处，盖上盖子； （6）用注射器测量脑脊液量（引流瓶刻度准确时可以按照引流瓶的刻度记录脑脊液量）； （7）脱手套、消毒手； （8）记录脑脊液量； （9）打开引流管近端夹子，观察引流瓶的液面波动情况； （10）根据患者引流量再次评估引流瓶高度是否适合； （11）按照患者具体情况安置好患者体位； （12）做好健康教育，整理床单位； （13）整理物品、洗手、执行单签名	（1）引流管评估：固定情况、引流瓶高度是否适合、引流瓶的液面波动情况、引流液颜色、量、引流液的速度。（注：①引流液速度：5～20ml/h，每天不宜超过500ml；②引流瓶高度：脑脊液引出口最高点与导管穿刺口之间的高度约15cm；置入导管不同，引流瓶的高度也会受到影响，例如硬膜外导管为腰大池置管引流时根据脑脊液引流情况调整引流瓶的高度；③引流管通畅：引流液的液面的波动随患者呼吸约10mm；） （2）病情评估：询问患者有无头痛、呕吐、意识改变情况； （3）患者体位：根据病情予侧卧位、平卧位、抬高床头； （4）健康教育：引流管作用、固定情况、引流液速度、引流管高度、抬高床头和过床注意事项，患者主诉头痛或呕吐时的处理，预防脱管及防拔管； （5）操作过程遵守无菌原则、消毒隔离原则
观察与记录： （1）留置引管期间注意观察引流管通畅、固定情况、引流量、颜色； （2）患者是否头痛、呕吐、意识情况	

五、腰大池引流注意事项

（1）烦躁患者妥善固定引流管，避免引流管脱出、断裂。

（2）颅内出血、严重颅内感染患者往往会易发生引流不畅现象。

（3）交通性脑积水、脑脊液漏、伤口愈合不良患者易发生引流过度。

（4）引流管穿刺口必须保持无菌、干燥，发现敷料潮湿及时更换。

六、并发症及处理

（1）引流不畅：常为血性脑脊液、感染性脑脊液的絮状物引起，也可能由于引流管打折、脱落、引流管被关闭。应密切观察引流液量，发现异常及时处理。

（2）引流过度：①低颅压综合征：常为脑脊液引流过多引起，头痛为常见的临床表现。应根据引流管治疗目的，保证引流液每小时均匀引流。②气颅：为短时间内引流过快、过量引起，或在鞘内注射时操作不规范使气体进入。③急性硬膜下血肿：为引流过快、颅内压降低、桥静脉撕裂所致。

（3）顽固性神经根性疼痛：腰大池引流常见并发症，大部分拔管后症状缓解。

（4）颅内感染：常为无菌操作不严格引起。

七、知识拓展

内镜鼻颅底外科术后发生中枢神经系统感染的诊断标准包括临床诊断和病原学诊断，其中临床诊断标准符合第 4 项同时至少符合 1 ～ 3 项中的 1 项，病原学诊断标准符合第 5 项同时至少符合 1 ～ 4 项中的 1 项。

（1）患者有以下 1 项或多项表现：①体温 >38℃；②颈项强直（＋）、布氏征（＋）、Kernig 征（＋）等脑膜刺激征阳性表现；③新发精神萎靡、谵妄、嗜睡、昏迷等意识状态变化；④头痛、呕吐、视乳头水肿等颅高压症状。

（2）影像学表现：头颅 CT 或 MRI 提示脑组织存在弥漫性肿胀、脑沟变浅、脑池变窄、脑室系统扩张及脑膜强化等。如形成脑脓肿，表现为环形强化影；弥散加权成像（DWI）呈高信号且周围水肿明显。

（3）血液检查：血常规结果中，白细胞计数 $>10 \times 10^{10}$/L 或中性粒细胞比例 >80%，C - 反应蛋白或降钙素原升高。

（4）脑脊液检查：①脑脊液压力 $>200mmH_2O$（$1mmH_2O = 9.8Pa$）；②脑脊液颜色呈无色或淡黄色浑浊，混有血液时可呈红色，部分严重者可见絮状物；③脑脊液 WBC $>100 \times 10^6$/L，多核细胞比 >70%；④脑脊液糖 <2.6mmol/L，或（脑脊液∶血清葡萄糖）< 0.66；⑤乳酸 >3.5mmol/L 高度提示为细菌感染；⑥脑脊液蛋白 >0.45g/L；⑦若怀疑真菌感染，需增加脑脊液 1 - 3 - β - D 葡聚糖和半乳甘露糖聚糖检测，若检测呈阳性则高度怀疑为真菌感染。

（5）细菌学检查：排除标本污染后，脑脊液或分泌物涂片呈阳性。脑脊液或分泌物应同时进行需氧菌和厌氧菌培养，培养结果均呈阳性，需进一步进行相关药敏试验，以指导临床用药。

（吴惠文）

第七节　颈部伤口引流护理

【摘要】手术伤口位于颈部，术后需要留置引流管引出伤口中积血，避免伤口积血过过多导致伤口愈合不良或气管受压迫。

【关键词】颈部伤口引流；护理

【学习目标】①熟悉颈部伤口引流的原理；②掌握颈部伤口引流的定义；③正确做好颈部伤口引流护理。

一、定义

颈部手术后，伤口常常放置引流管，以排出伤口内的积血，促进伤口愈合。颈部空间狭窄，伤口积血可能会压迫气管，出现急性呼吸困难甚至窒息死亡，也可能压迫脊髓造成神经损伤，严重者可能导致瘫痪，因此术后伤口引流尤为重要（图6-6）。

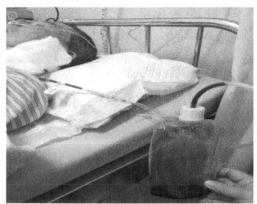

图6-6　颈部伤口引流管

二、颈部伤口引流适应证

（1）颈椎术后。

（2）颈动脉狭窄内膜剥脱术后。

（3）口腔颌面、甲状腺等其他术后。

三、颈部伤口引流禁忌证

避免在大血管附近使用引流管，以免损伤大血管或导致出血和血栓形成等严重后果。

四、操作流程

操作流程见表6-6。

表6-6　颈部伤口引流护理操作流程

操作流程	要点说明
核对： 长期治疗执行单、患者身份	严格执行查对制度
评估： （1）患者病情、意识、配合程度； （2）引流管整体情况； （3）患者或家属对导管认知度	（1）患者病情包括意识、瞳孔、生命体征、是否头痛及呕吐、意识改变情况； （2）引流管评估包括固定情况、穿刺口情况、引流量和颜色、通畅情况、引流瓶高度情况、置入长度及外露长度； （3）患者或家属对导管认知度包括导管停留位置、停留导管目的、注意事项、防脱管及拔管认知情况

续上表

操作流程	要点说明
告知： （1）颈部伤口引流的作用及注意事项； （2）引流管留置的时间和防脱、拔管预防	
准备： （1）操作者：洗手、戴口罩； （2）环境：符合无菌操作、职业防护要求； （3）物品：医嘱执行单、治疗车、记录纸、无菌治疗碗2个、50ml注射器、手套、消毒液1套、消毒棉枝、免洗手消毒液1瓶等	（1）操作者严格遵照七步洗手法清洁双手； （2）无菌物品均在有效期内，摆放整齐
实施： （1）操作前解释操作目的，遵照查对制度进行查对； （2）再次观察引流管情况及病情； （3）协助患者取舒适平卧位，注意保暖，检查头部伤口及管道情况； （4）夹闭引流管，引流管下铺垫治疗巾，取出无菌负压引流瓶，松开安尔碘瓶盖，戴一次性手套； （5）分离引流管与原引流瓶接头，安尔碘消毒引流管口2次（先消毒管端截面，后消毒外表面），接上新的引流瓶，松开夹子，注意引流管是否通畅（根据病情需要调节负压）； （6）妥善固定引流管，手消毒； （7）询问患者感觉，针对性指导，整理床单位； （8）整理物品、洗手、PDA扫描及执行单签名	（1）体位安全，便于操作； （2）无菌巾铺垫位置合适； （3）引流管末端消毒注意顺序； （4）重新连接后，先确认管道通畅性； （5）无张力固定引流管； （6）计量准确； （7）引流管评估：固定情况、引流液颜色、引流量； （8）病情评估：询问患者或家属有无伴头痛、呕吐、意识改变情况； （9）健康教育：引流管作用、固定情况、引流液颜色、引流管高度、抬高床头和过床注意事项，患者主诉头痛或呕吐时的处理，防脱管及防拔管； （10）操作过程遵守无菌原则、消毒隔离原则
观察与记录： （1）颈部伤口引流期间注意观察引流管通畅、固定情况、引流量、颜色； （2）患者是否头痛、呕吐、意识改变情况、体温变化、瞳孔变化	

五、颈部伤口引流注意事项

（1）引流管的负压。根据引流管放置位置决定引流瓶负压大小；若引流管放置于血管附近，应该根据医疗要求调整负压大小，避免负压过大导致血管破裂。

（2）术后严密监测伤口情况，局部渗血过多可能为引流不畅或伤口出血，应及时处理，避免患者窒息发生。术后床边备气管切开包。

六、并发症及处理

（1）伤口出血及皮下血肿：床边常规备气管切开包，术后避免头颈部大幅度活动，必要时使用颈托固定颈部，注意密切观察有无颈部疼痛及呼吸困难，局部伤口有无肿胀，敷料渗血，及时通知医师处理。

（2）感染伤口渗血、渗液及时更换敷料。

七、知识拓展

（1）颈部手术伤口引流均需要负压持续引流，颈动脉内膜剥脱术的伤口引流管放置靠近血管者除外。

（2）颈椎椎管内手术后引流管的引流液为淡红色，引流量多者应考虑为脑脊液，需降低引流管的负压值。

（吴惠文）

第八节　气管切开护理

【摘要】患者因呼吸道梗阻、呼吸道分泌物多且排出困难、意识昏迷等原因切开颈段气管，置入气管套管，建立临时的人工气道的技术。

【关键词】气管切开术；人工气道；护理

【学习目标】①熟悉气管切开技术原理；②掌握气管切开术的定义；③正确做好气管切开术后患者护理。

一、定义

气管切开术系切开颈段气管，放入金属气管套管或硅胶套管的手术，是解除喉源性呼吸困难、呼吸功能失常或下呼吸道分泌物潴留所致呼吸困难的常见手术（图6-7）。

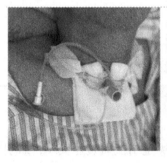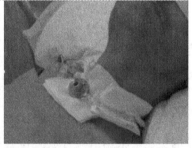

图6-7　气管切开术

二、气管切开术适应证

（1）预期或需要较长时间机械通气治疗。

（2）上呼吸道梗阻所致呼吸困难，如双侧声带麻痹、有颈部手术史、颈部放疗史。

（3）反复误吸或下呼吸道分泌较多，患者气道清除能力差。

（4）减少通气死腔，利于机械通气支持。

（5）因喉疾病致狭窄或阻塞无法行气管插管术。

（6）头颈部大手术或严重创伤需行预防性气管切开术，以保证呼吸道通畅。

（7）高位颈椎损伤。

三、气管切开术禁忌证

（1）切开部位感染或化脓肿胀。

（2）切开部位肿物，如巨大甲状腺肿、气管肿瘤等。

（3）严重凝血功能障碍，如弥漫性血管内凝血、特发性血小板减少症等。

四、操作流程

操作流程见表6－7。

表6－7 气管切开护理操作流程

操作流程	要点说明
核对： 长期治疗执行单、患者身份	严格执行查对制度
评估： （1）意识及呼吸情况，气管套管处皮肤及伤口情况，系带情况； （2）心理状态、配合程度； （3）对气管切开相关知识的认知程度（家属或患者）	（1）患者病情，包括意识、瞳孔、生命体征、是否头痛及呕吐、意识改变情况； （2）气管切开护理评估，包括评估口、鼻腔痰液情况及听诊肺部情况，边带固定情况，气管切开伤口情况，敷料情况，硅胶套管评估气囊压力； （3）患者或家属对气管切开护理认知度，包括：体位、气管切开护理目的、注意事项、防窒息及防拔管认知情况
告知： （1）气管切开护理的目的及注意事项； （2）吸痰的目的及注意事项	
准备： （1）操作者：洗手、戴口罩； （2）环境：清洁、温暖、舒适，符合无菌操作、职业防护要求； （3）物品：吸痰用品1套（托盘里铺治疗巾，治疗碗2个，镊子2把），吸痰管若干根，手套若干，生理盐水1瓶，换药用物1套（托盘里铺治疗巾，治疗碗2个、Y型方纱2块及凡士林方纱1块、镊子2把、盐水棉球若干、安尔碘棉球若干）、患者无菌内套管1根、吸氧者备单腔氧管；吸痰装置用物1套； （4）患者：平卧位，暴露气管切开处伤口	（1）操作者严格遵照七步洗手法清洁双手； （2）无菌物品均在有效期内，摆放整齐

操作流程	要点说明
实施： （1）操作前解释操作目的，遵照查对制度进行查对； （2）有痰者吸净痰液（吸氧者调高氧流量），取出气管内套放入治疗碗内； （3）撤除污染敷料，观察套管处皮肤情况，盐水棉球洗伤口（原则从内至外）至伤口干净，清洗套管表面，再用安尔碘棉球消毒伤口（原则从内至外），消毒套管表面，用无菌镊子放入新无菌内套管，更换上凡士林方纱及无菌 Y 型方纱； （4）分离氧管，停氧，更换新氧管，给氧； （5）根据患者痰液粘稠度给予湿化及调整速度（按需湿化）； （6）吸氧面罩遮盖气管套管口； （7）更换吸痰用物：脱手套、更换吸痰的治疗托盘及装置； （8）气管内套：标识纸记录患者"科室、床号、姓名"与套管橡皮筋扎实，浸泡于溶媒中； （9）安置舒适体位； （10）整理物品、洗手、PDA 扫描及执行单签名	（1）体位安全，便于操作； （2）吸痰前无菌巾铺垫位置合适； （3）消毒顺序正确，伤口清洁消毒彻底； （4）吸痰前后调节氧流量； （5）吸痰压力合适； （6）健康教育：指导患者有效咳嗽、咳痰，以减轻气道深部吸痰的不适；告知患者及家属气管切开套管的重要性，勿自行拔管，预防非计划拔管；告知患者如有不适及时告知护士； （7）操作过程遵守无菌原则、消毒隔离原则
观察与记录： （1）痰液性质及量； （2）患者意识、呼吸及管道固定情况	

五、气管切开护理注意事项

（1）气管切开术后，需要监测套管系带松紧程度，系带系死结，避免松开导致套管脱出。

（2）密切观察切开处部位皮肤是否有出血、皮下气肿、感染等症状。

（3）每天检查颈后系带处的皮肤，避免器具相关性压力性损伤发生。

六、并发症及处理

（1）伤口出血。观察气管切开处伤口有无渗血，如有渗血及时通知医师处理。

（2）感染。切口处皮肤每天进行消毒处理，每天密切监测切口情况，发现敷料潮湿及时更换。

（3）窒息。严密观察患者呼吸、血氧饱和度和肺部呼吸音，如出现呼吸频率快、血氧饱和度低、患者烦躁不安、颜面口唇苍白发绀，可能为气管内套管半堵塞或全堵塞状态，立即报告医师处置，拔出内套管或更换气管套管处理。

（4）套管脱出。常因咳嗽、挣扎、系带过松等原因脱出。应每班检查套管位置，注意有无滑脱。若有脱出，应通知医师及时处理。

（5）皮下气肿。术后 1～2d 内出现。轻度皮下气肿无生命危险，但需密切观察其发展；严重时常合并有气胸、纵隔气肿，可危及生命，应及时拆除切口缝线，促使气体逸出。

（6）纵隔气肿和气胸。气管切开术严重的并发症，小儿多见，若气体量小且无症状，可不予处理。若气体量增加，有明显症状时应及时请胸外科协助治疗。

（7）气管瘘管、气管食管瘘及时修补。

（8）喉、气管狭窄。根据狭窄程度，可进行喉扩张术或整形术。

（9）拔管困难。多见于幼儿，应明确原因对症治疗。

七、知识拓展

（1）气管套管气囊的压力 25～30cmH$_2$O，宜每 4～6h 监测气囊压力。

（2）对带有声门下吸引装置的套管，每次放气前应进行声门下分泌物吸引。

（3）中心或电动吸痰压力调节指引如下：

①成人 -80～-150mmHg（-11～-20kPa）。

②儿童 -80～-120mmHg（-11～-16kPa）。

③新生儿 -80～-100mmHg（-11～-13.3kPa）。

④1MPa = 1000kPa，1kPa = 7.5mmHg，1MPa = 7500mmHg。

（吴惠文）

第九节　颅内压监测护理

【摘要】颅内压（intracranial pressure，ICP）是指颅内容物（脑组织、脑脊液、血液）对颅腔壁的压力。正常成人在身体松弛状态下侧卧时的腰穿或平卧测脑室内的压力为 6.0～13.5mmHg（81.6～183.6mmH$_2$O），儿童为 3.00～6.75mmHg（40.8～91.8mmH$_2$O）。平卧时成人颅内压持续超过正常限度 15mmHg（204mmH$_2$O），即为颅内高压。临床分类：15～20mmHg（204～272mmH$_2$O）为轻度颅高压；21～40mmHg（273～544mmH$_2$O）为中度颅高压；>40mmHg（>544mmH$_2$O）为重度颅高压。如不能及早发现和及时处理颅高压，可导致脑灌注压降低，脑血流量减少，脑缺血、缺氧造成昏迷和脑功能障碍，甚至发生脑疝，危及伤病员生命。ICP 监测是诊断颅内高压最迅速、客观和准确的方法，也是观察患者病情变化、早期诊断、判断手术时间、指导临床药物治疗、判断和改善预后的重要手段。ICP 监测已经被临床广泛接受，其方法分为创伤性和无创性两种。本节主要讲述有创颅内压监测。

【关键词】颅内压；ICP 监测；创伤性；无创性

【学习目标】①掌握颅内压监测适应证与禁忌证；②掌握颅内压监测技术方法与流程。

一、定义

颅内压监测是颅腔内容物对颅腔壁的压力，需要将颅内压检测探测仪探头置于颅内，将探头置于额部及枕部，通过传感器将颅内压的波形传至工作站，从而完整地了解颅内压的变化情况。通过分析患者颅内压的变化，可以帮助判断患者脑水肿的情况，从而知道治疗情况，估计预后。有创颅内压监测根据传感器放置位置的不同，可分为脑室内、脑实质内、蛛网膜下腔、硬膜下和硬膜外测压。目前，脑室内及脑实质内放置探头最为常用。颅内压监测探头置入后要严格管理维护，避免脑脊液漏及感染，留置时间建议7～14d。

二、颅内压监测适应证

（1）创伤性颅脑损伤（traumatic brain injury，TBI）：①GCS＜8分，头颅CT扫描异常（颅内出血、脑挫裂伤、脑水肿、脑肿胀、脑积水、基底池受压等）；②CT正常的重型TBI患者入院时有2个或2个以上的以下特征：年龄＞40岁，单侧或双侧肢体运动障碍，收缩压（SBP）＜90mmHg。

（2）脑出血：大量出血（＞30ml）的脑出血患者，尤其是幕上脑出血破入脑室的患者，可以进行颅内压监测下的引流。

（3）中枢神经系统特殊感染及细菌感染：尤其是GCS≤8分，病情进行性加重，必要时可以进行颅内压监测。

（4）自发性蛛网膜下腔出血（subarachnoid hemorrhage，SAH）：Hunt-Hess Ⅳ-Ⅴ级蛛网膜下腔出血；尤其是合并占位效应的脑内血肿、水肿、脑梗死、急性脑积水时；未行外科治疗的动脉瘤患者，如进行脑室外引流有诱发二次出血的风险。

（5）开颅术后，存在脑水肿相关危险因素，如缺氧、低血压、瞳孔异常、中线移位＞5mm。

（6）其他需要进行持续颅内压监测的神经重症患者。

三、颅内压监测禁忌证

颅内压监测禁忌证包括凝血功能异常（凝血功能检查结果异常或血小板计数低）、免疫抑制、同时使用抗凝血药物、头皮感染、脑脓肿等。

四、颅内压监测的护理操作流程

颅内压监测的护理操作流程见表6-8。

表6-8 颅内压监测的护理操作流程

操作流程	要点说明
核对： 电脑医嘱、治疗单、患者信息	双人核对患者姓名、床号、住院号等
评估： （1）患者的病情、意识、瞳孔、生命体征； （2）患者的肢体肌力配合程度； （3）患者的心理状态	

续上表

操作流程	要点说明
告知： （1）颅内压监测的目的及作用； （2）监测时需要配合的注意事项	
准备： （1）操作者：衣帽整洁，洗手及戴好口罩； （2）环境：宽敞明亮、安全舒适； （3）用物：颅内压监测仪； （4）患者：取舒适体位（已于手术室置入颅内监测探头）	
颅内压监测： （1）固定颅内压监测仪于床头； （2）连接监测线与仪器端接头； （3）连接外电源，打开颅内压监测仪开关； （4）连接监测线接头与患者植入端接头，固定稳妥； （5）根据不同颅内压监测仪设置参数、校准、调零； （6）读取数值	（1）检查仪器是否正常运行，屏幕是否光亮； （2）接口对接时按照指示标识连接，动作轻柔，对接不上时勿用蛮力； （3）连接的接头固定于头部，避免牵拉脱管
整理与记录： （1）妥善放置颅内压监测仪，导线不得缠绕弯曲，与液体分开放置； （2）如无禁忌证，患者头部抬高30°，保持头轴位； （3）及时记录颅内压监测数值	（1）躁动患者必要时予约束、镇静、镇痛处理； （2）观察仪器是否正常，有无显示数值，屏幕是否清晰可见； （3）出现异常数值，排除机器问题后及时报告医师处理

五、颅内压监测注意事项

1. 确保颅内压监测的准确性

颅内压监测需确定 "0" 参考值，监测过程中排除外界干扰因素，如躁动、翻身、吸痰、尿潴留、用力排便等。为了获得准确的监护数据，监护仪的零点参照点一般位于外耳道的位置，ICP 监护时患者保持平卧或头高 10°～15°。

2. 颅内压目标值

颅内压/脑灌注压（cerebral perfusion pressure，CPP）目标导向性治疗与良好转归关系密切，CPP < 50mmHg 导致脑缺血的发生率增加，CPP > 70mmHg 时急性呼吸窘迫综合征（acutedistress syndrome，ARDS）的发生率增加。建议颅内压治疗目标控制在 5.26～22.00mmHg 之间，CPP 的管控目标 60～70mmHg，SAH 的患者颅内压可以适当稍高。

3. 严密预防感染

ICP 监护整个操作过程中，从安置脑室内导管或颅内传感器，至监护期间和取出传感器都要严格执行无菌操作技术，监护时间一般 3～5d。保持穿刺口敷料干洁及引流管通畅，换药严格无菌操作，穿刺部位必须始终保持清洁和无菌。

六、颅内压监测并发症及处理

1. 感染

颅内感染的预防是颅内压监测护理的重点。国内研究表明，探头位置、术后并发症是有创性颅内压监测发生中枢神经系统感染的独立危险因素。也有研究认为，颅内破裂动脉瘤和探头置入方式（开颅或钻颅）是有创颅内压监测并发颅内感染的独立危险因素。切口引流管留置时长、颅内压监测探头留置时长及脑脊液漏也是颅内感染的独立危险因素。国外研究认为，颅内感染的风险在颅内压监测探头置入 5d 后开始升高，发生高峰在探头置入的术后 5～10d。颅内压监测期间，护理过程要进行细致的伤口护理，保持监护系统及引流系统的密封性，防止漏液，操作时要严格无菌操作，各管道接头每天消毒 1～2 次，患者头下垫治疗巾。此外，医务人员还应密切观察病情，注意对体温、意识状态、脑膜刺激征的观察，怀疑并发颅内感染时应在严格无菌操作下留取脑脊液行常规、生化及细菌培养和药敏试验。

2. 出血

有创颅内压监测最严重的并发症是颅内出血。有研究表明，探头类型（脑室型）和探头置入方式（钻颅）为并发颅内出血的独立危险因素，脑室型探头并发颅内出血率为 7%，脑实质或硬脑膜下型探头并发出血率为 1%，钻颅置入探头并发颅内出血率为 6%，开颅手术或钻颅置入探头并发颅内出血率为 2%。此外，凝血功能异常的患者并发出血率高，并发颅内出血可能还与操作技术有关。操作者在钻颅过程中当锥头穿过颅骨内板后，不可垂直用力过猛，而应利用旋转锥头的螺旋力将硬脑膜旋碎，探头置入时要逐渐缓慢向内推进，否则易并发严重颅内出血。颅内破裂动脉瘤患者行脑室型颅内压监测可能由于改变动脉瘤壁的压力梯度而并发再出血，此类患者在置入脑室型探头时要控制缓慢引流脑脊液，在开放引流时要控制颅内压 >15mmHg，以免颅内压骤降或动脉瘤壁内外压力差过大，诱发动脉瘤再破裂。

七、知识拓展

1. 颅内压监测波形分析

颅内压（ICP）波形（见图 6-8）由三部分组成：①与呼吸周期相关的呼吸波形（0.1～0.3Hz）；②与动脉周期相关的脉冲压力波形（AMP）；③低频率血管波形（如 Lundberg A 和 B 波）。AMP 波又被细分为三个波（P1、P2、P3）。ICP 升高不仅使平均 ICP 数值增高，也会改变 ICP 波形的正常特征。具体来说，P1 为冲击波，与动脉搏动有关；P2 为潮汐波，反映颅内顺应性；P3 为微波，与主动脉瓣关闭的压力传递有关。上升的 P2 波是 ICP 升高和颅内顺应性降低的特征指标。此外，Lundberg A 波又称高原波，为颅内压增高特有的病理波型，即颅内压突然升至 >50mmHg，并持续 5～20min，后骤然下降至原水平，反映了脑顺应性的下降。Lundberg B 波是一段 ICP 的周期性升高的聚集波，它以每分钟 0.33～3 个周期的速率发生，持续时间为 5～30min，但此指标特异性不大，也存在于 ICP 正常的患者，有待进一步的研究。

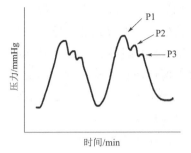
（a）正常颅内压波形

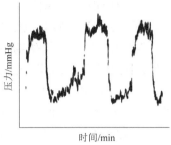
（b）颅内压波型（Lundberg A 波）

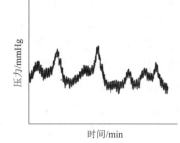
（c）颅内压波型（Lundberg B 波）

图 6-8　颅内压波形

2. 无创颅压内压监测

颅内压监测方法多为有创的，且技术条件要求高，易导致颅内感染、脑脊液漏出、颅内出血等并发症，近年来无创性颅内压监测有了很大发展并成为新的热点。无创 ICP 监测技术主要包括：经颅多普勒（TCD）、视神经鞘直径（ONSD）、间接压力传递、闪光视觉诱发电位（FVEP）等。

（1）经颅多普勒（TCD）：通过经颅多普勒超声监测颅内外大血管的血流速度，即通过大脑中动脉的血压和搏动指数（PI）来间接反映颅内压值。床旁彩超在临床上已广泛应用，在以此为基础的 ICP 测量理论上具有广泛应用前景。然而有研究表明，TCD 间接测量颅内压的可靠性仍存在争议，其不仅无法做到动态持续监测，而且还受到部分血管方面疾病的干扰，此外还需要专业的超声医学科人员进行测量，毕竟临床上大多数神经外科医师缺乏超声影像学操作知识，从而限制了 TCD 无创 ICP 监测在临床上应用。

（2）视神经鞘直径（ONSD）无创颅内压监测：视神经鞘作为硬脑膜的一部分，当颅内压升高时可以通过蛛网膜下腔脑脊液传导使视神经鞘扩张，从而利用超声技术测量出视神经鞘的直径。有研究表明视神经鞘的直径与颅内压值之间存在相关性，可以有效体现颅内压值的变化。视神经鞘直径无创颅内压监测与经颅多普勒超声监测一样存在局限性和不稳定性，且其灵敏度和特异性存在一定争议。但相比 TCD 而言，ONSD 更有望成为一种快捷的初筛检查手段，来判断是否存在颅内压升高。

（3）间接压力传递无创颅内压监测：ICP 升高会导致的视盘肿胀（即视乳头水肿），而临床上可以通过相关检查观察视乳头肿胀的分级来显示颅内压的高低，特别是针对重型颅脑损伤患者具有良好的准确性。为此眼底镜检查常被用作疑似 ICP 升高的筛查方法，但它在定量测量颅内压值上存在争议，其分级量表还没有被广泛认可，且个体之间存在相当大的差异。此外，颅内压升高时的视盘肿胀需要时间，存在延迟。因此，该技术并不适用于紧急情况或怀疑急性颅内压升高时的应用。

（4）闪光视觉诱发电位（FVEP）无创颅内压监测：目前关于无创颅内压监测方法研究较多，其中 FVEP 是较为成熟、可靠的方法。其乃通过利用闪光视觉诱发电位与颅内压的线性关系，用于颅内压的间接检测与分析。FVEP 反映了从视网膜到枕叶皮层的视觉通路的完整性。当颅内压升高时，神经元和神经纤维缺血、缺氧、乳酸增加，导致脑脊液 pH 值降低，引发神经传导封锁。神经电信号的传导速度降低，从而延长潜伏期 FVEP 峰基于闪光视觉诱发电位的延长与 ICP 的增加呈正线性相关的认识，人们设计了一款基于闪光视觉诱发电位的无创性 ICP 监测系统。对 FVEP 波形进行检测，能够较准确地反映视觉通路损伤情况，然后根据 FVEP 波形中的 N2 波潜伏期与颅内压的线性关系，计算出颅内压值，此外通过连续监测可以较好地指示颅内压变化趋势。值得注意的是 FVEP 本身受视力的影响较小，并且可以较容易地用于患者的监测，特别是昏迷患者。由于其无创性，该系统被广泛用于颅脑损伤患者，但在临床实际监测操作中仍存在设备连接不稳定，意识恍惚患者特别是对存在烦躁、躁动表现的患者不配合时，易导致监测失败。由于其存在可变性，特别是对诱发电位潜伏期的手动识别存在争议，因而也有研究指出 FVEP 颅内压监测的可靠性受到质疑。

（颜红波　关玉仙）

第十节　颈部手术翻身技巧

【摘要】 颈椎椎管内的手术，医师需人工打开患者椎管切除病灶，因此椎管的稳定性会受到破坏，若外力导致患者颈椎脊髓受压，会给患者带来灾难性损伤。

【关键词】 颈部手术；翻身技巧

【学习目标】 ①熟悉颈椎脊髓解剖及生理知识；②掌握颈部手术翻身技术；③正确做好颈部手术翻身护理。

一、概述

颈段椎管肿瘤所在解剖位置特殊，对手术操作技术要求高，术后相关并发症多，例如可能出现颈椎失稳、肺部感染、呼吸功能减退、肌力下降、肌肉萎缩、感觉异常、大小便功能障碍及神经根痛等。正确执行术后患者翻身操作，能减少患者损伤，防止压力性损伤的发生。

二、适应证

（1）颈椎手术后患者。

（2）颈椎硬脊膜外、硬脊膜下、脊髓内病变切除术后。

（3）延髓、颈椎交界区椎管内肿瘤。

（4）颈椎外伤。

三、禁忌证

暂无绝对禁忌证患者。

四、操作流程

操作流程见表6－9。

表 6-9　颈部手术翻身操作流程

操作流程	要点说明
核对： 患者身份、长期医嘱单	确认患者身份，避免差错
评估： （1）病房环境是否干净整洁，温湿度适宜； （2）了解患者病情、意识及配合程度； （3）观察患者损伤部位、伤口情况及管路情况（有无管道、是否输液）	（1）患者病情包括：意识、瞳孔、生命体征；患者年龄、体重情况； （2）引流管评估包括：固定情况、穿刺口情况、引流量和颜色、液面波动情况、引流瓶高度情况、置入长度及外露长度； （3）患者或家属对更换卧位认知度包括：翻身目的、注意事项、更换卧位的方法
告知： 告知患者翻身的目的和方法，以取得配合	
准备： （1）护士着装整洁，洗手，戴口罩； （2）软枕 1 个，翻身枕 1 个，沙袋 2 个	（1）操作者严格遵照七步洗手法清洁双手； （2）物品均在有效期内，摆放整齐
实施"三人轴线翻身法"： （1）固定病床，放下一侧床栏； （2）一人站于床头，去除床头挡板，另外两人站于同侧； （3）一人固定头部，使头部沿纵轴向上略加牵引，去除软枕；一人抓住中单的肩部腰部处，一人抓住中单的腰部腘窝处；三人同时发力将患者缓慢平移至近侧； （4）将患者双腿屈曲，双手交叉放于胸前，三人同时发力将患者翻至对侧； （5）将翻身枕至于患者腰背部，支撑身体；软枕放于两膝之间，使双膝处于自然弯曲，颈部两侧放沙袋用于头颈部固定； （6）整理床单位，放好床头挡板，拉上床栏	（1）不可拖拉，以免擦破皮肤； （2）三人动作应协调平稳，固定头部人员发操作指令； （3）翻身时观察患者的面部情况，及时观察到病情变化，用身体保护患者； （4）翻身角度 <60°，保持头颈肩腰在同一水平线上； （5）翻转时勿让患者身体屈曲，以免脊柱错位； （6）勿牵拉引流管，防止管道脱出； （7）操作结束时必须询问患者感觉和舒适度
观察与记录： （1）检查患者肢体各关节是否处于功能位； （2）各引流管是否妥善固定，是否通畅；观察引流液颜色、引流量； （3）观察患者的面部情况，是否发生病情变化	健康教育： （1）向患者及家属说明正确更换卧位对预防并发症的重要性； （2）更换卧位前根据其目的的不同向患者及家属介绍更换卧位的方法及注意事项； （3）教会患者及家属更换卧位或配合更换的正确方法，确保患者的安全

五、颈部翻身注意事项

（1）移动患者时动作应轻稳，协调一致。轴线翻身法翻转时，要维持躯干的正常生理弯曲，避免翻身时因脊柱错位而损伤脊髓。翻身后，需用软枕垫好肢体，以维持舒适而安全的体位。

（2）翻身时应注意为患者保暖并防止坠床。

（3）为手术患者翻身前，应先检查伤口敷料是否潮湿或脱落，翻身后注意伤口不可受压；颈椎或颅骨牵引者，翻身时不可放松牵引，并使头、颈、躯干保持在同一水平位翻动，翻身后注意牵引方向、位置以及牵引力是否正确；颅脑手术者，头部转动过剧可引起脑疝导致患者突然死亡，故应卧于健侧或平卧；石膏固定者，应注意翻身后患处位置及局部肢体的血运情况，防止受压。

六、并发症及其处理

（1）伤口疼痛。翻身后未仔细检查患者体位和用物平整，导致患者部分皮肤受压。患者侧卧体位时充分检查患者皮肤，物品摆放平整，伤口敷料干洁，以患者感觉最舒适状态安置患者。

（2）伤口愈合不良。翻身时未注意伤口，翻身间歇时间过长，伤口持续受压导致。因此，每次翻身均需检查患者伤口，避免伤口为身体受力的支点。

（3）继发性脊髓神经损伤。翻身时患者出现呼吸改变，躯干感觉改变，立即通知医师处理。为防止以上症状发生，翻身时必须保持患者于头颈胸同一直线轴线翻身。

七、知识拓展

新型颈椎固定翻身枕采用记忆棉或者乳胶垫一体成型，包括左侧枕、右侧枕和中间的平卧枕。左侧枕、右侧枕靠近颈部的一侧设有弧形凸起，其弧度与人体头颈部的弧度相匹配，增加侧卧时的舒适性；平卧枕由弧形颈枕及水垫组成，水垫为波浪形或圆环形，在弧形颈枕、左侧枕和右侧枕外有一体式枕套，水垫套与一体式枕套连接，并有带拉链的开口，方便更换水垫。

（王晓艳　刘丹　郑敏）

第十一节　神经外科体位管理

【摘要】体位管理不当可引起颅内压增高或降低，呼吸不畅，造成脑缺氧，甚至引起颅内重要组织移位，危及患者生命。临床上常根据不同的病种和治疗的需要，为患者选择合适的体位。神经外科常见的体位管理包括开颅术后体位管理、重型颅脑损伤患者体位管理、留置管道者体位管理、脑脊液漏体位管理、腰椎穿刺体位管理、偏瘫患者良肢位管理、介入术后体位管理。

【关键词】体位管理；预防并发症

【学习目标】①掌握神经外科患者体位管理要求与方法；②正确为患者实施体位管理。

一、开颅术后体位管理

（1）麻醉未清醒的患者：去枕平卧（图6-9），头偏向一侧（健侧），避免伤口受压，严防呕吐物吸入。

（2）术后清醒者（手术当天）：垫枕头或床头抬高15°～30°（图6-10），有利于静脉回流，减轻脑水肿。可自由翻身，避免压迫手术切口部位。

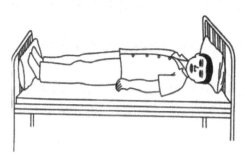
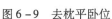
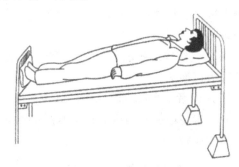

图6-9　去枕平卧位　　　　　　　　　图6-10　床头抬高15°～30°

（3）术后第一天：下床活动，卧位时，床头抬高30°～50°，床尾适当抬高15°，以防坐起后身体下滑。若半卧位后，无头晕等不适主诉，可调整为床上坐位，床头抬高70°～80°，床尾适当抬高15°～20°，逐步过渡至床边坐位及下床活动（图6-11）。

（4）后颅窝开颅术后初期的患者：应侧卧（图6-12），不宜仰卧垫枕，避免伤口受压和颈项扭曲。

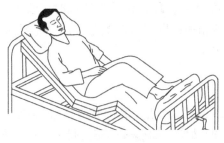
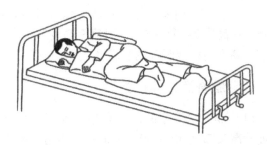

图6-11　半卧位　　　　　　　　　　　图6-12　侧卧位

（5）颅内手术切除巨大病变或半球切除术后的患者：因术后颅内遗有巨大腔隙，脑组织可随体位变动而移位，脑组织静脉可能受牵拉而断裂，继而发生出血或引起脑干扭曲移位等危险，故应采取暂时固定体位，可用沙袋固定头部。与此同时，还应预防骨突出部位发生压力性损伤。

（6）颅裂、脊椎裂患儿：术后取侧卧或俯卧位。并抬高床头15°～30°，使手术区处于最高点，从而降低手术局部张力，同时还应保持呼吸道通畅。

（7）术后脑水肿期患者：此类患者特别是在脑水肿高峰期（术后48～72h）的患者，应抬高其床头30°，以减轻脑水肿。

二、重型颅脑损伤：根据不同伤情，取不同体位

（1）低颅压患者取平卧位，如取头高位会加重头痛。

（2）颅内压增高时，患者取头高位，以利于静脉回流，降低颅内压。

（3）脑外伤合并脑脊液漏者取仰卧位，抬高头部20°～45°；耳漏患者卧向患侧，使脑组织借重力作用与撕裂脑膜处紧密贴附，压闭漏口，尽量减少坐起、低头时间。神志清醒患者进食、排便、洗刷时应保持头位不变；神志不清烦躁的患者要适当约束头肩部，保持正确卧位。

（4）重伤昏迷患者取平卧、侧卧或侧俯卧位，以利口腔与呼吸道分泌物向外引流，保持呼吸道通畅。

（5）患者发生休克时取中凹卧位，头部抬高15°～30°，有利于保持呼吸道通畅，改善缺氧，避免增加颅内瘀血；下肢足部抬高20°～30°，有利于静脉回流，增加心输出量，缓解休克症状。

三、留置管道者体位管理

（1）脑室外引流管体位管理：患者卧床休息，床头抬高15°～30°，便于静脉回流，降低颅内压及减轻脑水肿。脑室外引流管悬挂高度高于侧脑室平面或耳际线10～15cm，或遵医嘱调节高度。

（2）硬膜外引流管体位管理：床头抬高15°～30°，或遵医嘱头可偏向患侧，以利于充分引流。

（3）硬膜下引流管体位管理：患者采取患侧位或平卧位。

（4）腰大池引流管体位管理：患者卧床，但可以左右翻身，转动体位时可暂夹闭引流管，抬高床头15°～30°，引流瓶高度与脑室额角相平，以平卧时的腋中线为基准调节，调节好高度后，遵医嘱调节高度。

四、脑脊液漏体位管理

（1）非手术治疗的体位管理：卧床休息，采取患侧卧位，保持鼻腔或外耳道清洁，适度抬高头部（20°～30°）。避免突然增加颅内压的动作，如擤鼻、用力排便、咳嗽和打喷嚏等。

（2）椎管手术后脑脊液漏体位管理：椎管颈椎手术后切口脑脊液漏的患者应嘱头高足低半卧位；胸腰骶尾椎术后切口脑脊液漏的患者采用头低足高位。此外，患者尽量采用俯卧位，降低背侧切口漏的脑脊液压力。若患者无法耐受，可采用俯卧与半俯卧交替，勿坐起或站立。

五、腰椎穿刺体位管理

（1）腰椎穿刺配合体位（图6－13）：患者侧卧板床上，取去枕头，背部齐床沿，铺好橡皮巾、治疗巾，头向胸前弯曲，双手

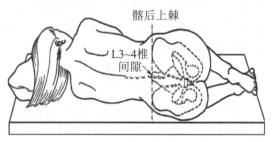

图6－13　左侧侧卧腰椎配合体位

抱膝，双膝向腹部弯曲，腰背尽量向后弓起，使椎间隙增宽，有利穿刺。

（2）腰椎穿刺后体位：腰椎穿刺术后，去枕平卧6h。

六、偏瘫患者良肢位管理

（1）仰卧位（图6-14）：头下垫软枕，适当调节软枕的高度，用软垫支撑患侧肩胛，确保其胸椎呈中立位；让肘部呈伸直状态，并在肘部下面垫软枕，手腕向反方向屈伸，促使手指关节得到充分伸展；在患侧臀部及大腿外侧予垫枕，使髋关节稍内旋，保持患侧下肢中立位；膝关节下予垫枕，膝关节呈轻度屈曲位，踝关节背伸90°，预防足下垂。

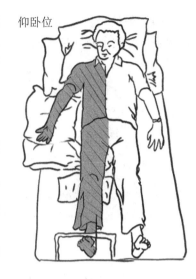

图6-14 仰卧位*

（2）健侧卧位（图6-15）：头部自然枕在枕头上，患侧肩关节向前，使肩、肘、腕伸展置于枕上，掌心朝下，手指自然伸展。胸前放软枕，支撑躯干。患侧下肢髋关节、膝关节前屈置于枕上。患侧踝背伸，呈迈步状，预防足下垂。

（3）患侧卧位（图6-16）：头部垫枕，躯干略为后仰，背后放一枕头固定，患侧肩关节向前平伸、内旋，置于枕上，肘关节伸直，手指掌心朝上。患侧下肢伸髋，膝关节略为弯曲，髋膝关节置于枕上，踝背屈90°。

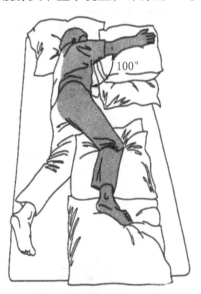

图6-15 健侧卧位*

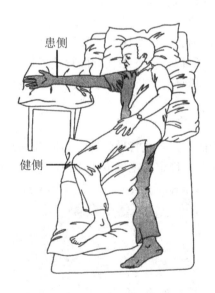

图6-16 患侧卧位*

（4）床上坐位（图6-17）：躯干伸直，用枕头垫好背部以保持躯干直立。患侧上肢放置于移动桌上，桌上垫枕，保持患侧上肢伸展，掌心向下。患侧下肢膝关节微屈曲，膝下垫枕。

---

*阴影部分为"患侧"。

（5）轮椅坐位（图6-18）：背部与轮椅靠背处放置硬板，保证身体上部始终处于伸直状态。患侧上肢向桌子前方伸直，手指关节伸直，桌上垫枕，大腿与小腿尽可能成垂直角度。

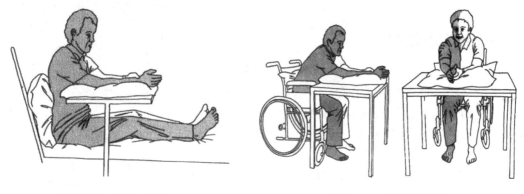

图6-17　床上坐位*　　　　　　　　　　　图6-18　轮椅坐位*

（颜红波　何钰熙）

第十二节　气管插管护理

【摘要】气管插管是一种常用的急救措施，可以为患者有效的供氧，进行气道吸引，避免误吸的发生，维持呼吸道的畅通，为需要机械通气者进行有效的辅助呼吸。

【关键词】气管插管术；人工气道；护理

【学习目标】①熟悉气管插管技术原理；②掌握气管插管的定义；③正确做好气管插管术的护理配合及气管插管后患者的口腔护理。

一、定义

气管插管是将气管导管通过口腔或鼻腔，经声门置入气管的一项紧急救治技术，是建立一个安全、稳定人工气道最有效、最可靠的方法（图6-19）。

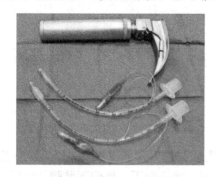
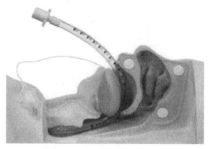

图6-19　气管插管技术

———————
*阴影部分为"患侧"。

二、气管切开术适应证

（1）患者突发自主呼吸停止或呼吸微弱，需紧急建立人工气道机械通气和治疗。

（2）不能满足机体的通气和供氧的需要，严重酸中毒，严重呼吸肌疲劳。

（3）不能自主清除呼吸道分泌物，胃内容物反流或出血，随时有误吸者。

（4）存在有上呼吸道损伤、狭窄、阻塞、气管食管瘘等影响正常通气者。

（5）麻醉手术无绝对禁忌证。

三、气管切开术禁忌证

（1）绝对禁忌证：喉水肿、急性喉炎、喉头黏膜下血肿、插管创伤可引起严重出血。

（2）相对禁忌证：①呼吸道不全梗阻者。②并存出血性血液病。③主动脉瘤压迫气管者。④鼻部不通畅，鼻咽部纤维血管瘤，鼻息肉或有反复鼻出血史者。⑤操作者对插管基本知识未掌握，插管技术不熟练或插管设备不完善。

四、操作流程

气管插管术护理配合操作流程见表 6-10，气管插管口腔护理操作流程见表 6-11。

表 6-10　气管插管术护理配合操作流程

操作流程	要点说明
核对： 医嘱单、患者身份	严格执行查对制度
评估： （1）评估患者的病情、意识、生命体征、呼吸、血氧、配合程度； （2）检查患者口腔、牙齿、张口度、颈部活动度、咽喉部情况，判断是否为困难气道	
告知： 解释和检查有无签署插管知情同意书	
准备： （1）操作者：洗手、戴口罩、一次性帽子、手套； （2）环境：拉床帘或用屏风遮挡； （3）用物：治疗巾、喉镜、气管导管、导丝、牙垫、胶布、扁带、连接吸痰器、吸痰管、灭菌用水、吸痰管、手套、听诊器、呼吸囊、10ml 注射器； （4）药品：急救药品； （5）患者体位：去床头挡板，患者去枕平卧，可肩下垫小枕	（1）男性一般选用 7.5～8.5 号气管导管，女性一般选用 7.0～8.0 号气管导管； （2）2 岁及以上儿童选择气管插管公式：气管插管型号 = (16 + 年龄)/4； （3）患者枕部垫一薄枕，口、咽、喉三轴线尽量呈一条直线

操作流程	要点说明
实施: （1）呼吸囊面罩通气; （2）插管前检查导管气囊是否漏气:注入空气使气囊膨胀,完好无漏气;将管芯插入气管导管内并塑形,管芯前端不能超过导管斜面; （3）清理呼吸道:吸痰、清理口腔内分泌物; （4）协助固定患者头部,放置喉镜; （5）插入气管导管,协助拔出导丝; （6）给气囊注入空气,使触摸气囊时弹性似鼻尖,一般充气5～8ml,不超过10ml气体; （7）评估:可见导管上有水汽,连接简易呼吸球囊,挤压球囊人工通气,见双侧胸廓起伏,听诊双肺呼吸音存在且对称; （8）固定:确认气管导管插入气管后,立即放置牙垫,然后退出喉镜,用胶布将导管与牙垫一起固定,扁带固定导管,打结于颊侧; （9）插管后护理检查:将患者头部复位,再次听诊检查双侧呼吸音是否对称,吸出呼吸道分泌物,如有需要立即连接呼吸机; （10）协助患者取舒适卧位,整理床单位,整理用物	（1）气囊压力维持在25～30cmH₂O,每日3次监测并检查气囊压力,每4～6h进行声门下吸引,预防声门下分泌物下滑到肺部; （2）导管全长32cm,插管深度22～26cm,导管外露长度6～10cm。若导管外露过长,提示导管脱出;若剧烈呛咳,易导致导管滑出,立即松气囊活塞,将导管送回原位,气囊充好气后,再塞上活塞,重新固定; （3）配合操作者时要密切观察患者的全身情况,如发现心律失常、心搏停止,立即予电除颤或胸外按压; （4）若医师操作不成功,暂停气管插管,立即予呼吸囊面罩加压通气; （5）不配合者操作时需请多人帮助,按医嘱及时给予镇静剂
观察与记录: 患者的反应,插管后通气情况	

表6-11　气管插管口腔护理操作流程

操作流程	要点说明
核对: 护理单、患者身份	严格执行查对制度
评估: （1）评估意识、生命体征、血氧饱和度、配合程度; （2）机械通气者应评估潮气量、气道压力及气道通畅情况; （3）气管插管末端至门齿的距离、气囊压力	（1）应监测并维持气管插管有效气囊压力; （2）应评估气管插管有无移位及气道通畅情况; （3）应评估口腔卫生状况（如牙齿、牙龈、舌、黏膜、唾液、口唇、气味等）及口腔周围皮肤
告知: 向患者家属说明目的和方法,征得同意	

续上表

操作流程	要点说明
准备： （1）操作者：洗手，戴口罩、手套； （2）环境：宽敞、干净、明亮； （3）用物：弯盘、止血钳、镊子、棉球（≥17个）、无菌巾、纱布、压舌板、牙垫、系带、1ml注射器、胶布、手套、手电筒、听诊器、0.9%盐水、治疗碗、吸痰管、吸痰装置、负压吸引牙刷； （4）患者体位：无禁忌证患者应抬高床头≥30°，头偏向一侧	
实施： （1）双人操作，配合者固定气管插管，操作者去除固定装置； （2）湿润口唇； （3）评估口腔卫生状况及口周皮肤； （4）清点棉球； （5）冲洗结合刷洗法：操作者一手持注射器进行冲洗，另一手持负压吸引牙刷进行刷洗及吸引，先对侧后近侧，依次刷洗牙齿、颊部、舌面舌下、硬腭及气管插管表面，按需进行口鼻气道、声门下吸引； （6）冲洗结合擦拭法：操作者一手持注射器进行冲洗，另一手持吸引器进行吸引，冲洗后再进行擦拭，先对侧后近侧依次擦拭牙齿、颊部、舌面、舌下、硬腭及气管插管表面，按需进行口鼻、气道、声门下吸引； （7）清洁至牙齿无肉眼可见碎屑及软垢，口腔内无明显分泌物； （8）湿润口唇，变换气管插管固定位置，妥善固定； （9）再次清点棉球，评估气管插管深度、气囊压力、系带松紧，听诊肺部呼吸音，必要时予吸痰； （10）协助患者取舒适卧位，整理床单位及用物	（1）首选冲洗结合刷洗法，对Ⅱ级及以上口腔黏膜炎、有出血或出血倾向的患者宜选择冲洗结合擦拭法； （2）可选择生理盐水、0.12%氯已定含漱液等进行口腔护理。使用含漱液时，应确认无误吸风险； （3）应以下颌为支点，以拇指和食指固定气管插管； （4）清洁一侧口腔时，应将气管插管移向对侧白齿处； （5）动作轻柔，避免触及咽喉部； （6）将负压吸引的压力控制在80～150mmHg，按症状进行口鼻、气道、声门下吸引； （7）观察吸引液的颜色、性质、量，冲洗时注液速度不宜过快，擦拭时棉球以不滴水为宜； （8）应避免气管插管及固定装置压迫舌或口唇； （9）应监测呼吸机运行状况及患者对机械通气的反应，观察有无呼吸困难、人机对抗等； （10）口腔护理中若出现气管插管脱出、受损等异常情况，应及时处理
观察与记录： 患者的反应，气管插管固定情况	

五、气管插管护理注意事项

（1）环境要求：病房内必须定期进行通风。室内的温度应该在 22～24℃，相对湿度应该在 60% 左右。

（2）严格无菌操作。

（3）做好双固定及标记，预防非计划性拔管。

（4）气囊管理：定期检查气囊压力，并在释放气囊气体或拔出气管导管前，彻底清除气囊内的分泌物。

（5）定期对气管插管的位置进行检查，保持气管内通畅，按症状吸痰，注意无菌操作，吸痰管与吸氧管的直径应该小于气管导管内径的 1/2，避免阻塞气道。

（6）注意保持人工气道局部清洁，固定气管插管的胶布如被污染要及时更换，同时，建议进行每日两次以上的口腔护理。

（7）重点关注患者的生命体征变化，观察意识、瞳孔变化，注意呼吸频率、节律、深浅度、自主呼吸与呼吸机辅助呼吸的配合情况。

（8）心理护理：在插管后应该尽量给予患者安慰和关怀，帮助他们理解并合作，同时也要注意患者的情绪变化。为了更好地帮助患者，可以使用纸笔或事先准备的便条来沟通。

六、并发症及处理

（1）牙齿及口腔软组织损伤：进行气管插管前，需询问是否存在相关疾病或者有无假牙，若存在牙齿松动情况，可将松动的牙齿用缝线固定，避免因插管动作导致松动牙齿进入气道。

（2）导管误入食管：准确定位，包括通气时胸廓听诊无呼吸音而胃内有气过水音，必要时胸部 CT 确定插入位置。

（3）导管阻塞：及时吸出分泌物与异物以防反流误吸；及时检查气管导管并更换。昏迷患者进行口腔护理时，尽量采取侧卧位，操作前、后清点棉球数量，防止棉球遗留在口腔内。棉球不可过湿，防止患者将溶液吸入呼吸道。

（4）导管脱出：①妥善固定导管，固定带松紧适宜，以伸进一指为宜；②呼吸机管路应留有一定的活动长度，③对于烦躁、不配合治疗的患者应给予适当约束，加强巡视，以免自行拔出插管。

（5）气管粘膜溃疡：定时检测气囊压力。吸痰时负压不可过大，时间不宜过长，避免短时间内反复刺激气道；插入吸痰管时不应给负压，以免导致黏膜破损，进而出现溃疡。

（6）皮下、纵隔气肿：气管插管 24h 内应严密观察有无皮下气肿、纵隔气肿，检查皮下有无捻发音。若出现皮下、纵隔气肿及时通知医师处置，并记录皮下气肿发生的部位、范围，注意气肿范围有无扩大。

七、知识拓展

（1）气管插管患者的口腔护理每 6～8h 进行 1 次。

（2）WHO 口腔粘膜炎分级标准见表 6-12。

表 6-12　WHO 口腔粘膜炎分级标准

分级	分级标准
0 级	口腔黏膜无异常
Ⅰ 级	口腔黏膜有 1～2 个小于 1.0cm 的溃疡
Ⅱ 级	口腔黏膜有 1 个大于 1.0cm 的溃疡和数个小溃疡
Ⅲ 级	口腔黏膜有 2 个大于 1.0cm 的溃疡和数个小溃疡
Ⅳ 级	口腔黏膜有 2 个以上大于 1.0cm 的溃疡和（或）融合溃疡

（邓丽丹　邓丽萍）

第十三节　鼻咽、口咽通气道护理

【摘要】鼻咽、口咽通气道作为常用的简便人工气道，它可以开放气道，保持呼吸道通畅。鼻咽通气管比口咽通气管有更好的耐受性，因此使用鼻咽通气管时患者更舒适。

【关键词】鼻咽通气道；口咽通气道；护理

【学习目标】①熟悉鼻咽、口咽通气道的原理；②掌握鼻咽、口咽通气道的定义；③正确放置鼻咽、口咽通气管及做好其护理。

一、定义

鼻咽通气道是指使用鼻咽通气管由一侧鼻孔置入患者咽部，主要作用为预防舌根后坠，可用于清醒患者。口咽通气道是指使用口咽通气管经口腔置入患者咽部，预防舌后坠、辅助吸痰，与气管插管联用起到牙垫的作用。

二、鼻咽、口咽通气道的适应证

1. 鼻咽通气管

（1）昏迷患者舌根后坠造成的不完全呼吸道梗阻。

（2）睡眠呼吸阻塞性呼吸暂停患者发病时。

（3）痰量增多，咳痰无力者。

（4）牙关紧闭不能经口吸痰者等。

2. 口咽通气管

（1）有自主呼吸的昏迷患者。

（2）舌后坠致呼吸道梗阻，气道分泌物多需吸引。

（3）气管插管时，取代牙垫作用。

三、鼻咽、口咽通气道的禁忌证

1. 鼻咽通气管

（1）鼻息肉、鼻出血或有出血倾向。

（2）鼻外伤、鼻腔畸形、鼻腔炎症、鼻中隔偏曲。

（3）凝血机制异常、颅底骨折、脑脊液耳鼻漏等。

2. 口咽通气管

（1）清醒患者。

（2）下列情况时慎用：①口腔及上、下颌骨外伤者；②咽部占位性病变者；③喉头水肿、气管内异物、哮喘、咽反射亢进患者；④门齿有折断或脱落危险的患者；⑤呕吐频繁者。

四、操作流程

操作流程见表6-13。

表6-13　鼻咽、口咽通气道护理操作流程

操作流程	要点说明
核对： 医嘱单、患者身份	严格执行查对制度
评估： （1）评估患者的病情、意识、生命体征、配合程度； （2）观察口咽部、鼻腔及气道分泌物情况，有无活动义齿	
告知： 向患者家属说明目的和方法，征得同意	
准备： （1）操作者：洗手、戴口罩； （2）环境：干净、整洁； （3）用物：生理盐水、治疗碗、一次性吸痰管、无菌手套、鼻咽、口咽通气道、无菌纱布、弯盘、免洗手消毒液、胶布、压舌板、吸引装置（放置鼻咽通气道时备棉签、液状石蜡）； （4）患者体位：平卧位，头后仰，使口、咽、喉尽量呈一条直线	（1）根据患者的具体情况选择合适材质、长度的口咽、鼻咽通气管，原则为："宁长勿短、宁大勿小"； （2）鼻咽通气管长度：鼻尖至下颌角的距离； （3）口咽通气管长度：口角至耳垂或下颌角的距离

续上表

操作流程	要点说明
实施： （1）吸净口咽部、鼻腔分泌物。 （2）选择适宜的放置方法： ①口咽通气管放置： （a）直接放置：将通气管的曲面沿舌面顺势送至上咽部，将舌根与口咽后壁分开，必要时可使用压舌板； （b）反向插入法：将口咽管凹面向上抵住舌轻轻放入口腔，当其头端接近口咽后壁时（已通过悬雍垂），旋转180°使其凹面向下，前端置于舌根之后； （c）固定、检查口咽通气道是否通畅，预防唇和舌置于牙和口咽通气道之间，用系带固定好口咽通气管。 ②鼻咽通气管： （a）选择通畅的一侧鼻腔，清洁并用棉签蘸取液状石蜡润滑鼻孔及鼻咽通气道外壁； （b）使鼻咽通气管弯曲部朝下放入鼻腔，随颚骨向下推送至硬腭部，直至在鼻咽部后壁遇到阻力； （c）用胶布或固定带妥善固定。 （3）协助患者取舒适卧位，整理床单位，整理用物	（1）牙齿松动患者在使用过程中注意观察有无牙齿脱落； （2）保持口腔清洁，及时吸痰，检查口咽通气道是否通畅； （3）根据医嘱给予气道湿化，预防鼻黏膜干燥出血结痂； （4）预防鼻黏膜压伤，1～2d更换鼻咽通气道并由另一侧鼻孔插入； （5）保持鼻咽通气道通畅，及时吸痰
观察与记录： 患者的反应、患者口腔清洁，口咽、鼻咽通气道通畅情况等	

五、鼻咽、口咽通气道护理的注意事项

（1）口咽通气管插管操作应正确，动作轻柔，避免损伤牙齿及嘴唇，防止因操作不当使导管前端将舌体推至咽部而加重气道阻塞。鼻咽通气管放置时切忌暴力，如果不能将通气管置入，可更换另一根较细的通气管，并且使用棉签扩张鼻道，也可在另一鼻孔放置。

（2）及时清理呼吸道分泌物，保持管道通畅，防止误吸或窒息。

（3）加强呼吸道湿化。

（4）口咽通气管需做好固定，上下牵拉时无移动。更换固定带时避免滑脱或移位。定时检查固定效果，有潮湿、污染、松脱时要及时更换。

（5）为了保证呼吸畅通，口咽通气管2～3h重新更换位置，4～6h进行口腔护理及清洁口咽通气管一次，防止痰痂堵塞。

（6）鼻咽通气管的取出：在拔出前，先吸除鼻咽及口腔分泌物，于呼气期拔出，以免误吸。当拔除过程中遇到阻力时，可暂停，待用滑润剂或水湿润后并反复转动通气管，

待其松动后，再行拔除。每6～8h清洗一次，发现堵塞及时清洗。

（7）注意观察有无局部器械相关性皮肤损伤。

六、并发症及其处理

（1）呼吸道梗阻：正确选择咽通气管的型号，正确放置，放置咽通气管时动作轻柔，加强呼吸道湿化，及时清理呼吸道分泌物。

（2）创伤性并发症：

①鼻出血：可在鼻部进行加压止血；如果出血不能立即停止，可考虑进行气管插管。

②悬雍垂损伤：放置后检查放置情况，定时更换口咽通气管。

③牙损伤及唇损伤：对于有牙周病的患者、牙齿易损的患者、有部分义齿的患者或有孤立牙的患者，应尽量避免应用口咽通气管。可在口咽通气管和后部的牙齿之间放置牙垫。

（3）溃疡和坏死：在长期使用鼻咽通气管中，应经常观察患者的鼻翼和咽部是否有压迫性溃疡的征象。

七、知识拓展

1. 口咽通气管

（1）类型：口咽通气管目前有4种系统：①柔软的口咽通气管（规格：55～115mm），②口对口急救口咽通气管（规格：成人80～105mm）；③半硬式口咽通气管（规格：40～110mm）；④双通道半硬式口咽通气管（规格：40～100mm）。

（2）结构：主要包括翼、牙垫、咽弯曲三部分，见图6-20。

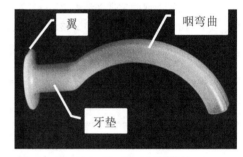

图6-20　口咽通气管结构

（3）型号：口咽通气管型号的增大，其形状和长度逐渐增加，以适应不同年龄和不同体型的患者使用。型号可分为4～11号，成人使用9～11号，儿童根据实际体型、年龄确定型号大小。

2. 鼻咽通气管

（1）鼻咽通气管外形类似一个小型号的气管导管，长约15cm，其导气管有一定的弧度，其鼻咽端斜口较短且钝圆，一般不带套囊，其鼻端有一个凸出的翼缘，用来防止鼻咽通气道的鼻端掉入鼻腔。

（2）一般情况下，成年男性选择的型号直径为7.5～8.5mm，成年女性选择的型号直径为7.0～8.0mm，小儿根据体型和年龄选用型号。

（邓丽丹　邓丽萍）

第十四节　鼻饲管护理

【摘要】鼻饲是临床上改善危重患者营养及预后采取的一项重要辅助治疗措施，可以维持胃肠道黏膜的完整性，减少感染性并发症，缩短住院时间。
【关键词】鼻饲管置管术；鼻饲；护理
【学习目标】①熟悉鼻饲管置管术原理；②掌握鼻饲管置管术的定义；③正确留置鼻饲管及做好鼻饲管护理。

一、定义

鼻饲管置管术指将鼻饲管经鼻腔置入胃内，从管内注入流质食物、水分和药物的方法，是维持肠内营养的主要方式之一。

二、鼻饲管适应证

（1）不能经口进食，摄食不足或有摄食禁忌者，严重吞咽功能障碍患者。

（2）胃肠道疾病，包括胃肠道手术、短肠综合征、胃肠道瘘、炎性肠道疾病、吸收不良综合征、胰腺疾病、结肠手术与诊断准备、神经性厌食或胃瘫等。

（3）胃肠外疾病，包括手术前后、肿瘤放、化疗中及肝、肾功能衰竭等。

三、鼻饲管禁忌证

（1）上消化道出血、食管梗阻、食管癌患者。

（2）食管、胃底静脉曲张患者。

（3）鼻腔、食道手术后的患者。

四、操作流程

操作流程见表6-14。

表6-14　鼻饲管置管操作流程

操作流程	要点说明
核对： 医嘱单、患者身份	严格执行查对制度
评估： （1）患者的病情、置管的目的、心理需求、意识和合作能力； （2）营养状态； （3）患者鼻腔状况：有无鼻中隔偏曲、鼻腔炎症和阻塞等； （4）不能进食的原因，有无口腔疾患、吞咽困难； （5）有无上消化道狭窄或食道静脉曲张等	（1）鼻饲者评估食物的性状、量、温度； （2）根据评估的结果选择适当大小、质地的胃管； （3）食道梗阻或食道静脉曲张者慎插胃管

操作流程	要点说明
告知： （1）留置胃管目的、方法、可能出现的不适，以及减轻不适的方法等； （2）留置胃管后的护理配合及注意事项	指导患者深呼吸及吞咽的技巧
准备： （1）操作者：洗手、戴口罩； （2）环境：干净、整洁； （3）用物：胃管、治疗碗、温开水、营养制剂、鼻饲注射器、纱布、治疗巾、胃管、液状石蜡、棉签、手电筒、胶布、橡皮圈或夹子、别针、弯盘、听诊器、手套、水温计，必要时备用开口器、压舌板； （4）患者体位： ①清醒：取半坐卧位或坐位，头偏向一侧；若戴眼镜或义齿，取下妥善放置； ②昏迷：去枕平卧位，头向后仰	（1）根据患者的具体情况选择合适材质、管径的胃管； （2）长期鼻饲患者使用聚氨酯或者硅胶胃管； （3）成人可选择F14～18号胃管
实施： （1）颌下铺治疗巾，置弯盆； （2）检查及清洁鼻腔； （3）测量并标记胃管应置入的长度； （4）润滑胃管； （5）插管：戴无菌手套插入胃管，插入会咽部（约10～15cm），嘱患者吞咽，随吞咽送管至预定长度； （6）确认胃管位置后，用胶布固定好胃管； （7）根据医嘱准备鼻饲液，向患者解释并协助患者取舒适体位，鼻饲时，保持床头抬高角度30°～45°，禁忌证除外； （8）注入20ml温开水冲管后，缓慢注入鼻饲液或药液，鼻饲完毕，注入20～30ml温开水冲洗胃管，并将胃管末端盖子盖严，固定妥当； （9）未接引流或未鼻饲时，用纱布包好或盖好管端并固定； （10）脱手套，整理床单位，整理用物	（1）选择通气好、无黏膜损伤和炎症的鼻腔插管； （2）准确测量胃管插入的长度：前额发际线至脐部； （3）有误吸、反流的患者，推荐延长鼻胃管置入长度，保证胃管末端到达胃幽门后； （4）插管过程若出现剧烈恶心、呕吐，暂停插入，嘱患者做深呼吸，休息片刻后再插入； （5）如患者出现咳嗽、呼吸困难、发绀等现象，表示胃管误入气管，应立即将胃管拔出； （6）应随吞咽动作进行插管，必要时让患者饮少量水； （7）动作要轻，避免损伤食道黏膜； （8）每次抽吸鼻饲液后，注意反折胃管末端，避免灌入空气，引起腹胀
观察与记录： 患者的反应、插管时间、胃液或鼻饲情况等	

五、鼻饲管的护理注意事项

（1）给昏迷患者留置鼻饲管时，可将患者头后仰，当插入咽部（14～16cm）时，使患者头向前屈，下颌靠近胸骨柄，以增大咽喉部通道的弧度，方便通过食管口。

（2）置管时动作轻柔，避免损伤食管黏膜。置管速度不宜过快，若患者出现恶心，应暂停片刻，嘱患者做深呼吸或吞咽动作，随后迅速插管，以减轻不适。

（3）分次喂养时，每次喂养量不超过200ml；每次喂养前后用20～30ml温水脉冲式冲管，给药前后用10～30ml脉冲式冲洗鼻饲管，以减少堵管和药物腐蚀管壁。

（4）每次注入食物前，均需检查判断胃管是否在胃内。

（5）鼻饲结束后保持半卧位30～60min，如果患者必须降低床头进行其他操作，操作结束后尽快恢复床头高度。

（6）一旦发现堵管，建议及时用20ml注射器抽温开水反复冲吸，有条件时可用胰酶或碳酸氢钠溶液冲管。

六、并发症及其处理

（1）胃潴留：①持续鼻饲，每隔4～8h检查胃残留量；间歇鼻饲每次喂养前检查胃残留量。②胃残留量>250ml时，应立即进行床旁评估，结合腹部体格检查，观察有无恶心呕吐、腹胀，肠鸣音是否正常等，再调整鼻饲量，可考虑空肠喂养，或遵医嘱使用促胃肠动力药物。

（2）腹泻：①喂养技术方面：（a）出现腹泻后，需先改变肠内营养速度，调整配方或温度，勿直接停止肠内营养；（b）使用肠内营养泵，低剂量起始喂养：从15～50ml/h开始，每4～24h增加10～50ml/h，或根据患者的耐受性增加喂养速率；（c）建议将营养液温度调节至38～40℃；（d）对实施肠内营养的操作过程中，需要做好无菌；（e）肠内营养输注器应每24h更换。②营养制剂方面：（a）根据患者的胃肠道功能状况和重症患者液体管理要求，选择合适热量和剂量的肠内营养制剂；（b）避免在营养制剂里添加水或有色物质；（c）肠内营养制剂储存：记录开启的日期与时间；打开但未使用的营养制剂，放入冰箱2～6 ℃储存，有效期为24h；正在使用的营养液，有效期不超过24h。③疾病、药物方面：减少抗菌药物、抑酸及口服钾制剂的使用。

（3）便秘：①加强补充水分，选用含有膳食纤维的营养配方。②必要时予以通便药物、灌肠或其他促进排便措施。

（4）堵管：鼻饲给药时，应查看药物说明书并对药物的性状、能否碾碎等进行评估；鼻饲给药前后，使用至少30ml的温水冲洗营养管，防止药物与制剂发生混合。

（5）误吸：①采取半卧位（床头抬高30°～45°）来预防误吸。②误吸高风险患者可改为幽门后喂养或小肠喂养；③建议每4h监测1次GRV（胃残留量）；④人工气道者，气囊内压维持在25～30cmH$_2$O；⑤对于误吸高风险患者，遵医嘱使用促胃肠动力药或抗返流药。

七、知识拓展

1. 鼻饲给予途径选择

（1）鼻胃管适用于接受肠内营养时间<4周的患者。

（2）具有高误吸风险的患者适用于鼻肠管进行幽门后喂养。

2. 营养泵适用情形

（1）长期鼻饲患者。

（2）不能接受间歇喂养的患者。

（3）老年卧床患者喂养时，推荐使用营养泵。

（4）血糖不稳定患者。

（5）危重、重大手术后患者刚开始鼻饲时。

3. 营养制剂的选择

（1）一般患者，常规使用含膳食纤维的肠内营养 EN（enteral nutrition）配方。

（2）大部分重症患者在启动肠内营养时建议使用整蛋白配方，不推荐使用家庭制备膳食。

（3）消化吸收功能不全的炎症性肠病患者，可考虑短肽型肠内营养配方。

（4）有糖尿病患者，使用糖尿病型肠内营养配方（DSF）有益于血糖控制，减轻胰岛素抵抗，减少胰岛素用量，可改善临床结局。

（5）肿瘤型肠内营养配方富含 $\omega-3$ 多不饱和脂肪酸（$\omega-3$ PUFAs），可下调炎症反应并维持肿瘤患者体重与营养状态。

（邓丽丹　邓丽萍）

第七章　神经外科疾病营养管理

【摘要】 神经外科患者由于手术等原因，机体常处于饥饿、感染或创伤等状态，这些会使机体发生蛋白质、脂肪分解代谢增加，水电解质失衡等一系列代谢变化，以维持机体疾病状态下组织、器官的功能及基本生存所需。此外，神经外科重症患者，除具有其他重症患者的代谢特点外，还具有如下特殊性：①多伴有不同程度的意识障碍、吞咽障碍及运动功能障碍；②代谢高、营养需求高；③部分患者气管插管、气管切开或进行机械通气；④多存在内分泌功能紊乱；⑤部分存在应激性胃肠道功能障碍；⑥多存在需要愈合的外科伤口问题；⑦常合并糖尿病、高脂血症等基础疾病。以上均为营养不良高风险因素，会使患者感染、出现脏器功能障碍、死亡风险增加，影响临床结局。若未及时给予患者营养支持，可导致不同程度的蛋白质消耗、身体免疫力降低、伤口愈合延迟等，从而影响患者预后。早期为患者实施营养筛查、评估，给予合理的营养支持，能够促进患者术后早期康复。

【关键词】 神经外科；营养风险；营养筛查；营养评定；营养支持；并发症预防

【学习目标】 ①熟悉营养筛查与营养评定的方法；②掌握肠内营养支持途径的选择；③掌握肠内营养常见并发症及预防。

第一节　营养筛查

一、概念

（1）营养风险（nutritional risk）：营养有关因素可能对患者临床结局（并发症、住院时间延长、生存期缩短等）产生不利影响，可使用营养筛查工具识别患者相关营养问题。

（2）营养不良风险（malnutrition risk）：是指有营养不良或者要发生营养不良的风险。营养风险不能等同于营养不良风险，营养风险的结局包括多方面，如营养不良、并发症、住院时间延长等；而营养不良风险的结局是营养不良，不涉及临床结局。

（3）营养不良（malnutrition）：即营养不足，由于摄入不足或利用障碍引起的能量或营养素缺乏的状态进而引起机体成分改变，生理和精神功能下降，导致不良临床结局。

（4）营养筛查（nutritional screening）：应用量表化的工具初步判断患者营养状态的过程，目的在于确定患者是否具有营养风险或发生营养不良的风险，以进一步进行营养不良评定或制定营养支持计划。营养筛查包括营养风险筛查和营养不良风险筛查。

二、建立营养支持小组

解决患者营养问题需要医师、护士、患者及照护者"四位一体"全程配合，缺一不可。因此，从临床实际需求及患者自身情况出发，有必要组建专科营养支持小组（nutrition support team，NST）为患者营养提供合理、全面、有效的管理和支持，通过规范临床营养支持，从而改善患者的营养水平和临床结局。营养支持小组的成员主要包括专科医师、营养（医）师、康复医师、临床药师及营养护士等，为患者提供规范的营养筛查、评估、诊断、干预及监测等营养诊疗工作。护士在患者营养管理中扮演重要的角色，主要承担营养筛查、营养评估、实施营养方案、营养监测等工作。

三、营养筛查工具

常用成人营养筛查工具包括：用来确定营养风险的营养风险筛查 2002（nutrition risk screening 2002，NRS 2002）；用来确定营养不良风险的通用筛查工具（malnutrition universal screening tools，MUST）；围术期营养筛查工具（perioperative nutrition screen，PONS）；微型营养评定简表（mini-nutritional assessment short-form，MNA-SF）。

（1）营养风险筛查 2002（NRS 2002）：适用于成年住院患者营养风险筛查，是迄今为止唯一具有循证依据的营养筛查工具，因此被临床上广泛应用。

（2）营养不良通用筛查工具（MUST）：适用于不同医疗机构和人群，包括无法测量体重的卧床患者，但欠缺具体的疾病诊断。

（3）围术期营养筛查工具（PONS）：是针对围术期患者特定的营养筛查方法，简单实用，易于操作。PONS 筛查指标包括 a、b、c、d 4 个项目，每项计 1 分。a 为 BMI 指标；65 岁及以下人群 BMI < 20.0kg/m²；b 为近期体质量改变：近 6 个月内体质量下降 > 10%；c 为近期饮食摄入；近 1 周进食量下降 > 50%；d 为术前血清 ALB 水平：ALB < 30g/L。只要符合上述 4 项指标中的 1 项，则认为存在营养风险。

（4）微型营养评定工具（MNA）：适用于老年人，≥65 岁的严重营养不足的患者。

NRS 2002 包括两部分，第一部分为初筛，包括四个问题，即包括患者的 BMI、近 3 个月内体重是否下降、过去 1 周摄食有无减少、是否患有严重疾病。如果任何一个问题回答"是"，则需要进入第二部分筛查。NRS 2002 第二部分为正式筛查，包含三方面评分：营养状况受损评分、疾病严重程度评分和年龄评分，三部分评分之和为总评分。总评分 0 ～7 分，若总分≥3 分表示有营养风险，总分 < 3 分表示无营养风险，需要 1 周后复筛（表 7 - 1）。

表 7 - 1　营养风险筛查 2002（NRS 2002）

第一部分：初筛

（1）BMI < 18.5	□是	□否
（2）近 3 个月内体重是否下降	□是	□否
（3）过去 1 周是否有摄食减少	□是	□否
（4）是否患有严重疾病（如需 ICU 治疗）	□是	□否
以上任一问题回答"是"，直接进入第二部分筛查，所有问题回答"否"，1 周后复查		

续上表

第二部分：终筛

A. 疾病严重程度评分

0 分：□正常营养需要量的疾病

1 分：□一般恶性肿瘤　□髋部骨折　□血液透析　□糖尿病
□慢性疾病有急性并发症（如肝硬化、COPD）

2 分：□腹部大手术　□脑卒中　□重度肺炎　□血液恶性肿瘤

3 分：□颅脑损伤　□骨髓移植　□APACHE > 10 分的 ICU 患者

若不符合上述明确诊断者，按以下标准进行疾病严重程度评分

1 分：□慢性病患者因出现并发症入院，非卧床，蛋白质需求轻度增加，但可以通过强化膳食或口服营养补充满足

2 分：□由于疾病如大手术或感染，患者卧床，蛋白质需求增加，但仍可以通过人工营养满足

3 分：□接受呼吸机、血管活性药物等治疗的重症患者，蛋白质需求明显增加，且无法通过人工营养满足，但营养支持可以减缓蛋白质分解及氮消耗

B. 营养状况受损评分

1 分：□3 个月内体重下降 >5%，或前 1 周内食物摄入比正常需要量降低 25%～50%
2 分：□2 个月内体重下降 >5%，或前 1 周内食物摄入比正常需要量降低 50%～75%
3 分：□1 个月内体重下降 >5%（3 个月内体重下降 >15%），或前 1 周内食物摄入比正常需要量降低 75%～100%，或 BMI < 18.5 且一般情况差

C. 年龄评分

0 分：□年龄 <70 岁
1 分：□年龄 ≥70 岁

营养风险总评分：A + B + C

结果判断：
（1）≥3 分，存在营养风险，制订支持计划和执行营养干预
（2）<3 分，1 周后筛查或每周筛查 1 次

　　NRS 2002 直接与临床结局关联，主观性小，客观性强，简单易行，是目前唯一具有循证证据的营养筛查工具。但 NRS 2002 也有局限性，比如卧床无法测量体重或有腹水等影响体重测量的患者，意识不清无法正确回答问题的患者，该工具的使用会受到限制。

　　NRS 2002 在神经外科护理实践中，就表格 A 项"疾病严重程度评分"，需根据神经外科疾病的手术方式、手术复杂程度及术后代谢程度结合营养素的需要，尤其是蛋白质需求情况进行疾病种类"挂靠"。具体评分参照如下：1 分为慢性病患者因出现并发症入院，

非卧床，蛋白质需求轻度增加但可以通过加强膳食或口服营养补充满足；2 分为由于疾病如大手术或感染，患者卧床，蛋白质需求增加但可以通过人工营养满足；3 分为接受呼吸机、血管活性药物等治疗的重症患者，蛋白质需求明显增加且无法通过人工营养满足，但营养支持可以减缓蛋白质分解及氮消耗。

（蔡有弟　黄师菊）

第二节　营养评定

一、定义

营养评定（nutritional assessment）是临床营养专业人员通过膳食调查、人体组成测定、人体测量、生化检验、临床检查以及综合营养评价方法等手段，对患者营养代谢和机体功能等方面进行全面检查与评估。

二、营养评定内容及方法

（一）膳食调查

膳食调查是营养评定的重要组成部分之一。通过对患者进行膳食调查并进行统计分析，了解患者在某段时期内膳食摄入情况，以此来评定患者的能量摄入及膳食结构是否合理，从而为指导膳食提供依据。

（1）调查内容：摄入习惯、饮食爱好、宗教信仰、文化背景、酒类和营养补充剂的使用、过敏食物、自我购买和制作食物能力等。

（2）方法：询问法、称重法、查账法等。在临床中常用询问法中的 24h 膳食回顾法。24h 膳食回顾法：①要求患者回顾在调查前 24h 所有食物及饮料摄入情况。②引导患者按照一定的时间顺序进行回忆，如早餐、中餐、晚餐的顺序，同时不要忘记加餐（零食、饮料、酒类和营养素补充剂等）的内容。③记录每一餐所摄取食物的烹调方法，并以此为依据估算全天烹调油的摄入情况。④询问进餐时间和进餐地点。⑤食物摄入量一般以克为单位，在估计食物的摄入量时应该明确是生重还是熟重，是市售重量还是可食部重量，可采用一些食物模型引导患者对食物摄入量进行估计判断。⑥最后将上述各类食物进行分类汇总，采用食物交换份或者营养软件进行计算。

（3）结果整理：①24h 摄取的主食、副食的名称及数量。②采用食物交换份或者营养软件计算出总能量及各种营养素的摄入量。③计算三大营养素（蛋白质、脂肪、碳水化合物）的占比。④计算三餐或多餐的能量占比。

（4）结果评价：将结果与中国营养学会推荐的膳食营养素参考摄入量进行比较并作出评价。主要的评价项目为：摄入食物是否种类多样，摄入的能量及各种营养素分布是否合理。

（二）临床检查

（1）病史采集：评估病史明确可能导致营养问题的因素，如体重减轻、食欲减退、胃肠道症状、发热等；了解既往史，如糖尿病、脑卒中、胃部切除史等；确认与营养相关的临床表现，如吞咽障碍、腹胀、恶心呕吐等。

（2）体格检查：WHO专家建议特别注意头发、面、眼、唇、舌、齿、龈、皮肤、指甲、心血管系统、消化系统、神经系统等。

（三）人体测量

人体测量是评价人体营养状况的主要手段之一，人体测量基本指标包括身高、体重、皮褶厚度、上臂围、小腿围、握力等。

1. 身高（长）

神经外科患者常因疾病原因卧床无法站立测量身高，可采用测量膝高的方法计算身高。

膝高：屈膝90°，测量从足跟底部至膝部大腿表面的距离，用下述公式计算出身高。

男性身高（cm）= 62.59 - [0.01×年龄（岁）]/[2.09×膝高（cm）]

女性身高（cm）= 69.28 - [0.02×年龄（岁）]/[1.50×膝高（cm）]

2. 体重

测量体重应排除水肿、胸水、腹水、巨大肿瘤等因素的影响。

（1）测量方法：清晨空腹、排空大小便、穿单衣裤。若患者卧床无法直接测量体重，有条件可应用具有测量功能的医疗用床。

（2）评估方法。

①理想体重：

Broca改良公式（国内）：理想体重（kg）= 身高（cm）- 105

2岁以上儿童理想体重（kg）= 年龄×2 + 8

②体重指数（体质指数，body mass index，BMI）（表7-2）：BMI = 体重（kg）/身高（m）^{2}

表7-2　我国成人BMI判定标准

等级	BMI值	等级	BMI值
重度蛋白质能量营养不良	<16.0	正常	18.5～23.9
中度蛋白质能量营养不良	16.0～16.9	超重	24.0～28.0
轻度蛋白质能量营养不良	17.0～18.4	肥胖	≥28.0

③皮褶厚度：皮肤和皮下组织的厚度。测量方法：三头肌皮褶厚度（TSF）（表7-3、表7-4）：测量时上肢自然下垂，在左上臂背侧中点，即肩缝至尺骨鹰嘴处的中点上约2cm处，以左手拇指捏起皮肤及皮下组织（捏起时两边皮肤需对称），用皮褶厚度计在拇指下1cm处夹住后3s读数，连续测量3次取平均值。

表7-3　我国居民性别年龄相关的TSF平均值

年龄/岁	TSF/mm（男）	TSF/mm（女）
20～24	11.0	16.5
25～29	12.1	17.3
30～34	12.3	18.4
35～39	11.8	19.3
40～44	11.7	20.4
45～49	11.4	21.2
50～54	11.2	21.3
55～59	11.2	21.4
60～64	11.0	20.0
65～69	11.2	19.2

表7-4　TSF实测值与理想值比值的临床意义

比值	临床意义
>120%	体脂过多
90%～120%	正常
80%～90%	体重轻度减少
60%～80%	体重中度减少
<60%	体重重度减少

④上臂围（表7-5）：左前臂自然下垂，上臂松弛，用软皮尺测上臂中点位置，再测其周长。

表7-5　我国北方地区成人上臂围参考值（cm）

性别	年龄		
	18～25	26～45	≥46
男	25.9±2.09	27.1±2.51	26.4±3.05
女	24.5±2.08	25.6±2.63	25.6±3.32

上臂围测量值＞参考值的90%为营养正常，80%～90%为轻度营养不良，60%～80%为中度营养不良，＜60%为严重营养不良。

⑤上臂肌围：是反映人体肌肉蛋白营养状况的指标。该指标不仅可间接反映体内蛋白质的储存水平，而且与血清白蛋白含量存在密切的关联。测量值大于正常值的90%为营养正常，80%～90%为轻度肌蛋白消耗，60%～80%为中度肌蛋白消耗，小于60%为重度肌蛋白消耗。正常值：我国男性为24.8cm，女性为23.2cm。测量值可根据上臂围和三头肌

皮褶厚度计算，公式为：上臂肌围（cm）=上臂围（cm）-3.14×三头肌皮褶厚度（cm）

⑥小腿围：小腿围是指小腿肚最粗处的水平周长。测量方法：被测者取站立位，两腿分开与肩同宽，两腿平均负担体重。小腿围反映人体腿部肌肉及皮下脂肪水平的指标，变化较为敏感。标准：男性≥34cm，女性≥33cm。

⑦握力（表7-6）：握力与机体的营养状况相关，是反映患者肌肉功能的有效指标，同时也可反映患者肌肉组织的增减及手术后恢复状况。2010年发布的国民体质监测公报中绘制出了我国居民与年龄、性别相关的平均握力参考数据，以供参考。

表7-6　我国居民与年龄、性别相关的平均握力参考值

性别	年龄组	握力/kg	性别	年龄组	握力/kg
男	20~24	45.8	女	20~24	26.6
	25~29	46.2		25~29	26.9
	30~34	46.5		30~34	27.6
	35~39	46.3		35~39	27.7
	40~44	45.6		40~44	27.4
	45~49	44.5		45~49	26.9
	50~54	42.6		50~54	25.4
	55~59	40.7		55~59	24.5
	60~64	37.4		60~64	23.3
	65~69	34.6		65~69	21.8

⑧人体成分是组成人体的各组织、器官成分的总称，准确测量人体成分有助于判断患者营养状况和实施精准营养干预。目前人体成分测定最常用的方法是生物电阻抗法（BIA）。BIA的原理：人体不同体成分阻抗值不同（导电性不同），通过向人体施加对健康无害的微量电流测量人体的电阻值，从而分析得出人体各种成分的组成情况。BIA主要测量总体水、细胞内外液、体重、基本代谢、脂肪含量、瘦体重等参数。目前人体成分测定逐渐应用于临床，应用的主要人群包括手术、肿瘤、炎症性肠病、肥胖、糖尿病、肾病、老年肌肉减少症等患者。术前及术后的人体成分分析检查能判断患者的营养状况，以便及时在术前及术后予以患者营养支持，改善营养状况，促进术后恢复。

（四）实验室检查

用于评估营养状况的实验室指标主要包括血液学基础（血常规、血生物化学、维生素、矿物质等）、重要器官功能（如肝、肾功能）、激素水平、炎症因子（IL-1、IL-6、TNF）、蛋白水平（白蛋白、转铁蛋白、前白蛋白、C反应蛋白）、代谢因子及其产物（蛋白水解诱导因子、脂肪动员因子、乳酸）等。利用实验室检查可测定蛋白质、脂肪、维生素及微量元素等，可反映人体的营养状况。因营养素在组织及体液中浓度下降，组织功能降低及营养素依赖酶活性下降等的出现均早于临床或亚临床症状的出现，故实验室检查对及早发现营养素缺乏的类型和程度有重要意义。实验室检查可提供客观营养评价结果，

这是人体测量等方法所不具备的优势。

（1）血清白蛋白（albumin，ALB）：白蛋白在血浆蛋白质中含量最多，对维持人体正常血容量和体液－电解质平衡起到重要作用。由于血清白蛋白半衰期较长，约20d，因此，血浆白蛋白的含量反映机体较长时间内的蛋白质营养状况。在排除营养相关其他的疾病因素后，持续低蛋白血症可认为是营养不良的可靠指标。

血清白蛋白正常质量浓度：35～50g/L；轻度不足：28～34g/L；中度不足：21～27g/L；重度不足：<21g/L。

（2）血清前白蛋白（prealbumin，PA）：血清前白蛋白在血清中的含量较少，且半衰期较短，约为1.9d，在判断蛋白质急性改变方面较白蛋白更为敏感。

（五）综合营养评定工具

目前尚无一种营养指标能够准确、全面评估患者营养状况，因此多数学者主张采用综合性营养评估方法来提高营养评估的灵敏性和特异性。临床常用综合营养评定工具主要有主观整体评估（subjective global assessment，SGA）、微型营养评估（mini nutritional assessment，MNA）、患者主观整体评估（patient-generated subjective global assessment，PG-SGA）、全球领导人营养不良诊断标准共识倡议（global leadership initiative on malnutrition，GLIM）等。GLIM评分使营养不良的诊断标准化，这一评分逐渐成为营养不良诊断的常用手段。在临床实践中，通常使用主观整体评估（SGA）或GLIM评分对神经外科患者进行营养评定。

GLIM评分是基于风险筛查和诊断的两步模型：第一步是指可以使用现有的营养不良筛查工具筛查可能存在营养风险或营养不良风险的患者；第二部是在筛查阳性的基础上，根据患者的年龄、体重指数、肌肉量等指标评估营养不良的诊断和严重程度。要对营养不良做出评定，则至少需要符合1项表现型诊断标准和1项病因型诊断标准。如果需要对营养不良进行分级，则需要进一步利用3个表现型指标对营养不良严重程度进行等级划分；营养不良的表现型和基因型评定标准见表7－7，营养不良严重程度等级划分见表7－8，主观整体评估见表7－9。

表7-7　营养不良的表现型和病因型评定标准

	非自主性体重丢失/%	低体重指数 BMI/(kg·m^{-2})	肌肉质量减轻
一、表现型指标	6个月内，丢失>5%；或6个月以上，丢失>10%	BMI<18.5（<70岁）；或BMI<20（≥70岁）	低于各种机体组成测定方法的正常值
	食物摄入或吸收减少	疾病负担或炎症状态	
二、病因型指标	食物摄入<50%超过1周，或摄入减少>2周，或慢性胃肠道功能障碍影响食物消化吸收	急性疾病或创伤相关，或慢性疾病相关	

表7-8　营养不良严重程度分级标准：1级（中度）和2级（重度）

表现型指标			
	体重丢失/%	低体重指数 BMI/$(kg \cdot m^{-2})$	肌肉质量减轻
1级/中度营养不良	5%～10%（≤6个月）或 10%～20%（>6个月）	< 20（< 70 岁）或 < 22（≥70 岁）；	轻-中度降低
2级/重度营养不良	> 10%（≤6个月）或 > 20%（>6个月）	< 18.5（< 70 岁）或 < 20（≥70 岁）	重度降低

表7-9　主观整体评估（SGA）

指标	A 级	B 级	C 级
近期（2周）体重改变	无/升高	减少 <5%	减少 >5%
饮食改变	无	减少	不进食/低热量饮食
胃肠道症状（持续2周）	无/食欲不减	轻微恶心、呕吐	严重恶心、呕吐
活动能力改变	无/减退	能下床走动	卧床
应激反应	无/低度	中度	高度
肌肉消耗	无	轻度	重度
三头肌皮褶厚度/mm	正常（>8）	轻度减少（6.5～8）	重度减少（<6.5）
踝部水肿	无	轻度	重度

1. 体重变化，考虑过去6个月或近2周的情况，若过去5个月变化显著，但近一个月无丢失或增加，或近2周经治疗后体重稳定，则体重丢失一项不予考虑。

2. 胃肠道症状至少持续2周，偶尔一两次不予考虑。

3. 应激参照：大面积烧伤、高烧或大量出血属高应激，长期发烧、慢性腹泻属中应激，长期低烧或恶性肿瘤属低应激。

4. 评价结果中，有5项以上属于C级或B级，可认定为中度或重度营养不良。

（蔡有弟　黄师菊）

第三节　营养支持途径的选择

一、定义

营养支持（nutrition support）是指经口、胃肠或肠外途径为患者提供较全面的营养素，以保证患者能量的需要，包括口服营养补充（oral nutritional supplements，ONS）、肠内营养（enteral nutrition，EN）和肠外营养（parenteral nutrition，PN）。

二、营养支持途径

营养支持途径包括口服营养补充、肠内营养和肠外营养。营养支持途径的选择取决于疾病情况、手术方式、喂养时间、患者精神状况、胃肠功能、吞咽功能等。对于胃肠功能正常或者吞咽功能良好且上消化道无梗阻的患者，首选口服营养补充；对于能经口进食、营养风险为低危的患者，应指导其进食高蛋白质食物（如鸡蛋、鱼、瘦肉、奶制品）和含碳水化合物的饮食；对于由于进食量少或消化道不全梗阻等原因导致的营养风险高危的患者，应指导其使用ONS；当患者不能通过经口进食或ONS的方式补充营养时，应给予管饲肠内营养；若ONS和管饲两种方式仍达不到患者蛋白质和目标能量，建议行肠外营养支持。

（一）口服营养补充

口服又称经口喂养，是最经济方便且最安全的营养支持途径。在神经外科患者中，口服途径适合意识清醒，且经过吞咽功能评估后可以安全经口进食，排除其他胃肠道疾病需要禁食的患者。当经口进食摄入不足目标热量的60%，应考虑口服营养补充（ONS）。

（二）肠内营养（管饲途径）

（1）鼻胃管：将导管经口或鼻置入到胃。适用于：①接受短期管饲的患者，鼻胃管应当作为首选的标准营养支持途径。鼻胃管适用于<4周的管饲肠内营养；②因神经或精神障碍所致的进食不足；③因口咽、食管疾病不能进食的患者；④全肠外营养到肠内营养的过渡等。禁忌证：①存在不能进行肠内营养的疾病；②严重的胃排空障碍。

（2）鼻肠管：将导管置入到十二指肠或空肠。适用于：①误吸风险的患者；②高胃残留量，经胃喂养不能耐受且使用促动剂24～48h后，喂养不耐受症状仍然存在（GRV＞500ml），胃排除梗阻、胃瘫；③预计喂养时间＞4周；④消化系统疾病（如胰腺炎等）无法经胃喂养者。禁忌证：①肠梗阻、肠坏死、肠道穿孔等严重的肠道疾病；②严重腹胀或腹泻，无法耐受肠内营养；③近期有胃、食管手术患者（不建议盲插），食管静脉曲张患者。

（3）胃造口管：目前常用的置管方法为经皮内镜胃造口术（PEG）。适用于：①长期接受肠内营养＞4周；②适用于各种原因导致的贲门以上进食障碍的患者；③需要接受＞4周的管饲EN的患者，如重度颅脑外伤、卒中或严重吞咽困难等，建议使用经皮内镜下胃造口术（PEG）途径。禁忌证：①绝对禁忌：不能通过胃镜，生存时间不超过数天或数周，胃前壁与腹壁不能贴近；②相对禁忌：大量腹水、巨胖、胃次全切手术、腹膜透析、肝肿大、严重凝血障碍、胃底静脉曲张、胃壁肿瘤、巨大裂孔疝、神经性厌食、腹壁皮肤感染等。

（4）空肠造口：目前常用的置管方法为经皮内镜下空肠造口术（PEJ）。适用于：①长期接受肠内营养＞4周；②广泛适用于咽、食管、胃及十二指肠病变不能进食的患者，对有明显胃食管反流、误吸风险、腹部大手术后、胃切除术后及胃排空不良者尤为适用。禁忌证同胃造口管。

神经外科患者常因意识障碍等原因无法正常经口进食，应根据患者的意识状态、预后、吞咽功能状态等的动态评估结果，为患者选择最合适的营养支持途径。

（三）肠外营养

"全合一"肠外营养是将机体所需的宏量营养素（葡萄糖、氨基酸和脂肪乳）、微量营养素（维生素和微量元素）、矿物质和水等在符合要求的洁净环境下，按照一定比例和顺序混合在一个包装袋中，由外周或中心静脉输入体内的方法。"全合一"肠外营养中各种营养成分充分混合，使之达到合理的配比，更加符合病理生理需求，有利于机体的合成代谢需要。

推荐使用工业化多腔袋（包括三腔袋和双腔袋），也可使用医院配制的"全营养混合液"。由于肠外营养组成成分复杂、液体稳定性波动大，在配置和使用过程中存在较高风险，配置不当可导致液体发生沉淀或污染，输注不当则会导致静脉炎、导管相关性血流感染、血糖异常等并发症，严重影响患者安全，故应严格按规范进行肠外营养输注，保证患者安全。

（黄师菊　刘玉霞）

第四节　营养支持的实施

一、术前营养管理

1. 能量和蛋白质需求

围手术期患者能量不足的问题极为普遍，主要由疾病本身、手术创伤或术后应激等原因所致。因此对于围手术期患者进行能量补充是必要环节，但并不意味着一味追求高营养。过去常认为供应更高的能量有利于围手术期患者的恢复，但近年来大量研究结果表明高能量供应会加重机体负担，同时可能引起一些不必要的并发症。推荐术前患者能量摄入目标一般为 $25 \sim 30 kcal/(kg \cdot d)$。

当机体处于应激状态时，蛋白质需要量显著升高，用于肝脏急性期蛋白质合成，这些合成的蛋白质参与免疫调节和伤口愈合。术前营养支持强调蛋白质补充，有利于术后恢复。推荐口服营养补充强化蛋白质摄入，3 次/d，$\geqslant 18g$/次，可在标准整蛋白制剂基础上额外添加蛋白粉。建议非肿瘤患者术前每餐保证 $>18g$ 的蛋白质摄入，肿瘤患者术前每餐 $>25g$ 的蛋白质摄入以达到每天蛋白质需要量。

2. 术前营养支持途径的选择

围手术期营养支持治疗方式包括口服营养补充、肠内营养和肠外营养。患者术前营养支持途径的选择取决于疾病情况、患者的精神状况及胃肠功能等。对于胃肠功能正常或者吞咽功能良好且上消化道无梗阻的患者，首选口服营养补充。对于能经口进食、营养风险为低危的患者，应指导其进食高蛋白质食物（如鸡蛋、鱼、瘦肉、奶制品）和含碳水化合物的饮食，摄入目标能量为 $25 \sim 30 kcal/(kg \cdot d)$ 和蛋白质量为 $1.5 g/(kg \cdot d)$。对于由于进食量少或消化道不全梗阻等原因导致的营养风险高危的患者，其蛋白质摄入目标量应保证大于 $1.2g/(kg \cdot d)$，并指导术前使用 ONS。而当患者不能通过经口进食或 ONS 的方式补充营养时，应进行管饲肠内营养；若 ONS 和管饲两种方式仍达不到患者蛋白质和目标能量，建议术前行肠外营养支持。

3. 术前营养支持的时间

术前存在营养不良患者推荐使用 ONS≥7d；术前需肠外营养支持的患者推荐营养支持时间为 $7 \sim 14d$；部分重度营养不良患者，可酌情延长至 4 周。关于术前肠外营养使用的时间，有研究结果表明：营养不良患者在接受胃肠手术前给予持续 7 ～ 14d 肠外营养的益处最大。为避免严重营养不良患者发生再喂养综合征等并发症，肠外营养能量应逐渐增加。对于重度营养不良患者，术前进行 10 ～ 14d 的营养治疗是有益的，部分患者可延长至 4 周。

4. 营养制剂的选择

肠内营养制剂（enteral nutrition preparation）是用于临床肠内营养支持的各种产品的统称，分为氨基酸型、整蛋白型和组件型肠内营养制剂，进一步可分为平衡型、疾病特异型肠内营养制剂或其他类型。对于胃肠道功能正常的患者，建议选择整蛋白型（非要素型）制剂；对于像急性胰腺炎等胃肠道功能低下的患者，应给予短肽型（要素型）肠内营养制剂。对于糖尿病、肿瘤、肝病或肺部疾病等患者建议根据疾病特点选择疾病特异型肠内营养制剂。

5. 术前禁饮禁食时间

研究表明缩短术前禁食时间有利于术前代谢准备，可减轻手术应激反应，缓解胰岛素抵抗，减少蛋白质损失和禁食对胃肠功能的损害。对于术前不存在胃肠梗阻及胃瘫的患者，多数情况无需术前隔夜禁食。在麻醉诱导前 2h 口服 <500ml 透明液体是安全的。可在术前 10h 和 2h 分别口服 12.5% 碳水化合物饮品 800ml 和 400ml，在麻醉诱导前 2h 口服少于 500ml 透明液体。

二、术后营养管理

1. 术后能量需求

临床上大多数情况下无法直接测量患者的能量消耗值，此时可采用体重公式计算法估算机体的能量需要量，常用的公式有 Harris-Benedict 公式、Mifflin-St. Jeor 公式、Schofied 公式、Ireton-Jones 公式等，这些预测公式的总体准确性为 40% ～ 70%，无任何一种公式有明显优势。采用间接测热法测定机体静息能量消耗值是判断患者能量需要量的理想方法，可通过测定患者实际能量消耗值以指导患者的能量供给。近年来多项研究结果证实，应用间接测热法指导营养支持较使用公式能避免过度喂养或喂养不足。

目前认为，术后摄入热卡的目标量 25 ～ 30kcal/（kg·d）能满足大多数非肥胖患者围手术期的能量需求，而体重指数 ≥30kg/m^2 的肥胖患者，推荐的能量摄入量为目标需要量的 70% ～ 80%；蛋白质目标量为 1.5 ～ 2.0g/（kg·d），但术后患者能量和蛋白质的补充应根据疾病状态的不同来具体分析。

2. 早期恢复经口进食

对于多数患者，术后早期（24h 内）可经口摄入营养，包括清澈液体。术后早期经口进食是安全的，而且对术后康复至关重要，术后早期经口进食能够减少术后并发症、缩短住院时间、降低住院费用。对于无法开始早期口服营养且经口摄入不足（<60%）超过 7d 的患者，应开始早期 EN（术后 24h 内）。大量证据表明，胃肠手术后 6 ～ 12h 小肠功能已恢复，术后 24 ～ 48h 内经口进食或肠内喂养是安全的，除存在胃肠道功能障碍、肠缺血或肠梗阻等情况外，推荐多数患者在手术后尽早恢复经口进食。结直肠手术患者，手术当天麻醉清醒后即可开始少量经口进食流食。初始口服摄入量应根据胃肠功能状态和个

体耐受性进行调整。

蛋白质摄入量不足将会导致瘦组织群的丢失，阻碍机体功能的恢复，故术后早期蛋白质应足量摄入。除存在肠道功能障碍、肠缺血或肠梗阻的患者外，多数患者均推荐在手术后当天通过餐食或 ONS 摄入营养。术后足量的蛋白质摄入比足量的热卡摄入更重要，传统的流质饮食不能够提供充足的营养和蛋白质，可应用成品营养制剂。

3. 术后营养支持途径的选择

患者术后营养支持途径的选择取决于疾病情况、患者的精神状况及胃肠功能等。口服营养能满足多数患者的术后营养需要，包括消化道手术患者。当患者口服营养能够摄入 >50% 的营养目标量时，首选口服营养补充（400～600kcal/d）和蛋白粉营养辅助（2～3次/d），以此满足蛋白质及能量需要量；当经口摄入 <50% 营养目标量时，需要通过管饲肠内营养进行营养支持；若口服和管饲肠内营养仍无法达到 50% 的蛋白质或热卡的需要量 >7d 时，则应启动肠外营养。当术后 5～7d 内经口服和（或）肠内无法满足能量需求时，预计营养治疗持续时间 >7d 才应启动肠外营养。若患者出现喂养不耐受的表现，应选择耐受性评估表进行评分（见表 7-10、表 7-11），根据评分结果，采用继续肠内营养、减慢速度、暂停或终止肠内营养。对于营养不良的患者，术后营养支持应当持续实施 4 周或更长时间。

表 7-10　肠内营养耐受性评分表 1

评价内容	评价计分标准					得分
	0分	1分	2分	3分	5分	8分	
腹痛分级（NRS分级法）	无痛（0分）	轻度疼痛（1～3分）可忍受疼痛，能正常生活和睡眠		中度疼痛（4～6分）不能忍受，适当影响睡眠，需用止痛药	重度疼痛（7～9分）不能忍受，影响睡眠，需用麻醉止痛剂	极度疼痛（10分）严重影响睡眠，尚伴有其他症状或被动体位	
腹胀分级	无腹胀	轻度腹胀患者诉腹胀，但能忍受，无明显阳性腹部体征		中度腹胀患者诉腹胀，感到明显不适，且腹围增大，腹部隆起		重度腹胀患者诉腹胀且不能忍受，常伴呕吐及呼吸困难，腹部明显隆起	
腹内压	IAP 0～12mmHg	IAH Ⅰ级 IAP12～15mmHg	IAH Ⅱ级 IAP16～20mmHg	IAH Ⅲ级 IAP21～25mmHg		IAH Ⅳ级 IAP >25mmHg	
恶心、呕吐	Ⅰ级 无恶心干呕	Ⅱ级 轻微恶心，腹部不适，但无呕吐		Ⅲ级 恶心明显但无内容物呕出		Ⅳ级 严重呕吐，有胃液等内容物吐出，必须用药物予以控制	

评价内容	评价计分标准					得分
	0分	1分	2分	3分	5分	8分
腹泻分级	大便正常，每日大便1～3次	轻度腹泻，每日4～5次，大便可见轻微湿软		中度腹泻，每日6～7次，大便较湿且不成形，并且有轻度的肛周着色		重度腹泻，每日>7次，水样便，伴有重度肛周着色	
肠鸣音	正常4～5次/min	肠鸣音小于4次/min或大于5次/min		肠鸣音亢进，大于10次/min；或肠鸣音消失，1次/（3～5）min			
误吸	无					误吸	

1. （0～6分）继续肠内营养；2. （7～12分）继续肠内营养减慢速度；3. （≥13分）停止肠内营养

表7-11 肠内营养耐受性评分表2

评价内容	评价计分标准			
分值	0分	1分	2分	5分
腹胀/腹痛	无	轻度腹胀无腹痛	明显腹胀或腹痛自行缓解或腹内压15～20mmHg	严重腹胀或腹痛不能自行缓解或腹内压>20mmHg
恶心/呕吐	无或持续胃减压无症状	恶心无呕吐	恶心呕吐（不需胃肠减压）或250ml<GRV≤500ml	呕吐且需胃肠减压或GRV≥500ml
腹泻	无	稀便3～5次/d且量<500ml	稀便≥5次/d且量为500～1500ml	稀便≥5次/d且量≥1500ml

注：需根据总分调整肠内营养

总分0～2分：继续肠内营养，增加或维持原速度，对症治疗；

总分3～4分：继续肠内营养，减慢速度，2～4h重新评估；

总分≥5分：暂停肠内营养，并作相应处理（包括停止EN，使用促动力药物，更换EN输注途径等）。

肠内营养输注过程中应注意以下事项：①输注速度宜从小量开始，初始胃内50ml/h，小肠内25ml/h，以后每日增加25ml/h，6～7d内达到全量；②温度30～40℃，使用加热器持续加热；③营养液现配现用，保持无菌，避免污染，每天更换输注装置；④鼻饲前抬高床头30°～45°，定期监测胃内残留量，如胃内残留液大于250～500ml，应减慢或停止输注，并及时告知医师处理。

（蔡有弟 黄师菊）

第五节　肠内营养常见并发症预防与处理

一、胃肠道并发症

（一）腹泻

（1）定义：排便频率增加（≥3 次/d），粪质稀薄（含水量 >85%）或粪便量增加（>200g/d）的统称。

（2）临床表现：患者在输入肠内营养液后，大便次数增多，粪便含水量增多，腹泻量大时还可能造成水电解质紊乱。

（3）预防：①选择合适的肠内营养液制剂；②选择合适的输注方式；③注意无菌操作；④改善肠道菌群。

（4）处理：①排除其他原因导致的腹泻；②排除可能引起腹泻的药物；③积极治疗原发病及预防低蛋白血症；④更改肠内营养配方。

（二）恶心与呕吐

（1）定义：恶心常为呕吐的前驱感觉，也可单独出现；呕吐是指胃内容物或一部分小肠内容物，通过食管逆流出口腔的一种复杂的反射动作。

（2）临床表现：患者在滴注肠内营养液后，感觉胃内翻腾不适感，随即胃内容物向上涌出，呕吐出肠内营养液及胃肠分泌物。

（3）预防：①控制输注速度；②定时检查胃内残留量；③输注时抬高床头 30°～45°。

（4）处理：①出现恶心、呕吐时减慢或停止输注；②加温输注营养液，温度保持在37℃左右；③降低营养液浓度；④保持营养液无菌状态，避免污染变质；⑤现配现用；⑥ 每天定时更换输注管道。

（三）腹胀与便秘

（1）定义：腹胀是指腹部气体过多，腹内压力或者是腹壁张力增加，常伴有肉眼可见的腹部膨隆；便秘是指大便干燥，大便排出困难的一种状态。

（2）临床表现：腹胀的主要表现是患者自觉腹中有气流乱窜不适感，体查可发现腹部隆起，严重者可见胃肠型。便秘的主要表现是排便次数减少和排便时间长，排出困难且数量少。

（3）预防：①心理疏导；②保持规律排便的习惯；③保持一定的运动量；④使用开塞露、乳果糖或定时灌肠等保持大便通畅。

（4）处理：①按摩或热敷腹部；②患者取侧卧位；③定期监测血钾浓度，根据情况调整用药；④给予促胃肠动力药；⑤粪便涂片检查有无肠道菌群紊乱，若存在可使用药物调节肠道菌群。

二、代谢性并发症

（一）糖代谢异常

（1）定义：血糖浓度过高或过低。

（2）临床表现：高血糖表现为典型的"三多一少"症状，即多食、多饮、多尿、体重减轻。低血糖的临床表现为出汗、饥饿、心慌、颤抖、面色苍白等，初期表现为精神不集中、思维和语言迟钝、头晕等精神症状。

（3）预防：①监测血糖；②使用胰岛素时注意滴入浓度；③个性化选择营养制剂；④积极治疗原发疾病。

（4）处理：高血糖者可补给胰岛素或改用低糖饮食或口服降糖药，还可降低输注速度与溶液浓度；低血糖者可减少胰岛素用量，或加大糖输入量。

（二）水电解质平衡紊乱

（1）定义：引起人体体液内水与电解质的量、组成或分布的异常，进而导致的生理功能紊乱。

（2）临床表现：主要是脱水、水肿或钾、钙、钠、镁、磷等电解质异常表现。

（3）预防：加强血生化监测，积极治疗原发疾病。

（4）处理：发现不足及时补充，输入过量时，可限制输入量或使用对症药物治疗。

三、维生素缺乏与肝功能异常

（1）定义：维生素缺乏是指维生素摄入不足或合成减少。肝功能异常是肝脏受到某些致病因素的损害，引起肝脏形态结构的破坏和肝功能的异常。

（2）临床表现：维生素缺乏时会出现皮肤干燥、头发干枯、失眠多梦、视力减退等症状，或导致夜盲症、记忆力减退、注意力不集中等表现。肝功能异常时会有恶心、呕吐、食欲缺乏、厌油、黄疸等。

（3）预防：定时补充维生素，并定期监测，防止过度补充，密切监测肝功能，对肝功能障碍者选择相应组件型肠内营养液。

（4）处理：维生素缺乏时及时补充，出现肝功能异常时停止输注，待肝功能恢复正常后再更换合适的肠内营养。

四、误吸（误吸性肺炎）

患者由于气管切开、吞咽障碍、咳嗽反射减弱、卧床胃肠功能减弱、吞咽肌力下降、食管肌松弛等原因，容易发生胃食管返流而导致误吸、吸入性肺炎。

（1）定义：误吸是指进食（或非进食）时，在吞咽过程中有数量不一的液体或固体食物（甚至还包括分泌物）进入声门以下气道。吸入性肺炎是由误吸导致的肺部感染。

（2）临床表现：表现为突发的呼吸急促、心动过速，有时还会出现喉痉挛或支气管痉挛。

（3）预防：①保持呼吸道通畅；②输注肠内营养液时抬高床头 30°～45°，鼻饲后 30min 内仍保持半坐卧位；③选择适宜管径的鼻饲管进行喂养；④适当延长插入胃管的深度；⑤采取低流速、匀速喂养方式；⑥评估高误吸风险患者胃内残余量，每 4～6h 检测一次；⑦检查有无导致误吸的危险因素，及时排除。⑧当患者拔除胃管或鼻肠管后，经口进食前，应先对患者进行吞咽评估。

（4）处理：①清理气道；②防治肺部感染，使用抗生素治疗；③全身炎症反应较重可使用激素抗炎；④全身支持治疗。

五、局部切口感染

（1）定义：切口部位出现红肿、热、痛等症状。

（2）临床表现：切口红肿、渗液，严重者可有脓液流出，局部切后疼痛，炎性指标升高等。

（3）预防：①预防性使用抗生素；②保持切口清洁；③定时转动 PEG/J 管。

处理：①加强局部切口换药；②予以第二代头孢菌素抗感染；③全身营养状态差者予以营养治疗。

六、造口管瘘

（1）定义：消化液或营养液通过造口管周围间隙漏出，称为造口管外漏，当其漏入腹腔内时，称为造口管内漏，会造成腹腔感染。

（2）临床表现：造口管内漏会引起腹腔炎症，导致腹部压痛、反跳痛、腹肌紧张，同时伴有高热，造口管外漏可见大量消化液漏至皮肤外。

（3）预防：①围手术期患者的优化；②严格遵守操作流程；③严格遵守适应证与禁忌证。

（4）处理：①立即停止输注；②使用质子泵抑制剂抑制胃酸分泌；③严重者可使用生长抑素；④加强消化液引流；⑤肠外营养；⑥ 积极抗感染治疗；⑦以上措施无效或加重时，立即手术治疗。

七、机械性并发症

（一）营养管道压力性损伤

（1）定义：营养管道与机体接触面产生作用力，导致皮肤和软骨组织的局部损伤。

（2）临床表现：机体局部皮肤压红、破损或黏膜充血、水肿、溃疡等。

（3）预防：长期留置鼻胃管患者，定期观察管道局部皮肤情况，定时更换鼻饲管。

（4）处理：立即拔除鼻胃管或鼻肠管，并用油膏涂拭局部皮肤或鼻腔黏膜。

（二）错位

（1）定义：指鼻胃管或鼻肠管置入过程中，未能置入胃腔或肠腔，而是误入声门及以下气管。

（2）临床表现：置管过程中，患者出现突发剧烈咳嗽、呼吸困难、咽喉部不适等。

（3）预防：按照操作规范置入鼻饲管，完成后还需仔细检查是否在位，X 线检查必不可少。

（4）处理：立即退出鼻饲管，吸除患者口鼻分泌物，防止误吸。

（三）堵塞

（1）定义：某种因素导致的营养管道不通畅。

（2）临床表现：营养液或食物不易注入；注射器回抽无液体，而且有很大的阻力；注入20ml温水时，有较大阻力，流速仍不通畅。

（3）预防：定时冲管，定时检查营养管是否打折，选择合适的营养制剂。

（4）处理：鼻肠管发生堵管时，建议使用三通导管，两个端口分别连接10ml空注射器和有10ml生理盐水的注射器，通过旋转三通阀门反复向外抽吸，或遵医嘱使用药物疏通，禁止直接插入导丝疏通。

八、精神心理并发症

（1）定义：因为管饲时患者不能经口进食和吞咽而引起的心理症状。

（2）临床表现：口渴、味觉异常、张口呼吸等。

（3）预防：家属陪伴，加强与患者沟通交流，开展管道相关知识宣教。

（4）处理：计算24h出入量，预防体液不足；鼓励用鼻呼吸、嚼口香糖、多活动；分享肠内营养成功案例；症状严重者可改进置管方式或选择质量更好的喂养管。

九、再喂养综合征

（1）定义：长期饥饿或营养不良的患者，在再次喂养时出现的以低磷血症为特征的电解质代谢紊乱、体液紊乱以及多系统功能障碍甚至死亡的综合征。

（2）临床表现："四低一高"，即低血钾、低血磷、低血镁、低血维生素B1及高血糖。

（3）预防与处理：主要预防方法包括早期识别高危人群，加强电解质的监测和补充，补充硫胺素和多种维生素，限制初始营养摄入量。目前，临床尚无治疗再喂养综合征的特异性方法。

（黄师菊　刘玉霞）

第六节　出院后营养支持与随访

多数患者出院后仍存在营养摄入量不足，因此应加强患者出院后的营养管理。对存在营养风险或营养不良患者应进行合适的营养治疗，并定期随访和监测其营养摄入与体重变化。

出院后营养治疗首选ONS。ONS可以加强食物中的蛋白质、碳水化合物、脂肪、矿物质和维生素等营养素含量，提供均衡的营养素以满足机体对营养物质的需求。当膳食提供的能量、蛋白质等营养素在目标需求量的50%～75%时，提供ONS作为额外的营养补充，剂量至少为400～600 kcal/d，同时建议餐间服用，以维持或改善患者的营养状况。经过ONS仍无法维持患者营养状况时建议选择家庭肠内营养（home enteral nutrition，HEN），HEN无法实施或HEN无法提供充足的能量和蛋白质时，应补充或选择家庭肠外营养（home parenteral nutrition，HPN）。患者出院当天可将其及家属转介到由营养专科护士主导的专科营养护理门诊，给予患者体质测量，个性化饮食指导及健康教育，制定个性化的出院前期和后期食谱，并指导患者定期复查。

神经外科患者常因疾病原因机体代谢增加、营养需求高，为患者进行规范的营养筛查，全面的营养评定，选择合适的肠内营养途径，规范实施肠内营养计划，密切监测肠内营养并发症都是促进患者早日康复必不可少的手段。

ONS 的使用方法：小口啜服或者餐间补充，也可以作为一段时间内的饮食替代。推荐 3 +3 模式：7:00、12:00、18:00 进食正餐，9:00—9:30、15:00—15:30、20:00—20:30，这 3 个时间段服用口服营养制剂。根据患者缺失量，将口服营养制剂平均分为三等份，在上述 3 个时间段服用。在刚开始服用口服营养补充剂时不宜过快，半个小时喝完 150 ～ 200ml，饮用时可以适当加热，以 40 ～ 50℃为宜。每日通过 ONS 提供的能量应为 400 ～ 600kcal，才能更好地发挥 ONS 的作用。在临床实践中，ONS 可以单独进行，也可联合其他营养治疗手段进行。

（蔡有弟　黄师菊）

第八章 神经外科疾病吞咽障碍管理

【摘要】吞咽障碍是神经外科患者常见的并发症，在脑卒中患者中的发生率可达22%～65%；听神经瘤由于其与后组（Ⅸ～Ⅻ）颅神经、血管关系密切，术后37%～78%的患者可出现或加重吞咽障碍。吞咽障碍容易导致误吸，诱发吸入性肺炎、急性呼吸窘迫综合征，同时也可导致患者营养不良，延长住院时间，严重者可窒息死亡。

【关键词】神经外科；吞咽障碍；吞咽障碍筛查；治疗性经口进食

【学习目标】①掌握吞咽障碍的概念；②掌握吞咽障碍常用筛查与评估的方法；③掌握吞咽障碍的护理。

一、定义

（1）吞咽（swallowing）：人体从外界经口摄入食物并经咽腔、食管传输到达胃的过程。

（2）吞咽障碍（dysphagia, deglutition disorcders, swallowing disorders）：由于下颌、双唇、舌、软腭、咽喉、食管等器官结构和（或）功能受损，不能安全有效地将食物输送到胃内的过程，属于疾病的临床症状。

（3）误吸（aspiration）：进食或不进食时，有数量不一的食物或咽部、口腔物质如胃食管反流物、细菌、分泌物等进入声门以下气道。

（4）吸入性肺炎（aspiration pneumonia）：由于液体、外源性颗粒或内源性分泌物误入下呼吸道而导致的呼吸道感染。

二、吞咽障碍筛查与评估

吞咽障碍筛查的目的是识别吞咽障碍的高危人群。神经外科患者在入院（转入）、术后进食（水）前、术后水肿高峰期每日进食前、患者准备拔除胃管前，均需进行吞咽障碍筛查，筛查结果显示患者无吞咽异常，方可正常经口进食；若筛查结果显示可疑或异常，应进一步请吞咽治疗师、营养师等进行全面评估，并制定吞咽、营养、康复治疗方案。为保障患者的进食安全，吞咽障碍筛查只针对神志清醒的患者进行，意识障碍患者需管饲进食。

筛查与评估方法包括量表法、检查法、仪器检测。量表法主要是进食评估调查工具－10（eating assessment tool-10，EAT-10）；检查法有反复唾液吞咽试验、改良洼田饮水试验、改良容积黏度吞咽测试（VVST-CV）等；仪器检测常见的有吞咽造影检查、喉内镜吞咽检查、咽腔测压等。本章节主要介绍适用于神经外科患者，且临床护士可操作的常用筛查与评估方法。

1. 进食评估调查工具－10（EAT-10）（表8－1）

适合于有进食经历的患者，有助于识别误吸的征兆、隐性误吸以及异常吞咽的体征。问卷有10项吞咽障碍相关问题，每项评分分为4个等级，0分为无障碍，4分为严重障碍，总分在 3 分及以上视为吞咽功能异常。

表 8-1 进食评估调查工具-10

项目	没有	轻度	中度	重度	严重
1. 我的吞咽问题已经使我的体重减轻	0	1	2	3	4
2. 我的吞咽问题影响到我在外就餐	0	1	2	3	4
3. 吞咽液体费力	0	1	2	3	4
4. 吞咽固体食物费力	0	1	2	3	4
5. 吞咽药片（丸）费力	0	1	2	3	4
6. 吞咽时疼痛	0	1	2	3	4
7. 我的吞咽问题影响到我享受食物时的快感	0	1	2	3	4
8. 我吞咽时感觉有食物卡在喉咙里	0 0	1	2	3	4
9. 我吃东西时会咳嗽	0	1	2	3	4
10. 我吞咽时感到心情紧张	0	1	2	3	4
得分					

填表说明：（1）在每项问题所得分数后打√；（2）将各题的分数相加，将结果填写在空格处；（3）如果 EAT-10 总分超过 3 分，您可能在吞咽的效率和安全方面存在问题，建议您做进一步的吞咽检查和（或）治疗。

2. 反复唾液吞咽试验

反复唾液吞咽试验由日本学者才藤荣一提出，是一种评定唾液吞咽反射诱发功能的方法，是一种安全、有效的检查方法，特异度较高，但灵敏度较差。

（1）方法：患者坐位或半坐卧位，让患者尽量快速反复吞咽，检查者手指位于受试者喉结及舌骨处，观察和计数患者 30s 内吞咽次数和喉上抬的幅度，若难于启动吞咽，可在舌面上注入 1ml 水后让其吞咽。

（2）结果：<80 岁患者，次数≥5 次为正常；高龄（≥80 岁）患者≥3 次为正常，否则为异常。

3. 改良洼田饮水试验

（1）方法：先依次将 1ml、3ml、5ml 水放入患者口中，嘱其吞咽，像平常喝水一样喝下，如无问题，再让患者同前方法喝下 30ml 水，然后观察和记录饮水时间、有无呛咳、饮水后声音变化、患者反应、血氧饱和度变化情况等。

（2）评价标准。Ⅰa：可一次 5s 内喝完，无呛咳；Ⅰb：可一次 5s 以上喝完，无呛咳；Ⅱ级：分两次以上喝完，无呛咳；Ⅲ级：能一次喝完，但有呛咳；Ⅳ级：分两次以上喝完，且有呛咳；Ⅴ级：常常呛住，难以全部喝完。

（3）诊断标准。正常：Ⅰa 级；可疑：Ⅰb～Ⅱ级；异常：Ⅲ、Ⅳ、Ⅴ级。

4. 改良容积黏度吞咽测试（VVST-CV）

改良容积黏度吞咽测试（volume viscosity swallow test-Chinese version，VVST-CV）是通过吞咽障碍安全性和有效性的相关指标观察，可判断患者经口进食有无风险。通过不同容积、稠度测试，从吞咽安全性、有效性两方面进行吞咽障碍筛查，同时测试出比较适合吞咽的容积和稠度（图8-1，表8-2）。

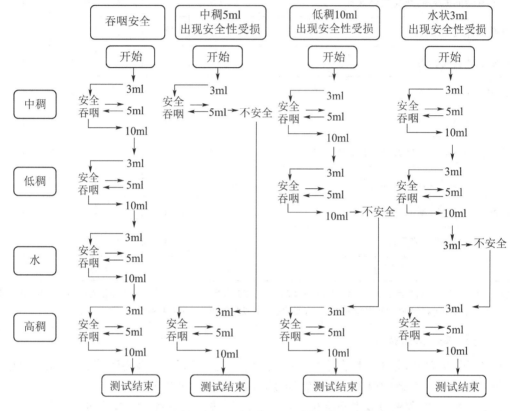

图 8-1 VVST-CV 操作流程

表 8-2 改良容积黏度吞咽测试（VVST-CV）结果记录表

不同稠度		中稠（2%）			低稠（1%）			高稠（3%）			水状		
不同容积		3ml	5ml	10ml	3ml	5ml	10ml	3ml	5ml	10ml	3ml	5ml	10ml
安全性受损相关指标	咳嗽												
	音质改变												
	血氧下降												
有效性受损相关指标	唇闭合不全												
	口腔残留												
	咽部残留												

测试方法：使用增稠剂将液体调成不同稠度（低稠1%，中稠2%，高稠3%），首先给患者吞咽3ml中稠（2%）液体，观察安全性受损指标，如吞咽过程安全，则依次吞咽5ml、10ml中稠（2%）液体；若进行中稠食物时出现安全性中任一指标受损，则终止该食物更大一口量的评估，进行高稠度（3%）食物继续测试；如未观察到安全性指标的受损，则进行低稠度（1%）的评估；若在进食低稠度过程中未出现安全性指标的变化，则进入水状测试；若进食低稠度过程中出现安全性受损的情况，则不再进行风险性较高的水状评估，以高稠度继续测试。

安全性指标：咳嗽、音质改变、血氧饱和度下降（下降幅度大于基线3%）。

有效性指标：食物外溢、口腔残留、分次吞咽。

饮食指导：保证患者吞咽过程不出现有效性问题的前提下，饮食的最佳方案是选择最低稠度和最高容积的液体和（或）食物。

三、吞咽障碍患者的护理

1. 治疗性经口进食

治疗性经口进食是指根据临床筛查、评估、吞咽造影等检查结果确定患者的进食处方后，采取相应的措施直接经口进食。措施包括进食环境选择、食物选择及调配、餐具选择、一口量及食团入口位置、进食体位及姿势调整等。进食时需注意进食前后患者处置，做好观察与记录。

（1）进食环境：应尽可能尊重患者的饮食文化，进食时环境保持安静，避免嘈杂。

（2）食物的选择：食物的种类及比例以营养均衡为主。容易吞咽的食物应符合以下要求：①密度均匀；②黏性适当，不易松散；③有一定硬度，通过咽和食管时易变形，且不易残留在黏膜上；④稠的食物比相对稀的安全；⑤兼顾食物的色、香、味及温度等。

（3）餐具的选择，根据患者的功能情况，尽量选择适宜、得心应手的餐具，这有利于顺利地完成进食。建议选择柄长的喂食餐具，同时避免勺面过大、过深。

（4）食团放置的位置：应把食物放在口腔最能感觉食物的位置，以促进食物在口腔中运送及吞咽的启动。如面瘫或者一侧感觉功能障碍的患者，应将食团放置在健侧。

（5）一口量：即最适于吞咽的每次摄入量。应根据吞咽功能评估结果确定一口量。一般正常人一口量稀液体5～20ml，果浆或布丁5～7ml，泥稠状食物3～5ml，肉团平均2ml。

（6）进食速度：喂食时避免速度过快，前一口吞咽完成后再进食下一口，避免两次食物重叠入口。

（7）进食体位与姿势：进食时应以半坐位或坐位为主，神经外科术后患者，由于疾病原因，常无法半坐位或坐位，应在不影响疾病的前提下，为患者取最高位。对于不同类型吞咽障碍患者，可采用代偿的姿势以减少误吸，如：低头吞咽、转头吞咽、侧头吞咽、仰头吞咽、从仰头到点头吞咽、空吞咽及交互吞咽等。

（8）进食后的处置：进食后口腔及咽如有食物残留会有异物感，正常人能反射性咳出及清除。吞咽障碍患者由于口腔及咽感觉反射性差，进食后残留在口腔及咽的食物容易随呼吸进入呼吸道，导致进食后潜在肺部感染。对于吞咽障碍患者，进食后口腔与咽的清洁是预防肺部感染的重要措施，因此进食后有效口腔护理至关重要。

治疗性经口进食是吞咽障碍患者进食方式之一，在临床工作中，应根据患者的吞咽评估结果，确定患者能否正常经口进食或治疗性经口进食，或仍需管饲进食。同时需要动态评估患者吞咽情况，根据评估结果动态调整进食方式。

2. 吞咽障碍患者营养管理

营养不良是吞咽障碍常见的并发症之一，吞咽障碍的治疗过程中，不仅要确保吞咽安全性，同时也要保证患者合理的营养，也就是吞咽的有效性。吞咽障碍患者应由医师、护士、营养师、言语治疗师、患者及家属组成营养小组，为患者制定并实施包括营养方式的选择、营养成分的制定等相关的营养措施，以保证患者的营养与水分的摄取。营养支持途径的选择、实施与并发症的处理等，详见第七章"神经外科疾病营养管理"。

3. 吞咽功能康复训练

（1）口咽器官感觉训练：如冰刺激、感觉促进综合训练、味觉刺激、嗅觉刺激、气脉冲感觉刺激、k点刺激等。通过增加口腔、咽喉感觉输入，加快吞咽启动。

（2）口咽器官运动训练：如口腔器官运动体操、舌压抗阻训练、Masako训练、Shaker训练、舌肌主被动康复训练等。通过增加口咽腔压力、吞咽器官肌肉力量，减少渗漏、误吸。

（3）气道保护手法训练：包括声门上吞咽法、超声门上吞咽法、门德尔松手法、用力吞咽法。提高气道保护能力，减少误吸。

（4）神经肌肉电刺激：增强感觉，强化肌力、恢复运动控制。

（5）球囊扩张术治疗：用于环咽肌失弛缓患者，扩张狭窄的环咽肌，诱发吞咽动作，改善咽部及环咽肌的感觉，训练吞咽的协调性，从而恢复患者的吞咽功能。

四、知识拓展

改良版 Beck 口腔评分表（modified Beck oral assessment scale，MBOAS）（表8-3）。

表8-3　改良版 Beck 口腔评分表

	1分	2分	3分	4分
口唇	光滑、红润、完整、湿润	轻微干燥、发红	干燥、肿胀、水泡	水肿、有发炎症状、有水泡
口腔黏膜及牙龈	光滑、红润、完整、湿润	苍白、干燥、有糜烂	肿胀、充血	非常干燥、水肿、有水泡
舌头	光滑、红润、完整、湿润	有明显乳头状突起物	干燥、肿胀、乳头状突起物有充血	非常干燥、水肿、严重充血
牙齿	清洁无渣	少许残渣	中等残渣	较多残渣

	1分	2分	3分	4分
牙菌斑	无	<1/3牙齿覆盖面	<1/2牙齿覆盖面	>1/2牙齿覆盖面
唾液	稀少、水分充足	有所增加	极少、黏稠	黏稠、有丝状物质
总分	5（正常）	6～10（轻度受损）	11～15（中度受损）	16～20（重度损伤）

吞咽障碍患者建议使用改良版 Beck 口腔评分表进行口腔评估。此评分表对患者的唇、牙龈和口腔黏膜、舌、牙齿、唾液 5 个项目进行口腔卫生状况和功能状态的评估。每个项目用 1～4 分计分，总分为 5～20 分，得分越高表示口腔卫生状况越差。得分为 5～10 分者每日评估一次，得分为 11～15 分每日评估两次，得 16～20 分者每日评估一次。根据评估情况选择合适口腔护理液及工具与方法。

（刘玉霞　周灿　张佳佳）

第九章　神经外科应急处理流程

第一节　脑疝的应急处理

【摘要】急性脑疝是患者病情持续恶化的表现，尤其枕骨大孔疝，患者会突然出现呼吸、心跳骤停，危及患者生命。

【关键词】急性脑疝；应急处理流程

【学习目标】①熟悉脑疝的病理生理；②掌握急性脑疝临床表现；③正确及时处理脑疝患者。

一、定义

急性脑疝是各种原因引起颅内压持续增高，如幕上和幕下分腔之间以及颅腔和椎管之间的压力差，脑组织顺应性下降，导致脑组织、神经受压的一系列症状：患者意识水平下降，瞳孔扩大或不对称。

二、应急处理的要求

（1）发现患者发生脑疝时，嘱平卧或侧卧，吸氧，立即通知医师，呼叫他人推急救车至床边，并打开备用。

（2）呕吐者清除呼吸道分泌物，必要时放置口、鼻咽通气管，吸引器进行抽吸，动作轻柔，并密切观察患者面色、呼吸、心率，保持呼吸道通畅。

（3）另一名护士迅速建立静脉通道，快速静脉输注甘露醇，降低颅内压，并配合医师积极处理医嘱。

（4）予心电监测，密切关注患者意识、瞳孔、生命体征及进展情况，送 CT 检查。

（5）如患者出现严重的呼吸功能障碍，配合医师行气管插管。

（6）患者出现心跳、呼吸骤停时，拆除气垫床电源，予心外按压，呼吸囊辅助呼吸，配合医师抢救。

（7）需要手术者，通知家属签署手术同意书，遵医嘱立即皮肤准备、留置尿管、完成相关辅助检查、配血等，做好术前准备，术前药物准备，送患者至手术室。

（8）抢救过程中严密观察患者意识及生命体征变化。

（9）详细记录抢救过程。

（10）病区详细交接班。

三、应急处理的流程

脑疝应急处理流程见图9-1。

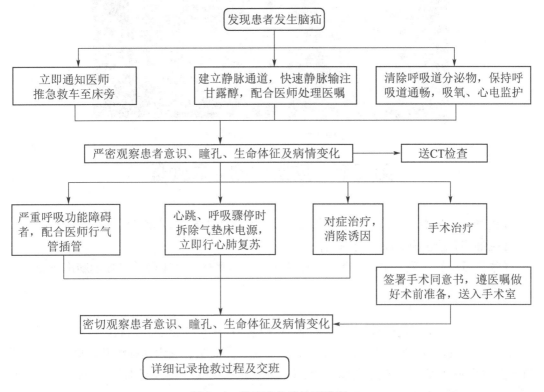

图9-1 脑疝应急的处理流程

四、知识拓展

颅内各部位脑疝如图9-2、图9-3、图9-4所示。

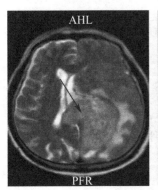

图9-2 大脑镰下疝

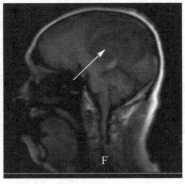

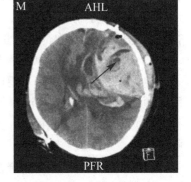

图9-3 小脑幕切迹疝

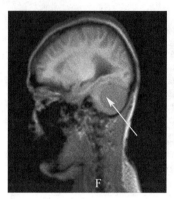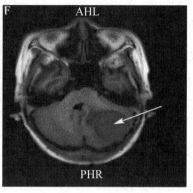

图 9-4　枕骨大孔疝下疝

（吴惠文）

第二节　脑出血的应急处理

【摘要】脑出血其发病迅速、进展较快，是病死率和致残率较高的脑卒中类型。

【关键词】脑出血；应急处理流程

【学习目标】①熟悉脑出血类型；②掌握脑出血概述；③正确及时处理脑出血患者。

一、定义

脑出血年发病率约为 24.6/10 万，对人类健康产生重要影响，因其高发病率、高致死率和高致残率备受社会关注。通常认为，高血压、高血脂、颅内动脉瘤及脑血管畸形等是脑出血的高危因素，特别是甘油三酯（triglyceride，TG）、总胆固醇（total cholesterol，TC）等代谢性因素已成为预防的重要靶点。

二、应急处理的要求

（1）发现患者意识下降，观察患者瞳孔大小及反射，评定患者神经功能，立即平卧，头偏向一侧，通知医师，呼叫他人推急救车至床旁并打开备用。

（2）迅速建立静脉通道，遵医嘱给予甘露醇脱水降颅内压，给予降压药控制血压。行 CT 检查，确认出血部位及量。

（3）另一护士予心电监测及吸氧，配合医师积极处理医嘱。

（4）保持呼吸道通畅。呕吐者，予清除口鼻腔分泌物，吸痰，观察患者呼吸、面色、甲床颜色、血氧饱和度情况，如出现呼吸困难，血氧饱和度下降，配合医师行气管插管。

（5）心跳、呼吸骤停者，拆除气垫床电源，予心外按压，呼吸囊辅助呼吸，配合医师抢救。

（6）高热患者给予冰毯降温，监测体温。

（7）需要手术者，通知家属签署手术同意书，遵医嘱立即备皮、留置尿管、完成相关辅助检查、抽血等，做好术前准备，肌注术前药物，带齐药物、病历送患者至手术室。

（8）密切观察患者意识、瞳孔、生命体征变化及病情变化。

（9）详细记录抢救过程。

（10）病区详细交接班。

三、应急处理的流程

脑出血的应急处理流程见图 9 − 5。

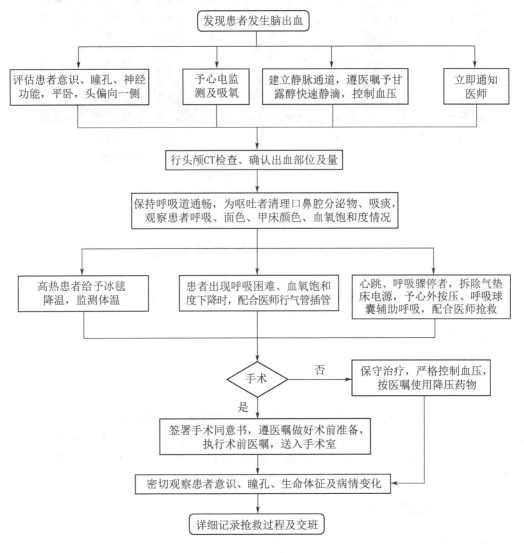

图 9 − 5　脑出血的应急处理流程

四、知识拓展

（1）CT 为首选检查方式，根据 2020 年版指南推荐，接诊后尽快行 CT 或 MRI 检查有助于明确高血压性脑出血（hypertensive intracerebral hemorrhage，HICH）诊断（Ⅰ级推荐，A 级证据）。

（2）客观看待降颅压药物的作用，HICH 发生后，积极控制水肿、降低颅内压力仍然是重要的治疗环节。

（3）出血性卒中在出血后 2 周内癫痫的发生率为 2.7% ～ 17.0%，应使用抗癫痫药物治疗（Ⅰ级推荐，B 级证据）。

（4）各部位脑出血见图 9 – 6。

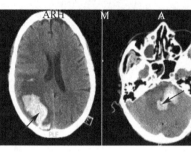 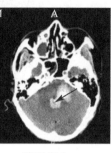 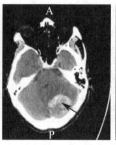 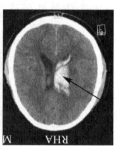

右侧顶枕叶出血　　　脑干出血　　　左侧小脑半球脑出血　　左侧侧脑室旁、内囊前
　　　　　　　　　　　　　　　　　　　　　　　　　　　　肢脑出血并破入脑室

图 9 – 6　各部位脑出血

（吴惠文）

第三节　卒中识别及处理

【摘要】卒中是导致人类致死、致残的重大疾病之一；急性缺血性卒中发生后，血管再通每延迟 1s 就有 32000 个神经细胞凋亡。

【关键词】卒中；应急处理流程

【学习目标】①掌握卒中的识别；②正确及时处理卒中患者。

一、定义

脑卒中已成为危害人类身体健康的重大神经系统疾病，包括缺血性（占 80%）和出血性（占 20%）两大类，具有高发病率、高死亡率、高残疾率、高复发率和高医疗费用的特点。据统计，我国约 80% 的急性脑梗死患者不能在发病 3h 内直抵医院，约有 98% 的患者无法在"黄金时间"内接受合理的治疗。

二、应急处理的要求

（一）三步识别卒中

（1）一看 1 张脸：不对称、口角歪斜。

（2）二查 2 只胳膊：平行举起、单侧无力。

（3）零（聆）听语言：言语不清、表达困难。

（二）处理

1. 院外卒中处理

（1）患者突发说话不清晰、嘴歪、偏瘫、神志不清等症状。

（2）拨打 120，救护车送至指定卒中中心，急诊分诊。

（3）安排担架床、接诊床。

（4）接诊、挂号、填写《绿色通道接诊表》，送入卒中诊室。

（5）神经功能评估、测量生命体征、建立卒中流程病历、查心电图、验血、做头颅 CT。

（6）送专科诊治。

2. 院内卒中处理

患者突发说话不清、嘴歪、偏瘫、神志不清等症状。

（1）立即通知值班医师。

（2）开展静脉通道（使用耐高压留置针穿刺）。

（3）送 CT 检查。

（4）按医嘱进行相关处理。

三、应急处理的流程

患者突发卒中应急处理流程见图 9 - 7。

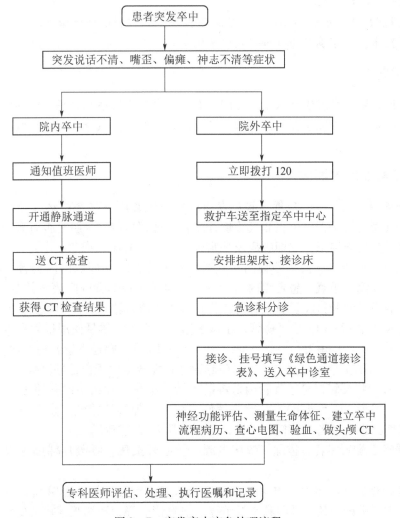

图 9 - 7　突发卒中应急处理流程

四、知识拓展

（1）抗血小板药物是急性缺血性脑血管病治疗的基石，在很大程度上影响患者的临床转归。

（2）取栓技术：目前脑血管介入再通技术主要包括支架取栓、血栓抽吸、血栓抽吸联合支架取栓、动脉溶栓和急性期血管成形及支架置入技术等。

（吴惠文）

第四节　患者突发痰液堵塞应急处理

【摘要】患者意识障碍、呼吸中枢功能受损、高龄体弱，呼吸道分泌物增多、黏稠，未能自行排出痰液。

【关键词】痰液；堵塞；应急

【学习目标】①掌握患者痰液堵塞的临床表现；②掌握痰液堵塞患者人工气道及非人工气道处理技术；③正确及时处理痰液堵塞患者。

一、定义

患者痰液堵塞常常发生于人工气道的患者，也发生于昏迷和高龄、体弱患者，主要表现为患者心率增快，呼吸急促，血氧饱和度下降，面色苍白或发绀，通过调高氧流量症状未能纠正。

二、应急处理的要求

（1）卧床患者突发呼吸急促、脸色发绀或血氧饱和度下降，观察气管切开患者是否有内套管，气管套管是否脱出；非气管切开患者，观察口腔、鼻腔是否有异物及分泌物情况，发现患者为痰液堵塞，立即吸痰及呼叫医师、护士抢救（推急救车）。

（2）气管切开患者保持头颈胸同一直线，有内套管时立即取出内套管，经气管套管内吸痰，并予高流量吸氧；患者无内套管时，立即经气管套管内吸痰，并予高流量吸氧。非气管切开的患者判断口腔、鼻腔有无异物，如为痰液多堵塞，立即吸痰，并改高流量面罩吸氧，成人使用 12～14 号吸痰管，小孩根据年龄而定，尽量使用稍大号吸痰管；患者症状未改善时，可经口留置口咽通气管（成人 8～10 号口咽通气管）进行吸痰。

（3）另一名护士予心电监护，开通静脉通道；配合医师积极处理医嘱。

（4）患者症状缓解，给予气管内低渗盐水持续湿化，并调快湿化速度（根据痰液黏稠度调整，一般为 2～5ml/h）；症状未缓解，配合医师继续抢救，直接更换气管切开套管；非气管切开患者准备气管插管用物，配合医师进行气管插管。

（5）呼吸心跳骤停者，拔除气垫床电源，予心外按压，呼吸囊辅助呼吸，配合医师抢救。

（6）经处理后症状缓解，再次评估患者吸氧装置情况，气管套管固定带松紧度，患者脸色、口唇、甲床颜色，呼吸频率及节律、血氧情况等；密切观察病情变化，监测生命体征、血氧情况，并按医嘱进行各项处理。

（7）详细记录抢救过程。

（8）告知家属病情变化。

（9）病区详细交接班。

三、应急处理的流程

患者突发痰液堵塞应急处理流程见图9-8。

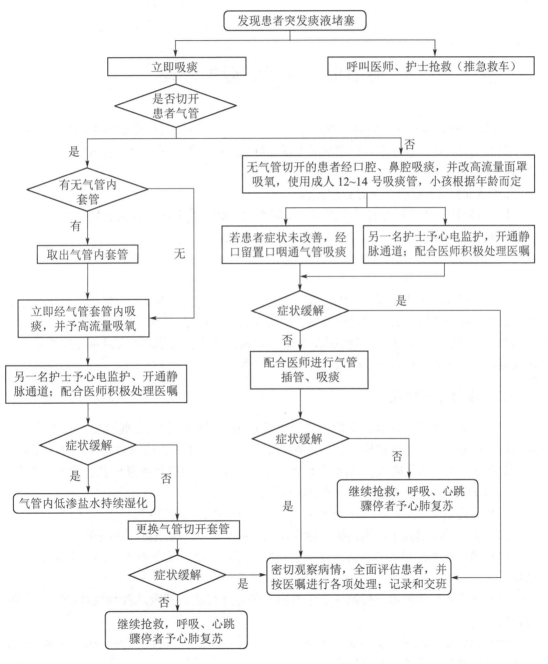

图9-8　突发痰液堵塞应急处理流程

四、知识拓展

吸痰深度直接影响气道清理效果，过浅无法有效清除分泌物，过深容易导致气道黏膜损伤、出血等不良事件。2022 版《AARC 临床实践指南：人工气道内吸痰》不再对人群进行限定，建议均按常规使用浅吸痰技术以避免潜在的气道损伤，而深吸痰通常在浅吸痰无效时使用。

（吴惠文）

第五节　误吸的应急处理

【摘要】伴有吞咽功能障碍、意识障碍、人工气道、高龄及体弱等因素的患者，是引起误吸的主要人群。误吸累及气道或肺实质而导致的吸入性肺炎，严重者可发生急性呼吸窘迫综合征。

【关键词】患者误吸；应急处理流程

【学习目标】①掌握患者发生误吸的临床表现；②掌握患者发生误吸处理技术；③正确及时处理患者误吸。

一、定义

误吸是指胃内容物、气道分泌物等进入声门以下的气道，临床上根据误吸症状的有无分为显性误吸和隐性误吸。显性误吸发生情况危急，当食物、分泌物等进入声门以下呼吸道后即刻出现刺激性呛咳、呼吸困难、窒息等症状。显性误吸处理不及时可导致患者发生呼吸困难、呼吸窘迫综合征、吸入性肺炎、窒息等。

二、应急处理的要求

（1）发现患者发生误吸，立即停止进食或鼻饲，予侧卧位，头低脚高，头后仰，托起下颌，迅速清除口、鼻腔呕吐物，必要时吸痰。人工气道者先吸净口腔呕吐物，再吸气管套管痰液。给予氧气吸入，持续吸氧者调高氧流量。密切观察患者面色、呼吸、心率、血氧饱和度情况，留置胃管者予持续胃肠减压。

（2）立即通知医师，同时呼叫他人推急救车至床边，打开备用。

（3）另一护士迅速予心电监护，建立静脉通道，配合医师积极处理医嘱。

（4）患者症状未缓解，准备气管插管用物、呼吸球囊、听诊器等配合医师进行气管插管。

（5）呼吸心跳骤停者，拆除气垫床电源，予心外按压，呼吸球囊辅助呼吸，配合医师抢救。

（6）患者症状缓解，妥善固定管道，再次评估患者全身情况，密切观察病情变化，评估患者是否需要转 ICU 进一步治疗。

（7）通知家属，查明误吸原因，做好相关健康宣教。

（8）详细记录抢救经过、效果。

（9）病区详细交接班。

（10）当班护士上报安全事件。

三、应急处理的流程

患者突发误吸应急处理流程见图9-9。

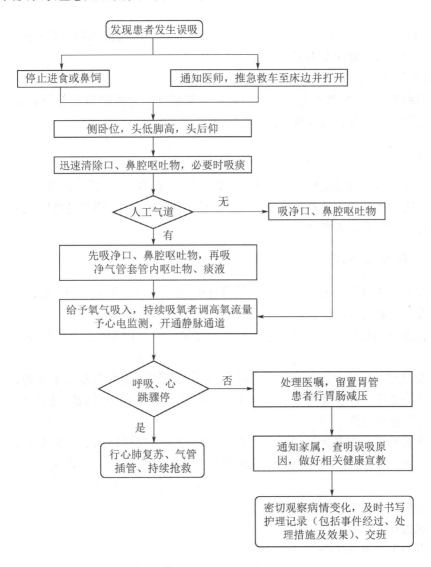

图9-9　突发误吸应急处理流程

四、知识拓展

（1）吞咽障碍导致误吸的预防：调整头部姿势与吞咽动作，进食后应检查口腔，如有食物残留，可指导进行多次空吞咽动作以清除残留食物，必要时协助清除。

（2）咳嗽能力减弱者进食前清除口咽和气道分泌物；进行呼吸肌训练可降低误吸的风险。

（吴惠文）

第六节　气管套管脱落应急处理

【摘要】 气管切开术后，气管套管有益于机械通气和吸痰工作的顺利开展，可有效降低呼吸道阻力，是抢救此类患者不可缺少的手段。

【关键词】 气管套管脱落；应急处理流程

【学习目标】 ①掌握气管套管脱落原因；②掌握气管套管脱落或部分脱落临床表现；③正确及时处理患者气管套管脱落。

一、定义

患者因各种原因接受经皮气管切开术，以解除呼吸道阻塞、机械通气、排出痰液，但是因患者或技术因素导致气管套管部分或全部脱出，导致患者呼吸道梗阻、呼吸困难、血氧饱和度迅速下降的紧急事件。

二、应急处理的要求

（1）发现患者气管切开套管脱出，立即通知医师，同时给予鼻导管或面罩氧气吸入，清理呼吸道，观察患者面色、血氧饱和度。

（2）医师判断患者是否需要插管，若呼吸平顺，血氧饱和度持续90%以上，继续观察病情。

（3）患者呼吸困难，血氧饱和度下降，需要重新插管，推急救车至床边，打开急救车，准备气管套管（硅胶套管另需准备10ml注射器）边带、听诊器、换药包、消毒液，配合医师进行重新置管。

（4）经处理后，患者症状缓解，妥善固定套管，再次评估患者气管套管固定带松紧度、患者面色、口唇、甲床颜色，呼吸频率及节律、血氧饱和度等情况，密切观察生命体征。

（5）做好护理记录，查找脱管原因。

（6）病区详细交接班。

（7）及时上报不良事件。

三、应急处理的流程

患者气管套管脱落应急处理流程见图9-10。

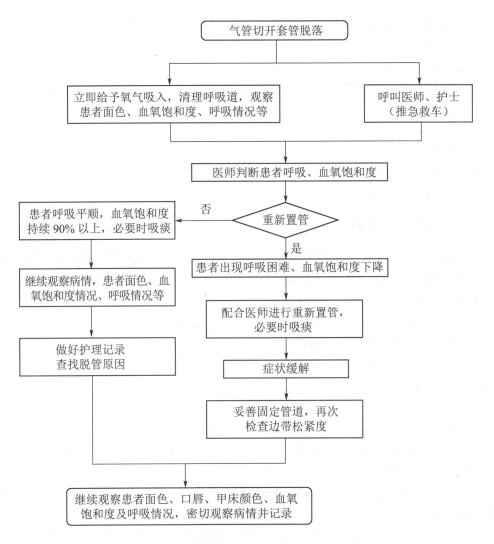

图 9 – 10　气管套管脱落应急处理流程

四、知识拓展

（1）注意套管系带松紧度以容纳一指为宜，并根据颈围变化及时调整固定带松紧度。

（2）频繁刺激的咳嗽患者易发生气管套管脱出；准确评估患者病情，及早拔出气管套管。

（吴惠文）

第七节　癫痫大发作的应急处理

【摘要】癫痫持续状态患者易发展为难治性癫痫持续状态，同时易合并高热、呼吸衰竭、循环不稳定甚至猝死等危及生命的合并症，具有潜在致死性。在临床专科护理中，正确识别癫痫持续状态临床发作，在脑电异常、规范抗癫痫急救中的医护配合中准确进行全面高级生命支持，精准给予抗癫痫药物，缩短发作时间。

【关键词】癫痫大发作；应急处理流程

【学习目标】①掌握正确识别癫痫持续状态的方法；②正确及时处理癫痫大发作。

一、定义

癫痫持续状态（status epilepticus，SE）是神经科常见的急危重症，发作时患者可出现肢体强直阵挛发作、意识障碍等表现，病情加重可进展为难治性癫痫持续状态（refractory status epilepticus，RSE）。

二、应急处理的要求

（1）癫痫大发作时，立即移除障碍物（如眼镜、金属头饰等尖锐物品，玻璃制品等），松开衣领裤带，保护患者避免撞伤、坠床；安抚患者，使其冷静。按床头铃呼叫："患者癫痫大发作，推急救车、通知医师"。

（2）保持气道通畅，侧卧，让分泌物自然流出，避免误吸。

（3）吸氧，监测生命体征及瞳孔。

（4）遵医嘱给予镇静药物，可以建议医师用地西泮注射液，成人首剂 10～20mg 静脉缓慢推注，如无效，5min 后可再次静脉推注，每分钟不超过 2mg；儿童 0.15～0.2mg/kg（最大 20mg）静推；不主张用于肝性脑病。建立静脉通道困难时，用咪达唑仑肌肉注射，必要时遵医嘱重复使用。确保 5min 内能及时用上终止发作药物。

（5）监测癫痫持续状态发作形式、频次、持续时间（如用脑电图监测过程，拉开床帘、被子，把患者暴露在摄像头下）。

（6）癫痫发作结束后整理床单位，检查患者有无受伤；向家属做好健康宣教（癫痫发作过程注意事项）。

（7）书写护理记录：发展开始时间、过程、伴随症状、结束时间、处理经过、患者事后主诉等。

（8）跌倒受伤者上报不良事件。

三、应急处理的流程

患者癫痫大发作应急处理流程见图 9-11。

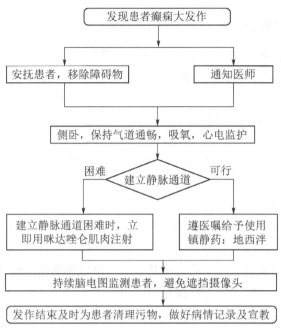

图 9 - 11　癫痫大发作应急处理流程

四、知识拓展

（1）遵医嘱及时规律服用抗癫痫药物，不要随意停药。

（2）癫痫大发作过程禁止掐人中、喂水、灌药、按压抽搐肢体、约束肢体等。

（3）癫痫大发作过程禁止使用压舌板或勺子等保护舌头，不能往患者口中伸入手指或放入毛巾等物品，避免引起窒息（发作前期，患者预感要发作，口腔可以自由开合时，可以考虑放置专业牙垫，保护口腔和舌头）。

（吴惠文　鲍惠莲）

第八节　患者鼻腔填塞物拔除或脱落大出血应急处理

【摘要】鼻腔大出血在短时间内造成大量失血，引起失血性休克及凝血机制的障碍，若处理不及时，往往会危及生命。

【关键词】鼻腔填塞物；拔除或脱落；大出血应急处理流程

【学习目标】①熟悉经鼻腔手术后鼻腔填塞物作用原理；②掌握经鼻腔手术后鼻腔护理方法；③正确及时处理鼻腔堵塞物脱落或拔出后大出血处理流程。

一、定义

患者突发口鼻腔大量鲜红色血液流出或涌出，常见外伤性颅底骨折、前颅底手术及经鼻腔手术的堵塞物脱落或拔除。若出血凶猛且量大，短时间内即可休克死亡，及时有效控制止血，是挽救患者生命的关键。

二、应急处理的流程

（1）前颅底手术鼻腔填塞物脱落或拔除后，突发口鼻腔大出血，予患者侧卧位，指导患者勿吞入口鼻腔血块、自行吐出血块、勿屏气。让口鼻腔血液或血块自然流出，通知医师。

（2）推急救车及连接好吸痰装置；准备至少10条以上12号吸痰管；准备单腔导尿管1～2条备用。

（3）及时吸出口鼻腔血块，保证气道通畅（吸痰管根据当时急救条件，及时更换，避免吸痰管堵塞）。

（4）建立静脉通道（至少2条），心电监测。

（5）遵医嘱快速补液，使用升压药物。

（6）协助医师抢救，填塞鼻腔。

（7）出血停止，面罩吸氧，安抚患者及家属，整理床单位，指导避免使用腹压。

（8）若出血未停止，配合医师继续抢救。

（9）详细记录抢救过程。

三、应急处理的流程

患者鼻腔大出血应急处理流程见图9-12。

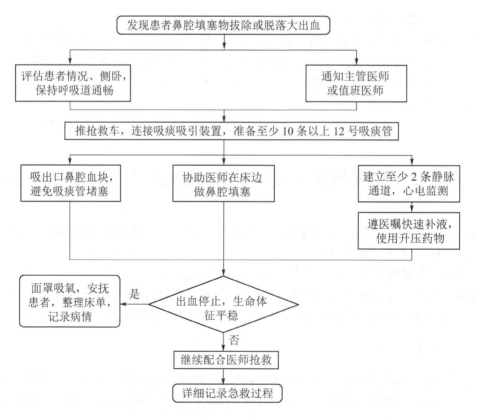

图9-12　鼻腔大出血应急处理流程

四、知识拓展

（1）碘伏纱条或凡士林纱条针对出血部位进行有效的压迫止血，也可以用膨胀海绵填塞；对于靠近后鼻孔的部位出血，可采用气囊导尿管及碘伏纱布条进行鼻咽部及鼻腔填塞压迫止血。

（2）气囊导尿管2根分别经双侧鼻腔插至口咽部后，分别注入40ml空气并向外牵拉，保持导尿管适度张力下在鼻小柱前手工打结固定，再用碘伏纱条2～4根进行鼻腔填塞压迫，填塞时间一般为48～72h。

（吴惠文　鲍惠莲）

第十章　神经外科高级护理实践个案

一、1 例动脉瘤栓塞术后并发呼吸道梗阻患者的护理

（一）病例介绍

患者范某某，女，77 岁，主诉"间断性头痛 2 年"，于 2023 年 6 月 5 日门诊步行入院。患者入院时神志清醒，无发热、恶心、呕吐、手足抽搐等，精神胃纳尚可，饮食睡眠可，二便无失禁，体重无明显下降。

入院专科查体：左侧瞳孔直径 2.0mm，对光反射灵敏，右侧眼睑下垂，右瞳孔直径 5.0mm，对光反射消失，四肢肌力 V 级，肌张力不高。其余体查：生命体征平稳，体温 36.4℃、脉搏 82 次/分钟、呼吸 20 次/分钟、血压 135/76mmHg。患者营养良好。皮肤黏膜正常，无水肿，无出血，无溃疡，无皮疹、肝掌、蜘蛛痣。全身浅表淋巴结未见明显肿大。口腔黏膜正常。齿龈无红肿，扁桃体无肿大。颈静脉无怒张，甲状腺未扪及肿大，颈无抵抗。胸廓对称，胸壁静脉无曲张，双肺触觉语颤对称，扣诊呈清音，双肺呼吸音清，未闻及干湿啰音，心前区无隆起，未触及震颤。心律整齐，各瓣膜听诊区未闻及病理性杂音。腹部平软，未见胃型、肠型、蠕动波，全腹无压痛，反跳痛，未扪及包块。肝脾未扪及，Murphy's sign 阴性，肝肾区无扣痛，移动性浊音阴性，肠鸣音正常。脊柱四肢无畸形，神经系统查体详见专科情况。

辅助检查：2023 年 6 月 6 日行全脑血管造影术，提示右侧颈内动脉海绵窦段巨大动脉瘤，大小约 23.03mm×16.26mm，近端血管直径 4.83mm，远端血管直径 3.33mm。

（二）诊疗经过

患者入院后完善相关检查。查血常规、生化常规等检查未见明显异常。2023 年 6 月 7 日院内磁共振示：头颅 MRA 提示右侧颈内动脉海绵窦段动脉瘤、脑梗塞。当年 6 月 7 日开始长期口服阿司匹林 0.1g + 替格瑞洛 45mg。当年 6 月 12 日在气管插管全麻下行右侧海绵窦段多发大型动脉瘤 Lattice 密网支架成形术，术后返回病房后患者出现血氧低，血氧饱和度 80%～90%，护士予床旁吸痰，吸出大量血性分泌物，患者意识变差，予氧气面罩给氧。随后患者血氧骤降，立即行简易呼吸气囊辅助呼吸，将患者转至抢救室抢救。急请麻醉科住院总值班医师经鼻气管内插管，气管插管插入气道后球囊阻力大，患者血氧进行性下降，拔出后球囊辅助呼吸，再次尝试插管气道仍阻力大，急请呼吸科医师采用纤支镜插管，同时请耳鼻喉备气管切开，纤支镜下可见大量血块堵塞主支气管，将血块疏通并填塞膨胀海绵，连接呼吸机，患者血氧上升，逐渐恢复至 100%，在纤支镜下逐块钳取血块，患者生命体征逐渐平稳。急查 CT 示：①右侧海绵窦段多发大型动脉瘤 Lattice 密网支架成形术后改变；②右侧基底节区斑片状稍低密度影；③左侧额窦气化不良，双侧筛窦、上颌窦、蝶窦、鼻咽腔及双侧鼻腔内积血、积液，转入神经重症监护病房（neuroscience intensive care unit，NICU）。在 NICU 加强气道管理，抗感染治疗，呼吸机辅助通气，预防

癫痫，改善循环，神经营养，护肝等对症支持治疗。6月17日鼻腔无出血，全身未见明显出血点，加用阿司匹林抗血小板治疗。6月19日脱机，使用经鼻气管插管接高流量给氧。6月21日接危急值报告多重耐药：耐碳青霉烯类肠杆菌目细菌（CRE），6月24日拔除气管插管。

6月29日转神经外科二病区继续治疗，开展辅助检查。循环功能：Pro-BNP 563.00pg/ml↑，窦性心律，三尖瓣反流（轻度）；呼吸功能：双肺炎性病变较前吸收，主动脉粥样硬化，PCT 0.128ng/ml↑；肾功能：右肾小囊肿，肌酐41μmol/L；肝功能：转氨酶比值1.7↑；电解质：钾离子2.94mmol/L↓，钠、氯离子正常；GLU 8.84mmol/L↑。护理评估：BMI指数20.1，总蛋白56.9g/L↓，白蛋白37.4g/L↓，球蛋白19.5g/L↓。予头孢哌酮钠舒巴坦钠q8h抗感染，依达拉奉q12h改善循环，奥美拉唑钠q12h护胃，阿扎司琼q12h止呕，氨基酸＋脂肪乳营养支持，阿司匹林＋替格瑞洛抗血小板，二甲双胍降血糖，双歧杆菌＋复方阿嗪米特调节胃肠道功能等治疗。

7月5日请心理科会诊：抑郁状态；7月7日接危急值报告多重耐药：产ESBLs肺炎克雷伯菌；患者无发热及咳嗽，考虑肺部定植菌，患者出院康复治疗。

（三）主要护理问题

①气体交换受损；②有再出血的风险；③潜在并发症：脑疝；④感染。

（四）循证依据

1. 气体交换受损

（1）气体交换受损的原因：出血造成气道梗阻可能与使用双联抗血小板聚集药物、支架成形术伴随血管壁损伤、斑块破裂、血小板激活等因素相关。气管插管全麻术后患者反应低下，加上麻醉药的残余作用，呼吸道梗阻发生率较高，如发现不及时，会造成窒息而死亡。气管插管在临床急救中必不可少，但拔管后往往会出现上气道梗阻（upper airway obstruction，UAO），即气管隆突以上管腔阻塞，常见于气囊与气管壁接触的部位，这可能与气管插管及气囊压迫周围组织结构造成机械性损伤，以及套管材质对上呼吸道黏膜的化学性损伤有关。

（2）气体交换受损治疗原则：出血导致气道内的分泌物增加，会导致呼吸功能减弱，出现呼吸困难等症状。需及时对患者实行气管切开手术治疗，从而维持患者的呼吸通畅。

2. 有再出血的风险

（1）有再出血风险的原因：支架置入会使血管内皮的完整性受到破坏，导致内皮下基质暴露，继而引发血小板的黏附、活化、聚集以及纤维蛋白原的沉积，最终诱发支架内血栓形成，因此支架置入术后需要阿司匹林联合氯吡格雷双重抗血小板聚集治疗至少3月，双抗药物的主要不良反应即为出血。

（2）再出血的治疗原则：在服用双抗药物期间注意监测血小板的聚集功能，定期监测凝血指标，评估凝血功能并有效地进行干预，纠正凝血功能障碍，优化治疗方案，最大程度地降低脑出血的风险，改善患者预后。

3. 潜在并发症：脑疝

（1）脑疝的原因：脑组织、血管及神经等重要结构受压和移位，有时被挤入硬脑膜的间隙或孔道中，从而引起一系列严重临床症状和体征，称为脑疝。血管内介入术是临床治疗颈内动脉动脉瘤的主要方法，但术后仍可能发生一系列并发症，研究表明术后仍然存在较高的脑疝风险，严重影响手术效果，增加病死率。发生脑疝的危险因素包括脑水肿、脑出血、动脉瘤再次破裂等。

（2）脑疝的预防及治疗原则：脑疝治疗的关键为预防，即颅内压增高患者在病程未发展到脑疝阶段时就应根据病情进行积极有效的处理，尽量预防脑疝的发生。根据病情及时用降压药，调整监护仪的血压测量间隔时间，根据血压及时调整降压药，防止使用具有扩张血管作用的降压药，由于其强烈的扩血管作用有继发新出血的可能。当 SpO_2 低于95%时应调高氧流量、吸痰，及时排除原因，防止脑缺氧。密切监测患者生命体征和症状，如发生脑疝，去除骨瓣减压＋颅内血肿清除术不仅有助于改善脑组织血流灌注，促进神经功能恢复，还可减少血液对脑血管的刺激，缓解脑血管痉挛和颅内压增高。

4. 感染

（1）肺部感染的原因：机械通气患者机体通常处于应激状态，能量消耗明显增加，加之呼吸道分泌物中氮丢失及蛋白质补充不足引起营养不良，机体体液及细胞免疫功能下降，进而增加感染风险。患者伴有意识障碍，加之侵入性操作（深静脉导管置入、气管插管），卧床时间较长，伴随着抗生素的应用及隔离措施不当引起的交叉感染，极易发生多重耐药菌感染。

（2）肺部感染的治疗原则：根据病情尽早脱机，肺部痰液定期清除，加速肺功能恢复，锻炼患者呼吸能力，定期检查患者呼吸道是否通畅，及时清理呼吸道异物，防止误吸情况发生，避免损伤呼吸道。

（五）护理干预

1. 气体交换受损

（1）分析原因：气道异物引发呼吸困难、窒息。
（2）问题依据：患者氧饱和度为80%～90%，纤支镜下可见大量血块堵塞主支气管。
（3）护理目标：清除气道梗阻，保持呼吸道通畅，维持正常血氧水平。
（4）护理措施：

①保持呼吸道通畅，疏通主支气管，解除呼吸道梗阻因素，紧急协助医师进行气管插管，必要时行气管切开，观察气管插管是否通畅，并加强气道湿化，避免血块堵塞气管插管；保持供氧通畅，按需、有效吸痰。

②密切观察患者生命体征及呼吸节律，观察口鼻腔有无活动性出血，面色、口唇有无发绀，预防误吸，翻身拍背 q2h，有利于痰液的移动和清除。

③开放静脉通道，加强补液，保持有效循环血量。

④病房定时通风，保持室内温度 20～22℃，湿度 50%～70%，抬高床头 30°～45°，预防呼吸机相关性肺炎。

2. 有再出血的风险

（1）分析原因：服用抗血小板药引起血小板功能受抑制引起出血。
（2）问题依据：气道内吸出大量血性分泌物，凝血指标异常。
（3）护理目标：口鼻腔停止出血。

（4）护理措施：

①严格控制血压，遵医嘱将收缩压控制在 $100 \sim 120mmHg$，血压管理以保持脑组织灌注、防止缺血性损伤为目标，既要预防血压过高引起再出血，也要预防低灌注引起的脑血管痉挛。

②各项治疗和护理相对集中，动作轻柔，避免用力及过度搬动，尽可能减少血压波动；定期复查凝血功能、血常规，及时调整抗血小板药物剂量。

③观察口鼻腔有无出血，有无血尿、黑便、全身黏膜瘀斑、流血难止等症状。避免磕碰、情绪激动；避免进食过热、过硬的食物。

3. 潜在并发症：脑疝

（1）分析原因：有动脉瘤破裂、脑水肿、脑积水等风险。

（2）问题依据：术后脑水肿、MR 示脑梗。

（3）护理目标：患者意识障碍程度好转，无脑疝发生。

（4）护理措施：

①每 30min 监测一次意识、瞳孔、生命体征及肢体活动等变化。

②给予心电、呼吸、无创血压、血氧饱和度监测，防止脑缺氧。

③抬高床头 $15° \sim 30°$，有利于颅内静脉回流，保持大小便通畅，避免颅压增高。

④预防动脉瘤破裂、脑水肿、脑积水等并发症，警惕有无下列脑疝症状出现：有无头痛、烦躁、呕吐等颅高压症状；有无出现库欣反应：呼吸深慢，心率慢，血压升高；有无瞳孔散大，对光反应消失等。

4. 感染

（1）分析原因：卧床时间长、气管插管。

（2）问题依据：痰培养报告多重耐药，显示肺炎克雷伯菌。

（3）护理目标：患者肺部炎症好转、解除隔离。

（4）护理措施：

①肺部痰液定期清除，加速肺功能恢复，锻炼患者呼吸能力，尽早脱机。

②严格执行手卫生，各项操作均应严格无菌，指导家属接触患者前后均需洗手，保持皮肤清洁及床单位整洁。

③定期监测炎症指标及痰培养，观察有无尿路感染：尿急、尿痛、尿管有沉渣，保持尿液引流通畅，避免反流，早期拔除尿管。

④观察有无导管血流相关性感染：局部出现红、肿、热、痛、渗出等炎性表现，输液治疗过程遵从无菌不接触技术。

⑤测体温 4 次／日，体温超过 $38.5℃$ 时，给予物理降温，必要时配合药物降温或冰毯降温。

5. 焦虑

（1）分析原因：病程长、病情变化大。

（2）问题依据：术后情绪低落，沉默寡言。

（3）护理目标：患者情绪稳定、能主动交谈。

（4）护理措施：

①将患者安置在安静舒适、宽敞明亮的房间，设施要安全简单，可以放置一些绿植和鲜花；

②与患者建立良好的护患关系，了解患者所需，满足患者合理需求；

③操作时注意保护患者隐私，动作轻柔，让患者感到舒适；

④患者如果出现焦虑情绪时，及时进行疏导，允许患者有适量的不良情绪宣泄，指导放松方法，安抚、稳定患者的情绪；

⑤争取得到家属的配合，叮嘱家属多陪伴、多关心患者，保持充分休息。

（六）延续护理及随访

（1）提供多途径学习资料和平台：分发科室动脉瘤宣教手册，加微信群推送权威平台及相关科普电子资料。

（2）跟踪随访：制定专属出院指导方案，及时督促患者进行康复治疗，通过微信平台进行心理疏导。

（3）通过微信等平台使用图片、视频解答家属困惑等。

（七）效果评价

（1）患者意识障碍程度好转，在住院期间未发生脑疝。

（2）患者后期病情平稳，肺部炎症好转、解除隔离。

（3）随访期间患者家属基本掌握再出血的应急方法。

（八）反思与收获

（1）反思：呼吸道梗阻的其他原因有待研究；缺少对家属关于双抗药物的不良反应的应急宣教；临床如何精准识别脑疝的发生，对动脉瘤支架术后患者的血压缺乏科学化、规范化管理。

（2）收获：颅内动脉瘤术后并发呼吸道梗阻危及患者的生命安全，尽早发现、及时处理才能挽救患者生命；抢救过程中及时有效沟通，通过多学科联合抢救能有效预防不良结局的发生。对于服用阿司匹林后出现凝血功能障碍应早发现、早判断、早干预，提高救治能力。护理人员在护理患者过程中，不仅要关注疾病本身的进展与变化，还应预判其他潜在的风险，同时应关注患者的心理境况，为患者提供全方面的护理干预，促进患者的康复进度。

（刘玉霞　郭美君）

二、1例多发胶质瘤患者的护理

（一）病例介绍

患者陈某，男，61岁，2023年7月18日入院。主诉：记忆力下降1月余。现病史：患者诉1月余前无明显诱因出现记忆力下降，2023年7月11日至当地医院就诊。外院MRI示：双侧丘脑、左侧基底节区、双侧额叶及海马见多发病变，考虑胶质母细胞瘤可能，现患者为求进一步治疗遂来我院，门诊拟"颅内占位性病变"收住我科。既往史：无。个人史：生于江西省九江市，久居本地，无吸烟史、无饮酒史、无过敏史。家族史：父亲因白血病去世，母亲健在，2个兄弟及3个姐妹健在，其中1个兄弟有颅内肿瘤病史（具体不详）。生命体征：体温36.8℃，脉搏85次/分钟，呼吸20次/分钟，血压124/71mmHg。

专科检查：神志清楚，查体合作，言语欠流利。双侧额纹对称，双侧瞳孔直径 3mm，对光反射灵敏。双侧鼻腔及外耳道无异常分泌物，鼻唇沟无变浅。颈软无抵抗，全身浅、深反射正常，四肢肌张力正常，肌力 5 级，双侧肱二、三头肌腱反射（＋＋），双侧膝腱反射（＋＋）。克氏征（－），双侧 Babinski 征（－），无括约肌功能障碍。

辅助检查：2023 年 3 月 7 日 MRI：双侧对称丘脑区增大，T1 等信号 T2 高信号，无强化。

（二）诊疗经过

患者入院后完善相关检查。查血常规、生化常规等检查未见明显异常。2023 年 7 月 21 日我院磁共振示：双侧丘脑、基底节区、颞叶多发异常信号，结合灌注、MRS 和 DTI，考虑高级别胶质瘤；轻度脑白质变性，部分空蝶鞍；双侧筛窦炎症；双侧下鼻甲肥大。7 月 18 日胸片示：双肺上叶陈旧性病灶；主动脉粥样硬化。心电图示：窦性心律；心电轴显著左偏。7 月 18 日心脏多普勒超声：二尖瓣、三尖瓣反流（轻度）。7 月 19 日双肾、输尿管、膀胱、前列腺彩超：前列腺增大伴多发钙化。7 月 19 日肝、胆、胰、脾彩超：脂肪肝；肝内多囊性病变；胆囊壁毛糙；双肾未见明显异常。患者部分影像结果如图 10-1 所示。

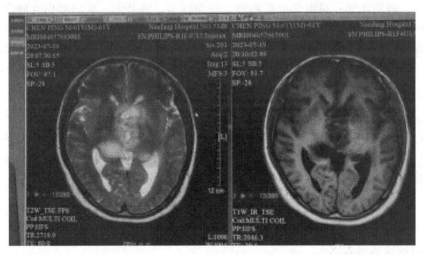

图 10-1 患者部分影像检查结果

2023 年 7 月 25 日行左侧侧脑室前角入路丘脑肿瘤切除＋硬膜修补＋颅骨成形术，术后返回神外监护室，病理报告：（丘脑胶质瘤）查见坏死组织，局部见管壁增厚的血管，尚不能排除肿瘤性坏死，（脑肿瘤）符合弥漫中线胶质瘤，CNS WHO 4 级。7 月 26 日血液中 WBC 11.86×10⁹/L，血清钠 150mmol/L，血清氯 113mmol/L，CT 示：术区积液、少许积血；少量蛛网膜下腔出血；双侧侧脑室及第三脑室内少许积血；左侧额部硬膜下少许积血、积液及积气；颅内散在积气；左侧额顶部皮下软组织肿胀，并积血及积气；右侧丘脑及部分左侧丘脑低密度影，考虑残余部分肿瘤可能。7 月 27 日 CT 示：术区积液、少许积血，大致同前；少量蛛网膜下腔出血；双侧侧脑室及第三脑室内少许积血，第三脑室内较前稍减少；左侧额部硬膜下少许积血、积液及积气，较前减少；颅内散在积气；左侧额顶部皮下软组织肿胀，并积血及积气，较前相仿。转回普通病房，GCS 评分 E1VTM4，瞳孔大小 2mm，对光反射迟钝，右下肢肌力 3 级，其余肢体肌力 1 级，体温 36.5℃，脉搏 74 次/分钟，呼吸 20 次/分钟，血压 130/78mmHg。带入经鼻气管插管、胃管、尿管，使用高流量氧疗仪。腰穿，压力 150mmH$_2$O。7 月 29 日，体温 38.5℃，予药物降温。7 月 31 日 15：45 左侧瞳孔散大至 5mm，右侧瞳孔 3mm，对光反射迟钝，急查头部 CT，结果显示：术区积液、少许积血，大致同前；少量蛛网膜下腔出血，较前稍吸收；双侧侧脑室及第三脑室内少许积血，较前稍减少；左侧额部硬膜下少许积血、积液，较前吸收、减少，积气较前基本吸收；颅内散在积气，较前基本吸收；左侧额顶部皮下软组织肿胀，并积血及积气，较前吸收。遵嘱予 20% 甘露醇 125ml 静脉快滴，医师于床旁行左侧脑室穿刺术，脑室引流管平外耳道上 15cm 持续开放，处理后左侧瞳孔 4mm，右侧瞳孔 3mm，对光反射消失，GCS 评分 E1VTM3。8 月 1 日 9：00 四肢活动反应消失，16：25 脑室引流管不通畅，降至外耳道上 10cm，予床旁行右侧脑室引流术，18：21 双侧瞳孔等大 3mm，对光反射消失，21：30 GCS 评分 E2VTM3，急查 CT 示：术区积液、少许积血，大致同前；脑室穿刺引流术后改变，引流管在位，伴少许积血、积气；少量蛛网膜下腔出血，大致同前；双侧侧脑室及第三脑室内少许积血，大致同前；左侧额部硬膜下少许积血、积液，较前略进展，积气较前增多；颅内散在积气，较前略增多；左侧额顶部皮下软组织肿胀，并积血及积气，较前增多；鼻咽部少量积液，较前增多。胸片示：两肺渗出性病变，较前稍吸收；左侧少量胸腔积液；双肺上叶陈旧性病灶；主动脉粥样硬化；右侧 PICC 管头端约位于上腔静脉区。8 月 6 日双侧瞳孔 2mm，对光反射迟钝。8 月 7 日，无再发热。8 月 8 日 GCS 评分 E3VTM4，瞳孔大小 2mm，对光反射迟钝，上肢肌力 3 级，下肢肌力 2 级，夹闭双侧脑室引流管。8 月 10 日拔除左侧脑室引流管。8 月 11 日拔除右侧脑室引流管。8 月 15 日，患者生命体征平稳，GCS 评分 E3VTM5，瞳孔大小 2mm，对光反射迟钝，上肢肌力 4 级，下肢肌力 3 级，停用高流量氧疗仪，血清钠 140mmol/L，血清氯 102mmol/L。8 月 20 日，患者转至外院继续康复治疗，告知家属出入量管理、营养支持、管道管理及配合康复治疗重要性。

（三）主要护理问题

（1）潜在并发症：脑疝、再出血。

（2）清理呼吸道无效。

（3）高钠血症。

（4）有营养失调的风险。

（四）循证依据

（1）胶质瘤术后治疗观察要点：胶质瘤患者病情发展较快，特别是多发性胶质瘤患者，多方位影响程度更大，术后更要密切观察患者有无颅内压增高的表现，及时配合医师处理病情。胶质瘤术后需根据颅内压情况选择是否使用脱水药物进行降颅压治疗，并适当使用激素稳定患者神经功能状态；若术后出现发热，需及时进行腰椎穿刺采集脑脊液进行实验室检查，积极防治颅内感染；术后应常规监测电解质，积极纠正电解质紊乱，患者或因高钠而饮水过量，导致脑细胞和组织水肿，促使颅内压升高，诱发脑疝。因此，应控制患者饮水量，及时补充钠，严密观察病情状态。有研究指出 GCS 评分 ≤8 分是颅脑损伤患者继发脑疝的危险因素，因此，需根据 GCS 评分，密切关注患者病情变化。使用脑室外引流引出的脑脊液，降低患者颅内压。实施脑室外引流后，应严密观察患者意识水平、瞳孔变化、有无头痛等主诉以及有无相关颅神经功能障碍，意识障碍患者需观察血压波动情况。可定期进行头颅 CT 扫描或者在有意识障碍加深、瞳孔出现异常等变化时立即行头颅 CT 扫描，以判断颅内病情变化、是否发生引流管移位或出血等。可疑颅内感染者，可每 1 ～ 2d 留取脑脊液标本进行相关化验与培养检查，必要时一天内多次检查。脑室引流瓶应悬挂于床头，引流管最高点高于侧脑室平面 10 ～ 15cm（平卧：外眦与外耳道连线中点的水平面；侧卧：正中矢状面）。每天脑脊液引流一般不超过 500ml（正常人分泌 400 ～ 500ml/d），多数控制在全天引流量在 200ml 左右，引流速度宜 5 ～ 20ml/h。当脑室外引流速度超过此数时，可能导致颅内出血甚至脑疝。

（2）呼吸道管理：患者肺部感染后易发生气道阻塞、低氧血症及高碳酸血症，如果不及时纠正，可导致组织细胞能量缺乏，造成多器官功能衰竭。气道湿化、气道分泌物吸引及气囊管理是人工气道管理中的重点。呼吸道湿化是保证气道通畅的重要环节，是影响患者呼吸的重要因素，湿化效果不好常可直接导致危重患者的病情加重。气道湿化方法有多种，主要有输液器持续滴入加湿法、微量泵控制持续滴入法、注射器间断推入法、持续雾化法 4 种，最新研究证明高流量氧疗仪也可以有效控制气道湿化程度。临床上最常用的湿化液是蒸馏水和生理盐水，蒸馏水稀释黏液的作用较强，但刺激性较盐水强，故分泌物稠厚、量多、需积极排痰的患者，宜应用蒸馏水作为经常湿化液，维持呼吸道正常生理和排痰功能则用盐水。根据患者反复情况、呼吸形态、服用降温药物后出汗估算，估计隐形失水量。

（3）高钠血症：轻度，血清钠 145 ～ 160mmol/L；中度，血清钠 161 ～ 170mmol/L；重度，血清钠 >170mmol/L。开颅术后患者之所以会出现高钠血症，是因为患者颅脑术后，尤其颅脑中线结构出现偏移时，会导致脑组织中的抗利尿激素分泌减少，促肾上腺皮质激素水平升高，从而引发了高钠血症的发生。在对颅脑术后患者进行治疗的过程中，部分患者合并颅内压增高，需要及时对患者实施甘露醇、高渗盐水脱水治疗，通过脱水治疗促使机体水分流失，而血液中的钠水平逐渐聚集，导致逐渐升高。当颅脑术后患者合并高热，水分会通过呼吸道、皮肤蒸发流失不少，导致血液中的钠离子水平逐渐升高。临床上对颅脑术后患者实施救治时，所使用的一些药物中都会含有大量的钠成分，随着治疗时间的延长，血液中的钠水平也会逐渐升高，这些因素都是引发颅脑术后患者合并高钠血症的原因。另外由于术前术后禁饮禁食，术中使用大量晶体溶液的原因，也会导致高钠血症。一旦发现患者出现高钠血症，治疗人员一定要根据所测得的血钠值适量减少含钠药物的输注，或者立即停止使用含钠药物，同时还要对钠的出入量进行严格的控制，密切监测患者机体电解质的变化情况，如果患者的意识出现模糊、昏迷、不能自主进食，则治疗人员要及时为其留置胃管，经鼻饲给其灌入温开水；对颅脑术后合并高钠血症患者的治疗，重点要平稳缓慢的降低患者机体中的血钠水平，如果细胞外液渗透压急剧降低，则会导致机体脑组织细胞水肿，从而使得病情加重，临床上为了避免此种情况的发生，可以以每天降低 10 ～ 12mmol/L 为标准，保证机体血钠离子有一个逐渐代偿的过程。

（4）营养支持：神经系统疾病伴吞咽障碍患者因进食减少或不能进食，危重神经疾病患者因分解代谢大于合成代谢，部分神经系统疾病患者因病前就已经存在营养不足或营养风险，而有必要进行营养风险筛查，推荐使用营养风险筛查量表 2002 进行营养风险筛查，≥3 分的患者需 48h 内使用 EN 支持，<3 分的患者 1 周后再次筛查。计算患者每日热量需求，重症患者急性期合成代谢慢，可按最低热量供给营养。管饲患者首次置入胃肠管推荐采用 X 线摄影（金标准）确定鼻胃管位置，也可通过超声法判断。喂养过程中每 4h 评估 1 次鼻胃管位置，日常维护时避免单独采用胃内容物 pH 值测定法、二氧化碳浓度测定法、肉眼观察胃内容物、听气过水声等方法判断鼻胃管位置，需采用综合方法进行判断。患者管饲喂养时床头抬高 ≥30°，起始营养液输注速度 20 ～ 50ml/h，次日增至 80 ～ 100ml/h，3 ～ 5d 增至患者所需目标全量。使用肠内营养支持过程中，要识别肠内营养并发症，包括腹胀、腹泻、呕吐、胃潴留、胃内抽出咖啡色内容物、不明原因血红蛋白降低等，及时处理。

（五）护理干预

1. 潜在并发症：脑疝、再出血

（1）分析原因：患者手术创面渗血或者脑细胞水肿。

（2）问题依据：7 月 26 日术后 CT 示——术区积液、积血、散在积气。

（3）护理目标：住院期间无脑疝及再出血发生。

（4）护理措施：

①按医嘱使用脱水降颅压、止血、预防脑血管痉挛药物，积极配合原发病治疗方案。

②密切观察患者神志、瞳孔、生命体征、肌力变化，准确记录。

③抬高患者床头 15°～ 30°。

④掌握脑疝的前驱症状：头痛、呕吐、血压升高、脉搏慢、呼吸不规则、意识障碍加重、一侧瞳孔散大等。发现异常情况，及时通知医师处理。

⑤脑脊液管理：（a）监测脑脊液颜色性状、脑脊液细胞计数、脑脊液生化数值，发热的患者还要关注脑脊液免疫球蛋白检测、酶学检测、乳酸检测以及其他特异性检测，如 C 反应蛋白（CRP）、降钙素原（PCT）检测。（b）监测脑脊液压力及引流，脑脊液每小时产生量约 20ml，脑室外引流的速度不超过 20ml/h，保证在安全的颅内压范围内引出适当量的脑脊液，密切观察患者症状体征，及时发现颅高压及颅低压反应，在医嘱要求高度引流的情况下，引流过程中注意引流速度。

⑥给予低盐、低脂、低胆固醇、丰富维生素及易消化的流质饮食，保证患者每日饮水量，避免出现便秘，注意观察大便的颜色变化以便及时发现应激性溃疡，发生应激性溃疡者应根据胃液潜血结果决定是否禁食。

⑦避免一切使患者血压和颅内压升高的因素，杜绝突然移动头部、突然用力翻动患者等，积极治疗肺部感染，以免用力咳嗽或缺氧引起颅内压增高或加剧脑水肿。

2. 清理呼吸道无效

（1）分析原因：手术因素导致咳嗽无力。

（2）问题依据：8 月 1 日胸片示：两肺渗出性病变、右侧少量胸腔积液；发热，痰液粘稠。

（3）护理目标：患者痰液减少，无发生窒息。

（4）护理措施：

①按医嘱使用祛痰药物、抗生素治疗双肺炎症。

②使用雾化药物稀释痰液，雾化后帮助患者翻身拍背、变换体位，或使用排痰机，使痰液松动，有助于患者咳出痰液，需要时帮助患者吸痰；每日记录患者体温变化、纤支镜下及浅吸痰下痰液性状和量的变化。每天评估患者呼吸形态、血氧饱和度变化及痰液情况，向医师汇报并建议医师早日拔除气管插管。

③注意患者痰液颜色、性状、量的变化，调整吸痰及气道湿化方案。

④口腔护理：每日评估患者口腔情况进行口腔护理，观察患者口腔牙齿有无松动、黏膜是否光滑正常，口腔有无明显异味，选择生理盐水为冲洗液，使用负压牙刷进行刷洗；固定气管插管时外露长度无变化，患者无气促、呼吸困难等气道刺激反应，血氧饱和度维持正常范围。

⑤密切观察患者体温变化，遵嘱予物理降温或药物降温，规范使用冰机，注意药物降温引起的体循环容量锐减等不良反应，关注患者血常规、细菌培养等检验结果。

⑥使用人工鼻湿化气道，遵嘱雾化吸入 q8h，按症状吸痰；使用高流量氧疗仪，无菌注射用水为湿化液，加强气道湿化，软化痰痂，注意监测动脉血气结果，保持氧分压及二氧化碳分压在正常范围内。

⑦患者反复发热，注意服用降温药物后出汗情况，估计隐形失水量超过 1000ml，及时补充水分。

⑧协助患者翻身时，予拍背松动痰液，鼓励患者自行咳痰。

3. 高钠血症

（1）分析原因：手术中失水；水分摄入不足；使用脱水药物导致失水程度超过失钠；体温过高导致水分额外丢失。

（2）问题依据：患者 7 月 26 日实验室检查示：Na^+ 150mmol/L；8 月 2 日实验室检查示：Na^+ 162mmol/L。

（3）护理目标：患者血钠水平维持在 135～145mmol/L；不因高钠导致进一步神经系统损伤。

（4）护理措施：

①病情观察：严密观察是否出现呕吐、口渴、易激惹、嗜睡或昏迷、痉挛等神经系统症状。

②患者疾病早期脑积水及脑细胞水肿严重，为维持一定渗透压达到一定脱水效果，血清钠离子浓度保持轻度高钠水平，浓度不超过 160mmol/L，每天监测血钠和尿钠等生化指标的变化，及时调整补液，尤其是患者使用脱水剂后，严格监测尿量及出入量，保持液体出入量平衡。

③患者血清钠浓度超过 160mmol/L，限制含钠溶液的输注，合理地选择静脉输注液体成分，控制液体滴速，每天胃管内注入蒸馏水 100ml/2h；24h 内血钠下降幅度 <10mmol/L，以防脑水肿加重。

④监测降温过程中患者衣服汗湿情况，估算失水量，动态调整饮水方案。

4. 有营养失调的风险

（1）分析原因：手术后意识障碍；照顾者知识缺乏。

（2）问题依据：术后营养风险筛查（2002）评分为 4 分；照顾者为同龄老伴，文化程度为小学。

（3）护理目标：每日提供充足热量，无发生胃肠道不良反应。

（4）护理措施：

①术后 24～48h 内开展肠内营养支持。

②术后患者处于重症急性期时，热量供给为 20～25kcal/kg，按 20kcal/kg 计算总热量为 1300kcal，蛋白质供给量应为 78g。患者营养支持方案为：瑞代肠内营养混悬液 500ml 持续营养输注泵持续泵入，小剂量 20ml/h 开始持续，首日肠内营养输注速度不超过 50ml/h，次日起逐渐增加至 80～100ml/h，密切观察有无肠内营养不耐受症状。

③每 4h 抽取胃内容物监测胃残余量，前两次胃残余量少于 10ml，之后每 4h 回抽胃残留量均不超过 50ml，每次回抽观察总量、颜色和性状，疑为消化道出血时，即刻送检。

④管饲喂养管每 4h 或者每次中断输注或给口服药前后，均需用 20～30ml 温开水冲洗管道。

⑤检测血糖、血脂、电解质的变化。

（六）转院健康教育

（1）转运过程中管道护理：清晰标识患者胃管、尿管、气管插管、PICC 管道的置入时间，指导家属分辨有效固定及无效固定的情况，指导转运过程中妥善摆放管道的方法及注意事项，以免脱管。

（2）提供充足营养，患者仍存在营养不良风险，建议继续于胃管内持续泵入肠内营养液，指导家属学会观察胃肠道不良反应症状，包括呕吐、腹胀、腹泻、上消化道出血、4h 胃残留液超过 50ml。

（3）继续准确记录 24h 出入量，保证出入平衡，预防再次出现电解质失衡，提供记录出入量的模板，入量主要是每天进食量，出量主要为尿量，带气管插管者每天隐形失水量约 800～1200ml，气管插管拔出后隐形失水量为 850ml，汗湿一套衣服约失水 1000ml，如有静脉输液，可在外院医护人员指导下监测出入量情况。学会观察尿液的量、颜色、性状（如：是否有沉渣、絮状物、管道附着物等）。

（4）康复锻炼，在专业康复人员指导下进行肢体功能锻炼、肺康复训练、吞咽功能锻炼等。

（5）通过微信推送权威科普平台，包括疾病相关知识、日常照护注意事项的查询方法，为家属答疑解惑。

（6）患者及家属都需保持乐观心态，家属的支持是患者生存质量的保障。

（七）效果评价

（1）8 月 10 日拔除左侧脑室外引流管，8 月 11 日拔除右侧脑室外引流管，住院期间无发生脑梗、脑疝及再出血。

（2）患者无发生紫绀、呼吸困难或窒息；出院前胸部 CT 示：双肺渗出液少，较前吸收。

（3）8 月 15 日患者血清钠、氯浓度恢复并维持在正常水平。

（4）住院期间无发生肠内营养不耐受情况。

（5）患者出院时 GCS 评分 E3VTM5，上肢肌力 4 级，下肢肌力 3 级。

（6）随访患者，患者于出院一周后成功拔除经鼻气管插管，痰液量少，患者及家属均积极配合康复治疗。

（八）反思与收获

（1）反思：患者出院前一直保留经鼻气管插管，没有评估患者拔管指征，患者疾病较重。患者使用高流量氧疗仪的过程中无动态监测血气分析，应根据患者血气分析结果进行参数调整并决定是否继续使用。患者的痰液性质没有进行详细记录，无法观察患者痰液变化情况。

（2）收获：动态监测生命体征，判断体温、脉搏、呼吸、血压、瞳孔等是否异常，有利于早期发现脑疝的发生，早发现、早干预是改善预后的重要因素。动态监测电解质，可以避免血钠较大幅度波动。根据检验结果及时调整饮水量是纠正血钠紊乱的有效措施；颅脑重症患者需密切关注精神状态，鉴别意识变化，及时留取标本关注检验结果，遵医嘱及时处理。

（刘玉霞　黄凯燕）

三、1 例复发右额胶质瘤术后出现肢体偏瘫患者的护理

（一）病例介绍

患者庄某某，男，38 岁，主诉"右额胶质瘤术后 4 年，左侧肢体乏力半月"，于 2023 年 6 月 27 日门诊轮椅入院。入院时患者意识清醒，左侧肢体乏力，持物不稳，行走拖步，嘴角向左歪斜，伴流涎，无发热、恶心、呕吐、手足抽搐等，精神胃纳尚可，饮食睡眠可，二便无失禁，体重无明显下降。

入院专科查体：双侧瞳孔等大等圆，直径约 3cm，对光反射灵敏，双眼球活动正常。GCS 评分 15 分，面部感觉对称，双侧额纹对称，左鼻唇沟变浅、左侧嘴角向左偏斜，伸舌左偏；左侧肢体肌力 Ⅴ 级，右侧肢体肌力 Ⅴ 级，肌张力正常。其余体查：体温 36.5℃，脉搏 78 次/分钟，呼吸 21 次/分钟，血压 125/80mmHg。

辅助检查：2023 年 6 月 28 日头颅 MR 显示，其右侧额叶占位病变，考虑胶质瘤复发，完善其余各项检查。

（二）诊疗经过

患者 6 年多前无明显诱因出现四肢抽搐，伴牙关紧闭、意识不清、呼之不应，持续时间不详，头颅 CT 提示：右额叶见团片状低密度影，边界不清，大小约 2.8cm×2.4cm×3.1cm，相应局部脑回肿胀、隆起。头颅 MR 提示：右侧额叶占位，考虑胚胎发育不良性神经上皮瘤与低级别胶质瘤相鉴别。2019 年 2 月 3 日，患者于我院行右额开颅肿瘤切除术＋硬脑膜修补术＋颅骨修补术＋颅内压传感器置入术。术后规律服用德巴金 0.5g bid＋曲莱 300mg bid，发作较前减少，不伴意识丧失。半月前突发左侧肢体乏力，持物不稳，行走拖步，现患者为求进一步诊治再次到我院就诊。2023 年 6 月 28 日患者影像结果如图 10-2 所示。

完善相关检查，患者于 2023 年 7 月 11 日在气管内全麻下行导航下右额叶肿瘤切除术

+神经内镜检查术+电生理监测,术后转 NICU 监护。7月12日术后第一天CT示:术区颅内积液、积气、积血,未见异常密度影及占位病变;MR示:术区少量积血;周围强化明显,转回神经外科三区进一步治疗。入科患者 GCS 评分 15 分,左侧嘴角向左偏斜,伸舌左偏,左上肢肌力1级,左下肢肌力2级,右侧肢体肌力5级,洼田饮水测试2级,停留右颈内静脉置管及尿管,予脱水(甘露醇)、消炎(吡拉西坦、克林霉素)、止血(氨基己酸、速乐涓)、抗癫痫

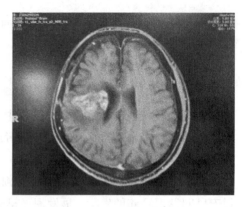

图 10 - 2　患者影像检查结果

(苯巴比妥钠、拉考沙胺、丙戊酸钠)、护胃(壹丽安)、营养神经、祛痰(盐酸氨溴索、沙丁胺醇+布地奈德混悬液雾化)等治疗,予一级护理,流质饮食,红外线治疗。7月14日 GCS:15 分;肌力:左上肢肌力2级,左下肢肌力3级,右侧肢体肌力5级;患者持续发热,最高体温38.8℃,完善腰椎穿刺,7月14日腰穿压力250mmH$_2$O,脑脊液颜色黄色浑浊,脑脊液蛋白定量为6273.4mg/L,白细胞428×10^9/L,根据患者体温、实验室抽血结果及脑脊液结果,请特殊抗菌药物会诊,予改增加美罗培南2g q8h 及万古霉素1g q12h 对症处理,予冰敷及美林降温,同时密切监测患者肝肾指标有无异常。7月16日患者血钠127.9mmol/L,开始予长期浓钠口服溶液20ml tid 口服,血钙1.96mmol/L 临时予5% GS100ml+葡萄糖酸钙20ml 静脉点滴;患者 GCS:15 分;经过针对性的康复计划,患者肌力恢复到:左上肢体肌力3级,左下肢体肌力4级,能够逐步进行自我护理,坐位平衡训练达到3级,改普食;于术后13天转院进行放化疗治疗。

实验室检查:7月12日病理结果显示,患者的术后病理报告为成人型弥漫性胶质瘤;组织学诊断为胶质母细胞瘤,WHO 分级为4级。GCS:E4V5M6=15 分,面部感觉对称,双侧额纹对称,左鼻唇沟变浅、左侧嘴角向左偏斜,伸舌左偏,左侧肢体肌力1级,左下肢肌力2级,右侧肢体肌力5级,肌张力正常。ADL 评分55分(大部分依赖);跌倒评分7分(高危);VTE 评分11分(高危);汉密尔顿焦虑量表(HAMA)评分19分,存在焦虑,汉密尔顿抑郁量表(HAMD)评分15分,可能有抑郁症。

(三)主要护理问题

(1)自理能力缺陷:肢体偏瘫。

(2)电解质紊乱:低钠血症、低钙血症。

(3)焦虑:与疾病预后有关。

(四)循证依据

1. 自理能力缺陷:肢体偏瘫

(1)肢体偏瘫原因:手术方案为最大范围全切右额叶肿瘤以延长生命,可同时放化疗,患者躯体运动中枢受损,导致偏瘫。

(2)肢体偏瘫治疗原则:《中国神经外科术后加速康复外科(ERAS)专家共识

（2020）》建议全身麻醉清醒后即指导患者床上活动；术后指导患者早期床上坐、床旁站立活动，至下床活动；康复措施包括肢体运动功能障碍康复、语言功能障碍康复、颅神经功能障碍康复。①早期进行运动功能障碍康复。②制定康复方案以渐进性、安全性为原则。③早期下床活动，实现早期康复。

2. 电解质紊乱：低钠血症、低钙血症

电解质紊乱原因：患者患有高级别胶质瘤（WHO 分级：4 级）、术后发热、甘露醇脱水、使用奥卡西平引起低钠的不良反应。

低钠血症分级：轻度，血清钠 < 135mmol/L；中度，血清钠 < 130mmol/L；重度，血清钠 < 125mmol/L。补钠原则：针对低钠血症症状程度补钠，目标血钠：130 ～ 135mmol/L。①重度症状（呕吐、心脏呼吸窘迫、癫痫样发作、嗜睡甚至昏迷）：用高渗 NaCl 溶液静脉输入（常用 3% 氯化钠静脉滴注或 10% NaCl 静脉泵注入，减轻细胞水肿），1h 复测使血钠上升 5mmol/L，后 4 ～ 6h 复测血钠。如 1h 后症状无改善，继续输入高渗 NaCl，使血钠上升 1mmol/（L·h），直到血钠达到目标血钠 130mmol/L 和症状改善。②中度症状（恶心、意识混乱和头痛）：用高渗 NaCl 静脉输入使每 24h 血钠上升 5 ～ 10mmol/L 直至血钠 130mmol/L，复测血钠每 6 ～ 12h 1 次。③无中重度症状：以病因治疗为主，如果急性血钠下降 >10mmol/L，输入高渗 NaCl。④注意事项：24h 尽量避免钠上升超过 10mmol/L；治疗过程中每日严密监测血钠、尿钠及 24h 尿量。

（五）护理干预

1. 肢体偏瘫

（1）分析原因：躯体运动中枢受损。

（2）问题依据：左上肌力 1 级、左下肌力 2 级、右侧肌力 5 级。

（3）护理目标：生活大部分可自理。

（4）护理措施：

①结合 Brunnstrom 6 阶段评估法，根据患者术后脑水肿情况、意识、生命体征，制定个性化康复方案，在保证患者身体能耐受前提下进行。术后第一天，患者精神疲倦，反复发热，摇高床头以卧床休息为主，为了防止或对抗痉挛姿势的出现，保护肩关节、防止半脱位，防止骨盆后倾和髋关节外展、外旋，早期诱发分离运动，患者需要进行良肢位摆放，日间每 2 ～ 3h 更换一次体位，为增加偏瘫侧的感觉刺激，以患侧卧位为主；同时患者左下肢肌力为 2 级，预防足下垂，足底垫枕头。

②术后第二天，患者精神疲倦，为了预防关节活动受限，促进肢体血液循环和增强感觉输入，患者需要进行肢体被动运动（肩关节、肘关节、腕关节），家属参与，协助患者进行被动运动每个动作 3 ～ 5 下，每天 2 ～ 3 次，每次 5min，直到主动运动恢复。

③术后第三天，患者精神较好，予指导进行主动活动，主要是利用躯干肌的活动以及各种手段，促使肩胛带的功能恢复。上肢自主被动运动——Bobath 握手动作，防止或减轻患侧上肢出现失用性萎缩，维持肩、肘关节活动度和抑制上肢痉挛；体位变换，首先进行健侧翻身训练，然后进行患侧翻身训练，先被动再主动。

④术后第四天，进行坐位三级平衡训练，及时指导患者进行早期坐起训练；待躯干具有一定控制力后，让患者用健手从一侧拿（放）物体到另一侧，强化坐位平衡反应。训练过程中注意防跌倒，家属全程看护。

⑤术后第五天，站立训练。待患者坐位能够维持 40min 后可通过平衡杠进行站立训练，直至患者站立位能够保持 30min 后，转为高椅子至低椅子的站立训练并配合上肢的屈腕、手抓放等练习。

⑥术后第六天，步行训练。患者左上肢肌力 3 级，左下肢肌力 4 级，指导患者进行床边踏步训练，首先练习步行的分解动作，再过度到连续步行。步行期间，应合理控制步行速度，以免发生患肢的肌痉挛，每次练习时间以患者身体能耐受为主。

⑦术后第七天，指导患者进行左上肢手指精细运动锻炼，如握笔练习、手指转动、指尖按压、搓手心、手指曲伸、手指摆动等，提高手指的灵敏度。

⑧根据 House-Brackmann 面神经瘫痪分级和唇口部运动功能评估分级标准，患者面瘫分级为 3 级，指导患者进行面部按摩，按摩口周、口腔及面部肌肉，揉按迎香、水沟、地仓、下关及翳风等穴位。进行面部康复训练，进行口腔操训练，一般安排在饭前进行，每天 3 次，每次 20min。同时指导患者注意保持口腔清洁，进餐前后清洁：早晚刷牙，每餐后温水漱口，减少细菌滋生和避免口腔溃疡。

2. 电解质紊乱

（1）分析原因：患者发热、使用脱水药。

（2）问题依据：术后体温升高，血钠 127.9mmol/L。

（3）护理目标：体温恢复正常，患者血钠、血钙水平恢复正常。

（4）护理措施：

①计算患者每日所需热量及蛋白质，每日需要摄入量约 1950kcal/d，蛋白质需要量为 1117g/d。餐间增加口服营养补充剂的摄入，指导患者丰富饮食种类，增加肉类、蔬菜、鱼肉等富含蛋白质食物的摄入；蛋白粉摄入期间观察患者有无腹泻、腹胀等消化道不良反应。

②患者血钠低，术后在使用脱水、抗癫痫、止血、抗炎、保护脑细胞、营养支持药物同时，应给予静脉或口服盐干预性补钠治疗。

③护士在患者饮食方面进行宣教，嘱多进食含钠丰富食品（如咸菜、咸蛋、话梅等）或温盐水。患者血钙低，指导患者进食补钙食物，如增加虾米、海鲜、海带、芥菜、油菜等含钙类高的青菜。

④患者术后出现反复发热，最高体温 38.5℃，予冰敷及美林混悬液降温，进行腰椎穿刺检查、脑脊液常规生化检查，请有特殊抗菌药物使用权限者会诊。结合患者体温、实验感染指标、脑脊液常规及生化指标，7 月 14 日开始增加美罗培南 2g q8h 及万古霉素 1g q12h 对症处理，同时进行万古霉素血药浓度监测，密切关注肝肾功能指标。患者连续三天无发热症状，再次进行腰椎穿刺术，各项感染指标较前下降，7 月 21 日停抗菌药物。

⑤密切关注患者意识变化，胃纳情况，及时复查血电解质。

3. 焦虑

（1）分析原因：二次复发脑胶质瘤，经济压力大，担心疾病预后。

（2）问题依据：汉密尔顿焦虑量表（HAMA）评分 19 分，汉密尔顿抑郁量表（HAMD）评分 15 分。

（3）护理目标：缓解患者负性情绪，调动患者参与康复的积极性。

（4）护理措施：

①由于患者本次为胶质瘤术后复发，术后当天出现左上肢肌力 1 级，左下肢肌力 2 级，同时患者家庭经济困难，多方面因素影响，导致患者焦虑和压力十分大。因此早期发现患者存在负面情绪，积极进行干预，对患者早期康复具有重要作用。心理干预护理分为语言心理干预护理和行为心理干预护理。其中语言心理干预护理是在常规护理的基础上增加与患者的交流和沟通，与患者建立良好的护患关系。

②掌握患者的性格、爱好、生活习惯，根据患者生活习惯改善病房环境，根据患者生活爱好，加强与患者的互动性，从而在其语言沟通过程中实现语言心理暗示，干预患者心理。行为干预主要是与患者家属配合，在日常治疗和生活中，多陪伴和鼓励患者，积极协助患者进行康复治疗。

③实施医护患一体化模式，团结合作、相互配合，由医师、护士共同商讨，制定护理措施。通过一体化查房、密切监测患者各项体征，及时发现患者的异常情况；同时做好患者及家属的健康宣教与心理疏导工作，使其积极配合临床治疗与护理，利于病情康复。

（六）延续护理及随访

（1）提供多途径学习资料和平台：分发科室脑胶质瘤宣教手册。

（2）跟踪随访：通过电话随访及微信随访了解患者康复情况，为患者及家属答疑解惑。

（七）效果评价

（1）住院期间未发生误吸、坠积性肺炎、下肢深静脉血栓等并发症，营养指标没有下降。

（2）患者术后第 13 天，ADL 评分 85 分，生活大部分自理，左侧肌力 4 级，右侧肌力 5 级，坐位平衡 3 级，站立位平衡 2 级，可在家属陪同下行走，转院进行放化疗治疗。

（3）随访期间患者恢复良好，积极进行放化疗及康复治疗。

（八）反思与收获

（1）反思：术前关注到患者存在心理问题，未使用量表进行评估；胶质瘤术后患者出院指导及随访十分重要。

（2）收获：低级别胶质瘤术后可能复发为高级别胶质瘤；最大范围安全切除肿瘤，有利于降低复发率，延长患者生命周期；快速康复理念在胶质瘤术后患者的全程应用，促进患者早期康复；制定康复计划要保证安全性、渐进性、个性化；积极心理干预，有助于调动患者参与康复积极性。

（刘玉霞　江小芳）

四、1 例脊髓栓系综合征术后并发脑脊液切口漏患儿的护理

（一）病例介绍

患儿，男，4 岁，因"偶有大便失禁 1 年余"于 2023 年 5 月 31 日门诊步行入院。患儿入院时神志清醒，无发热、恶心、呕吐、手足抽搐等，精神胃纳尚可，饮食睡眠可，二便无失禁，体重无明显下降。

入院专科查体：双侧瞳孔等大等圆，直径约 3mm，对光反射灵敏，双眼球活动正常，四肢肌力 V 级，肌张力不高。其余体查：生命体征平稳：体温 36.7℃、脉搏 97 次/分钟、呼吸 20 次/分钟、血压 80/61mmHg，身高 108 厘米，体重 17 千克。患儿表情自然，发育良好，营养良好。四肢脊柱正常生理弯曲，四肢活动自如，无畸形，肢体感觉正常。

辅助检查：2023 年 6 月 5 日腰骶椎 MRI 显示脊膜膨出伴脊髓栓系及脂肪瘤形成。

（二）诊疗经过

患儿入院后治疗完善相关检查。查血常规、生化常规、肿瘤标志物等检查未见明显异常。2023 年 6 月 3 日腰椎 CT 平扫＋骨三维示：骶椎显性脊柱裂，S2－3 层面椎管脂肪瘤形成，S3 层面脊髓脊膜及脂肪瘤膨出，脊髓栓系综合征。2023 年 6 月 5 日腰骶椎 MRI 提示：脊髓圆锥位置低，下缘止于腰 4 水平，腰 5－骶 1 椎管内见椭圆形混杂 T1、T2 信号，压脂像上呈高低混杂信号，大小约 5.5cm×1.9cm，边缘清晰，呈不均匀轻中度强化，以边缘强化为著，硬膜囊低位扩张，考虑脊膜膨出伴脊髓栓系及脂肪瘤形成。影像结果如图 10－3 所示。

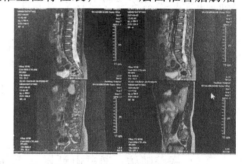

图 10－3 患儿术前影像结果

2023 年 6 月 7 日患儿在全麻下行"神经电生理监测下脊髓栓系松解＋脂肪瘤切除＋硬膜扩大修补术"。术程顺利，术后患儿哭闹严重，造成骶尾部手术切口脑脊液漏，反复高热，最高体温达 39℃，持续两周，降钙素原 1.33ng/ml，C 反应蛋白 6.40mg/L↑，白细胞为 16.75×10⁹/L，骶尾部手术切口部位可见脓性分泌物，脑脊液结果示革兰阴性（G－）杆菌。经多学科联合会诊，患儿诊断为术后脑脊液漏合并颅内感染，留置腰大池引流管，予万古霉素抗感染治疗，根据血培养结果、C 反应蛋白、药物敏感试验等结果调整用药。6 月 18 日，患儿因手术切口部位持续脑脊液漏，在全麻下行脑脊液漏修补术。7 月 4 日，患儿骶尾部伤口延迟愈合，创面为 7.0cm×2.0cm，组织类型为 50% 黑色焦痂，25% 黄色腐肉，切口感染，局部疼痛，Wong-Baker 评分为 4 分，伤口边缘及周围皮肤浸渍。伤口专科护士清创换药，制定伤口管理、皮肤管理及营养支持措施。经过 46d 的治疗及护理，患儿体温正常，骶尾部伤口创面明显好转，营养状况达到预期目标，恢复效果满意。

（三）主要护理问题

①脑脊液切口漏；②伤口愈合不良；③营养支持不足；④家庭应对无效。

（四）循证依据

1. 脑脊液切口漏

（1）脑脊液切口漏原因：脊髓手术后硬脑膜（硬脊膜）未能严密缝合，同时合并由于各种原因导致的伤口开放，从而导致脑脊液漏出至体外。《脑脊液漏规范化管理中国专家共识（2022）》中指出：围手术期预防是脑脊液漏管理的重点，最常见的临床表现是经皮肤切口流出清亮液体，脑脊液漏引起颅腔内压力改变，常导致患者出现头痛。

（2）脑脊液漏的治疗原则：①卧床休息：采用头低脚高位，此外，患者尽量采用俯卧位，降低背侧切口漏的脑脊液压力。若患者无法耐受，可采用俯卧与半俯卧交替，勿坐起或站立，避免突然增加颅内压的动作。②手术行脑脊液漏修补；③预防性应用抗生素治疗。

2. 伤口愈合不良

1）伤口愈合不良的原因

（1）因患儿手术切口靠近肛门，存在切口感染、神经支配受损等局部因素影响切口的愈合。

（2）局部营养供应不良不利于坏死物质吸收，而且神经支配受损也会导致局部血液供应发生障碍，影响创面组织细胞再生，表现为清创过程停滞，肉芽组织形成不良，切口创面无上皮再生并伴血肿、伤口裂开等。

2）伤口愈合不良的治疗原则

（1）通过清创换药，同时使用促进生长药物或配合口服抗生素来加速愈合。

（2）给予创面进行分泌物培养＋药敏试验，选择敏感抗生素抗感染治疗。

（3）物理治疗：给予创面红光、蓝光照射治疗等。

（五）护理干预

1. 脑脊液切口漏

（1）分析原因：患儿哭闹严重，造成骶尾部手术切口脑脊液漏。

（2）问题依据：年龄小、恐惧、好动，伤口敷料固定难度大。

（3）护理目标：减轻患者疼痛、躁动，缓解患儿焦虑、恐惧，配合清创换药。

（4）护理措施：

①严密观察患儿伤口敷料，保持敷料干燥、整洁。

②关注患儿的体温、生命体征的变化，有无头痛、头晕、恶心、呕吐等脑脊液漏的表现，及时对症处理。

③遵医嘱行抗感染治疗，根据血培养结果、脑脊液结果、C反应蛋白数据、药物敏感试验等调整用药。

④伤口敷料容易被二便污染，保持会阴部清洁，预防粪源性感染，敷料污染时，及时给予换药。

⑤密切监测患儿伤口情况，局部出现红、肿、热、痛等表现时，及时处理。指导患儿采取俯卧位或侧卧位，减少弓背动作，减少背部伤口张力，促进伤口愈合。

2. 切口愈合不良

（1）分析原因：切口离肛门、会阴部较近，容易受到粪便污染。

（2）问题依据：手术切口疼痛、渗液、延迟愈合、发热。

（3）护理目标：减轻患者疼痛、躁动，提高患儿依从性，促进切口恢复。

（4）护理措施：

①建立专科护理团队：以伤口专科护士为主导，医护一体化的伤口管理小组，讨论存在的伤口管理的重点与难点。患儿年龄小、对伤口换药恐惧、好动，容易引起修补部位再次发生脑脊液漏，伤口离肛门、会阴部较近，伤口敷料固定难度大，容易受到粪便污染，且骶尾部伤口处血供较差，伤口愈合难度大。

②全面评估伤口情况：使用伤口评估三角将伤口评估分为伤口床、伤口边缘及伤口周围皮肤，具体内容包括伤口床的伤口组织类型、渗出液及感染情况；伤口边缘有无浸渍、脱水或潜行等；切口周围皮肤有无浸渍、表皮脱落、过度角化等。每次换药时，伤口专科护士使用伤口评估三角对患儿骶尾部伤口情况进行全面评估，并根据评估结果制订和调整后续治疗方案。

③规范伤口处理流程：暴露创面后，先用生理盐水清洗伤口，去除50%黑色焦痂，25%黄色腐肉部分用止血钳刮除松动坏死组织。清创完毕后用葡萄糖氯己定消毒，内层敷料使用藻酸盐银离子敷料，外层予美皮康泡沫敷料覆盖创面，肛周皮肤用3M透明敷料封边，避免大便污染。每3～4d换药一次，如果渗液较多时，及时处理。

④制定伤口管理方案：由伤口专科护士、主管医师共同评估患儿伤口情况，针对伤口延迟愈合的因素共同分析，制定个性化的伤口管理方案。加强患儿营养支持，改善营养状况，全身予抗感染治疗，局部予伤口清创，去除坏死组织，控制脑脊液切口漏，保护新生肉芽及上皮组织，促进伤口愈合。

⑤加强排便管理：患儿卧床时间较长，指导患儿家属，每2h翻身，尽量保持侧卧位或俯卧位。患儿大便失禁时，每次排便后清洁会阴部，指导家属先用温水清洗干净，再用干毛巾或纸巾擦干，保持肛周皮肤清洁干燥；患儿便秘时，指导腹部按摩，促进肠道蠕动，必要时予口服乳果糖或开塞露纳肛，进行通便治疗。

⑥制定排便障碍康复训练：协助患儿进行盆底肌肉的功能训练，进行提肛肌练习，提高肛门括约肌的控制能力，促进大便功能的恢复。

3. 营养支持不足

（1）分析原因：术后应激，摄入量减少。

（2）问题依据：总蛋白、球蛋白、白蛋白、C反应蛋白均低于正常值。

（3）护理目标：调整饮食结构、增加饮食频次，优化饮食方案。

（4）护理措施：

①营养评定：使用儿科Yorkhill营养不良评分工具（pediatric yorkhill malnutrition score，PYMS）和综合营养评价法对患儿进行全面的营养评定，PYMS评分1分，患儿BMI 14.6，总蛋白59.1g/L↓，球蛋白24.8 g/L，白蛋白34.3g/L↓，C反应蛋白6.4ng/mL↑，淋巴细胞百分数39.8%，患儿存在中度营养风险。

②营养支持：根据营养评估结果，确定患儿住院期间的营养支持目标是提供充足的能量，改善患儿的营养状况，营养指标（白蛋白、血红蛋白等）维持稳定，感染指标下降，促进患儿机体组织康复。通过计算，患儿每日总能量为1450kcal，依次按总能量的15%、25%、60%供给蛋白质、脂肪和碳水化合物，每日蛋白质总量为54g/d，脂肪总量为

40g/d，碳水化合物为217g/d。按照营养不良五阶梯治疗原则，给予患儿饮食和营养教育措施。告知家属营养支持治疗的目的，查看患儿各项营养指标，完成饮食、营养与功能的评价。向患儿父母讲解营养与疾病的相关知识，提出饮食营养建议，调整饮食结构，增加饮食频次，优化饮食方案，监测营养干预效果，及时调整方案。

③营养监测：第一阶段（7月3日—7月7日）：患儿食欲尚可，大部分时间基本配合饮食方案执行，但各营养学指标仍低于正常值，营养方案未达到目标要求；第二阶段（7月9日—7月16日）：根据患儿饮食习惯调整食物种类后，患儿食欲良好。部分营养学指标较前一阶段上升，个别指标有波动，营养方案基本达到目标要求；第三阶段（7月17—7月24日）：增加口服肠内营养粉，告知患儿父母进行口服ONS的目的及意义，加强ONS治疗的知识教育。患儿食欲和精神状态良好，伤口创面较前好转。营养学指标较前一阶段上升，营养指标恢复正常，能量和营养素摄入达到目标要求。整个营养监测过程，关注胃肠道反应及患儿排泄情况，适当满足患儿的饮食口味，动态调整食物的选择，增加患儿的食欲，提高患儿配合度，从而满足目标能量。

4. 家庭应对无效

（1）家庭正向行为支持是以家庭系统理论为框架，通过改善家庭环境、行为训练等措施，设计以正向行为取代问题行为的策略，具体内容包括健康教育、亲子互动及个体咨询等。家庭正向行为支持能够有效改善患儿的情绪行为问题，提高家庭功能水平，促进患儿康复。

（2）协助患儿父母制作每日活动安排卡，包括何时伤口换药、管道维护，饮食安排等。告知患儿若能积极配合治疗，可允许玩手机游戏10min，或者购买喜欢的玩具。

（3）鼓励患儿父母使用正向激励语言强化患儿的正向行为，多倾听患儿的需求，满足患儿的情感需要，教导患儿用语言表达自己的需求，改善患儿情绪行为。

（4）了解患儿父母需求和心理感受，提供成功的案例，增强患儿父母面对疾病的信心。指导患儿父母采取放松训练、听音乐等方法舒缓心理压力。

（六）效果评价

患儿经过46d的治疗及护理，体温恢复正常，骶尾部伤口创面明显好转，营养状况达到预期目标，恢复效果满意。

（七）反思与收获

（1）反思：由于患儿的认知发育不成熟，伤口换药会引起患儿不适和恐惧，导致患儿出现厌烦，家属过度紧张等，给患儿及家属带来不必要的痛苦与负担，可设计心理准备游戏，通过游戏进行健康教育，满足孩子好动的需求，提高换药的配合度。

（2）收获：通过医护一体化模式，成立以伤口专科护士为主导的管理小组，及时与患者家属沟通，制定好每个阶段的治疗方案。全程关注患儿的营养状况，加强营养评估，制订营养支持计划，监测营养干预效果。同时关注患儿和照顾者的心理健康，制定家庭正向行为支持方案，缓解患儿的恐惧和家属的焦虑情绪，有效促进患儿康复，效果满意。

（刘玉霞 陈晓群）

五、1 例颅咽管瘤术后并发电解质紊乱患儿的护理

（一）病例介绍

患儿冯某某，男，8 岁，主诉"头晕 2 年，右眼外斜半年"，于 2023 年 3 月 22 日门诊步行入院。入院时患儿神志清醒，无发热、恶心、呕吐、手足抽搐等，精神胃纳尚可，饮食睡眠可，二便无失禁，体重无明显下降。

入院专科查体：双侧瞳孔等大等圆，直径约 3mm，对光反射灵敏，双眼球活动正常，四肢肌力 V 级、肌张力不高。其余体查：生命体征平稳，体温 36.2℃、脉搏 87 次/分钟、呼吸 20 次/分钟、血压 85/66mmHg，身高 132 厘米、体重 30 千克、KPS 评分为 80。患儿表情自然，发育良好，营养良好。

辅助检查：2023 年 3 月 7 日外院眼科检查示左眼裸眼视力 0.7，右眼 0.3。2023 年 3 月 20 日外院颅脑 MRI 示：蝶鞍区见不规则形囊实性占位病变，上下径约 4.6cm。考虑颅咽管瘤可能，需与生殖细胞瘤鉴别，视交叉及视束受压，鞍内垂体显示不清，双侧额叶底部受压。

（二）诊疗经过

患儿入院后治疗完善相关检查。查血常规、生化常规、肿瘤标志物等检查未见明显异常。2023 年 3 月 27 日磁共振示：鞍区鞍上见一不规则形囊实性肿块，大小 53mm×37mm×46mm，T1WI 呈稍低信号，T2WI 呈高信号、实性成分较多、明显强化，DWI 信号增高不明显。侵犯垂体，未见正常垂体，上缘稍推压三脑室，下缘位于桥前池，与双侧海绵窦内缘分界不清。病变稍推压桥脑。MRA：双侧大脑前动脉受压向外侧移位（se451，im13），管壁、信号未见明显异常，前交通支观察不清。双侧颈内动脉海绵窦段部分受包绕。双侧大脑中动脉、后动脉、后交通支未见明显异常。大脑各叶、小脑及余脑干形态信号未见异常。余各脑室及余脑池大小、形态未见异常；大脑中线结构未见移位。颅骨骨质未见破坏。双眼球后未见占位性病变。检查诊断：鞍区至鞍上不规则形囊实性肿块，参考 CT 较多钙化，考虑囊实性颅咽管瘤可能大，MRA 如上述。患儿部分影像结果如图 10-4 所示。

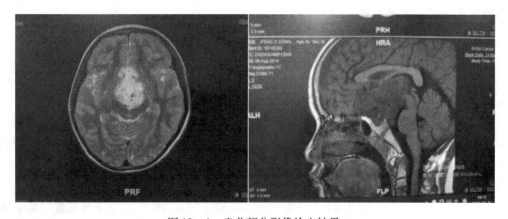

图 10-4　患儿部分影像检查结果

2023年4月4日患儿于全麻下行"右侧额颞眶开颅鞍上区肿物显微切除＋硬脑膜修补＋颅骨骨瓣修补＋颅内压监护传感器置入术"，术程顺利，术中全切肿瘤，出血约200ml，输2U，输血过程顺利；术后患者恢复清醒并拔除气管插管后，复查颅脑CT未见出血，转ICU病房继续监护。予矛头蝮蛇血凝酶2ku/qd止血、氢化可的松75mg/qd、头孢呋辛钠0.75g/q8h抗感染、丙戊酸钠700mg/qd预防癫痫、静脉营养、神经营养等治疗。

4月5日，患儿神清，意识可，认知功能正常，对答切题。查体：双侧眼睑闭合可，双侧瞳孔等大等圆，直径约3mm，对光反射灵敏，双侧鼻唇沟无变浅，口角无歪斜，伸舌居中，四肢肌力肌张力正常。生命体征平稳：血压113/68mmHg、心率110bpm、呼吸28次/分钟、SpO$_2$100%（鼻导管中流量给氧）。术后液体总入量1305ml，总出量（尿量）970ml。患儿转出ICU回原科室继续治疗。4月6日患儿出现嗜睡状态，无明显发热、恶心呕吐、手足抽搐等不适。查体：神志嗜睡，能对答，双侧瞳孔等大等圆，右眼对光反射稍迟钝，右侧上睑下垂，四肢肌力4级，体温37.6℃。手术切口外敷料干洁，硬膜下引流管引流量93ml，24h尿量2200ml。实验室检查示：中性粒细胞百分比：90.5%；白细胞计数：25.77×10^9/L；钾：3.46mmol/L。继续予以抗感染、脱水、营养支持、预防癫痫等对症支持治疗。4月7日患儿嗜睡状态，体温37.8℃，双上肢抽搐，实验室检查示：钾3.44mmol/L。查体同前，伤口敷料干洁，无异常渗血渗液，硬膜外引流97ml，24h尿量2600ml。予拔除引流管及颅内压监测探头，监测患者尿量、电解质和激素水平，继续予以脱水、预防癫痫等对症支持治疗。4月8日患儿精神可，体温38.1℃，反应仍较迟钝，双侧瞳孔等大等圆，对光反射灵敏。实验室检查示：钾3.71mmol/L，24h尿量1830ml。4月11日病理回报：（鞍区巨大肿物）组织全部取材，镜下见鳞状上皮样细胞呈巢状、腺腔样排列，巢状区域中央细胞呈星芒状，外周细胞呈栅栏状，可见角化及钙盐沉着，结合影像学表现，符合颅咽管瘤（造釉细胞型），WHO I级。免疫组化：CK（AE1/AE3）（＋），P40（＋）。查体：体温36.8℃，右上肢抽搐，其余基本同前，24h尿量3120ml。实验室检查示：钾3.41mmol/L；钠132.4mmol/L。予补钠、钾对症治疗继续脱水、预防癫痫、神经营养等治疗。4月12日患儿神志嗜睡，反应淡漠。GCS评分：E1V1M4，实验室检查示：钾3.74mmol/L，钠116.8mmol/L，24h尿量3410ml，予留置胃管，请营养科会诊，经胃管予全肠内营养并已执行。4月15日患儿神清，精神一般，无明显发热、恶心呕吐、手足抽搐等不适。查体同前。实验室检查显示：钾：2.99mmol/L；钠：133.6mmol/L；氯：92.1mmol/L，予补钠、钾对症治疗，继续予以脱水、预防癫痫等对症支持治疗。4月18日患儿一般情况可，已拔除胃管，可自行进食，可轮椅下床活动，实验室检查示：钾4.16mmol/L；钠142.5mmol/L。24h尿量2210ml。4月24日患者神清，精神稍迟钝，胃纳可，最高体温39℃，无恶心、呕吐、手足抽搐等。查体基本同前。进一步减少糖皮质激素用量，继续脱水、预防癫痫、神经营养等治疗。4月25日患儿精神可，拔除尿管，可步行行走。实验室检查示：钠153.9mmol/L。体温38.5℃↑。24h尿量1400ml。4月29日患儿一般状况可，神清，无发热、手足抽搐。实验室检查示：钾4.03mmol/L；钠146.8mmol/L。24h尿量1930ml。5月3日患儿神志清楚，对答准确，双侧瞳孔等大等圆，直径约3mm，对光反射灵敏，双眼球活动正常，颈软，脑刺激征阴性，四肢活动无明显受限。切口干燥，无红肿、渗血、渗液。遵嘱予带药出院，告知患者电解质紊乱管理及康复指导并定期随访。

（三）主要护理问题

（1）尿崩症。

（2）电解质紊乱：重度低钠血症、轻度高钠血症、重度低钾血症。

（3）体温过高。

（4）营养失调：低于机体需要量。

（四）循证依据

1. 尿崩症

（1）中枢性尿崩原因：由于下丘脑核团、垂体柄和垂体后叶损伤，抗利尿激素的合成释放减少，肾脏自由水重吸收障碍导致大量低渗尿。临床表现为口渴、多饮、多尿；神志淡漠，精神差或意识障碍加重，皮肤黏膜干燥、弹性差；低钠血症、低氯血症。《颅咽管瘤围手术期管理中国专家共识（2017）》中指出：中枢性尿崩症诊断标准：①血浆渗透压 >300mOsm/L，同时尿渗透压 <300mOsm/L；或者尿渗透压/血浆渗透压 <1；②连续2h 尿量 >4 ～ 5ml/（kg·h）。

（2）中枢性尿崩症治疗原则：①控制尿量：成人尿量维持在 50 ～ 200ml/h，儿童尿量维持在 1 ～ 3ml/（kg·h）。目的在于减少尿量的排出，补充体液的丢失，维持正常的血浆渗透压。②维持容量平衡，量出为入。行中心静脉压监测或有创血流动力学监测，量出为入，根据每小时尿量来补充液体和饮水，保持出入量平衡或入量稍大于出量，避免尿崩导致的低血容量性休克及急性肾损伤。③纠正水、电解质紊乱，防止并发症（表 10 - 1）。

表 10 - 1　中枢性尿崩症治疗原则

尿量/（ml/h）	尿崩症分级	治疗方法
250 ～ 350	轻度	无需药物治疗，适当多饮水
351 ～ 450	中度	激素替代疗法：垂体后叶素肌内注射或口服去氨加压素。其他药物：可口服药物（双氢克尿噻、卡马西平）治疗
>450	重度	去氨加压素或垂体后叶素持续性微量泵泵入静脉，或经鼻腔喷入去氨加压素

2. 电解质紊乱

（1）低钠血症分级：轻度，血清钠 <135mmol/L；中度，血清钠 <130mmol/L；重度，血清钠 <125mmol/L。补钠原则：针对低钠血症症状程度补钠，目标血钠：130 ～ 135mmol/L。

（2）低钠血症发病机制及治疗原则。

①脑性盐耗综合征（CSWS）：利钠肽分泌增多导致肾性失钠过多，治疗措施主要是补钠补水、扩容、必要时抗利尿激素替代等（表 10 - 2）。

②抗利尿激素异常分泌综合征（SIADH）：抗利尿激素分泌过多导致的稀释性低血钠，治疗措施主要是限液（控制在 800 ～ 1000ml/d）、利尿、血管加压素受体拮抗剂（美托洛尔等）、补钠等。

表 10 – 2　脑性盐耗综合征与抗利尿激素异常分泌综合征区分

	脑性盐耗综合征（CSWS）	抗利尿激素异常分泌综合征（SIADH）
低血钠原因	肾性失钠	稀释性低血钠
液体平衡	负	正
中心静脉压	↓	↑
血钠浓度	↓	↓
钠平衡	↓↓	↓
尿钠浓度	>20mmol/L	>20mmol/L
血抗利尿激素浓度	正常，继发性↓	↑
血利钠肽浓度	↑	正常，继发性↑

（3）高钠血症分级：轻度，血清钠 145 ～ 160mmol/L；中度，血清钠 161 ～ 170mmol/L；重度，血清钠 >170mmol/L。治疗原则：限制钠盐及含钠液体的输入。降钠策略：目标为根据血钠监测的水平使血钠下降到 145mmol/L。①轻度：主要是限制钠盐及含钠液体的输入，动态监测血钠水平。②中重度：在限钠盐基础上予口服白开水治疗（100 ～ 200ml/次，4 ～ 8h 1 次）。③对于部分重度高钠患者，上述方法无效或合并肾损伤患者，可行连续性肾脏替代治疗。④注意事项：血清钠浓度下降速度 0.5 ～ 1mmol/（L·h），24h 内下降程度 <10 mmol/L，以预防脑水肿的发生。

（4）低钾血症分级：轻度，血清钾 3.0 ～ 3.5mmol/L；中度，血清钾 2.5 ～ 3.0mmol/L；重度，血清钾 <2.5mmol/L。补钾原则：①最好口服；②不宜过早、见尿补钾（尿量 500ml/d 以上再静滴）；③不宜过浓（<40mmol/L，相当于 0.3% 的氯化钾）；④不宜过快（10 ～ 20mmol/h）；⑤不宜过多（<120mmol/d）。如果给予 0.3% 氯化钾，成人 <60gtt/min，小儿小于 10 ～ 12gtt/min，如果病情需要，输入速度可达 20 ～ 40mmol/h，最好有心电监护，严禁静脉推注。

（五）护理干预

1. 中枢性尿崩

（1）分析原因：手术因素导致患儿抗利尿激素分泌异常。

（2）问题依据：患儿 4 月 12 日起发生持续多次每小时尿量大于 150ml，而患儿正常尿量为 1 ～ 3ml/（kg·h）×30kg = 30 ～ 90ml/h。

（3）护理目标：患儿尿量维持在 30 ～ 90ml/h。

（4）护理措施：

①病情观察：严格记录 24h 出入量及尿量变化，重点观察尿量、尿色；查血电解质 qd，及时留取尿标本，密切关注血电解质、尿比重等指标。

②连续 3h 尿量 >150ml 时给予使用抗利尿剂，如垂体后叶素或去氨加压素片 0.05mg，给药剂量准确并观察给药后效果。

③维持容量平衡：计算患儿每日液体平衡，量出而入；补充体液丢失量的同时应给予相应电解质，防止药物性低钠血症。

④观察患儿皮肤弹性情况，及时发现并纠正患儿的脱水状态。

⑤指导患儿家属去氨加压素片的服用方法，当患儿出院后尿量较多时，可适量服用弥凝，定期复查血电解质水平。

⑥禁止摄入高糖食物，以免使血糖升高导致渗透性利尿，使尿量增加，影响病情观察。

2. 低钠血症（重度）

（1）分析原因：脑性盐耗综合征（CSWS）。

（2）问题依据：患儿 4 月 13 日实验室检查显示，钠水平为 116.8mmol/L。

（3）护理目标：患儿血钠水平维持在 135 ～ 145mmol/L；不发生脑水肿、休克、脑疝等严重并发症。

（4）护理措施：

①病情观察：严密观察患儿是否出现头痛、嗜睡、烦躁及各种反射减弱甚至惊厥昏迷等症状。

②血钠每 12h 进行监测；准确记录每小时尿量，总结 24h 出入量，应特别注意记录每小时尿量、尿色。

③给予口服补液钠盐联合静脉补充 3% 氯化钠溶液；静脉补充钠的滴入速度取决于患者急缓或症状的严重程度，不宜过快，24h 尽量避免钠上升超过 10mmol/L。

④要尽量避免经验性使用甘露醇和利尿药物，避免医源性水电解质紊乱。

⑤对患者进行饮食指导，嘱患者在饮食中适当增加含钠盐。

3. 轻度高钠血症

（1）分析原因：中枢性尿崩症导致失水程度超过失钠；体温过高导致水分额外丢失。

（2）问题依据：患儿 4 月 25 日实验室检查显示，钠水平为 153.9mmol/L。

（3）护理目标：患儿血钠水平维持在 135 ～ 145mmol/L；不因高钠导致进一步神经系统损伤。

（4）护理措施：

①病情观察：严密观察患儿是否出现呕吐、口渴、易激惹、嗜睡或昏迷、痉挛等神经系统症状。

②每天监测血钠和尿钠等生化指标的变化，及时调整补液；严格监测尿量及出入量，保持液体出入量平衡。

③限制含钠溶液的输注，合理地选择静脉输注液体成分；控制液体滴速，24h 内血钠下降程度 <10mmol/L，以防发生脑水肿。

④饮食护理：严格限制钠盐的摄入，可每日口服或胃管注入温开水 200ml/次，每次间隔 2 ～ 4h。

⑤监测体温的变化，及时进行降温处理。

4. 重度低钾血症

（1）分析原因：中枢性尿崩症导致失钾，钾离子摄入不足。

（2）问题依据：患儿 4 月 15 日实验室检查示：钾 2.99mmol/L。

（3）护理目标：患儿血钾水平维持在 3.5 ～ 5.5mmol/L；不发生心律失常等严重并

发症。

（4）护理措施：

①病情观察：密切观察患者是否出现肢体肌力变差、呼吸困难等症状，监测生命体征和神志的变化，准确记录每小时出入量。

②患儿若能口服，尽早口服 10% 氯化钾溶液，昏睡时应静脉补钾，注意补钾不宜过早、不宜过浓、不宜过快、不宜过多。

③备好抢救物品，除做好必要的饮食用药等护理之外，还必须做好低钾并发症的预防和护理。

④饮食护理，指导患儿适当进食富含钾的食物，如香蕉、豆类、海产品等，避免进食大量糖类，避免大量饮清水、禁食暴饮暴食及进食不洁食物。

（六）出院健康教育

（1）制定个性化的出院健康指导，教会患儿家属预防并及时发现电解质紊乱。

①准确记录 24h 出入量：提供 24h 出入量记录表模板给患儿家属，指导患儿饮食均准确到具体时刻，如上午 9 点饮水 100ml，中午 12 点喝粥 200ml，上午 10 点尿量 50ml 等，密切记录每次尿量，观察尿量的颜色，如果发现尿量变多，颜色逐渐变浅，变得清亮并且平均每小时尿量大于 90ml，在排除摄入量过多、大量饮水或者应用利尿剂的因素外，应遵医嘱用抗利尿药（醋酸去氨加压素片）。

②注意电解质紊乱的表现：早期表现为疲乏、恶心、厌食等；晚期会出现头痛、嗜睡、意识淡漠、迟钝、呕吐等症状。如果颅咽管瘤术后患者出现意识障碍，在排除下丘脑损伤、颅内再出血的同时，应进行血生化检验，并定期复查激素水平，及时发现病情变化。

③定时监测血生化：定时抽取生化标本，轻度低钠（血钠 130～135mmol/L）时，鼓励患儿多进食含钠高的食物，如咸菜，咸鸭蛋，腐乳等，饮水可以适当加入一些食用盐，严重时就需要去附近医院就诊，遵医嘱进行静脉补钠治疗。轻度高钠（血钠 145～160mmol/L）时，嘱患儿多饮温白开水，不能经口进水或进水困难时可去医院看诊，鼻饲温白开水并补液治疗，血钠异常者补液后，再次检验血生化。轻度低钾（血清钾 3.0～3.5mmol/L）时，可以多吃些富含钾离子的食物补充，比如香蕉、木瓜、海带、海菜等，严重时去医院行遵医嘱补钾治疗。

④转回当地医院继续做康复治疗（高压氧、理疗等）。

（2）一般出院健康指导。

①合理饮食，保持营养均衡，多吃富含蛋白质、维生素和矿物质的食物，避免刺激性食物。

②可进行适当的运动，如散步、太极等，以增强体质和免疫力。

③保持规律的作息时间，保证充足的睡眠和休息，有助于身体康复。

④出血预防。术后应避免剧烈运动、咳嗽、打喷嚏等可能导致颅内压增高的行为。保持大便通畅，避免用力排便。同时，定期复查，及时发现并处理可能存在的出血情况。

⑤术后三个月复查颅脑 CT。

⑥保持积极乐观的心态，相信患儿能够战胜疾病，树立康复信心。

（七）延续护理及随访

（1）提供多途径学习资料和平台：分发科室颅咽管瘤宣教手册，加微信群推送权威平台及相关科普电子资料。

（2）跟踪随访：制定专属出院指导方案，及时督促患儿进行康复治疗，通过微信平台进行心理疏导。

（3）通过微信等平台使用图片、视频解答家属困惑等。

（八）效果评价

（1）患儿在住院期间未发生脑水肿、休克、脑疝、心律失常等严重并发症。

（2）出院前患儿电解质及尿量稳定维持在正常水平，实验室检查结果显示钠146.8mmol/L、钾4.03mmol/L，尿量为80ml/h。

（3）随访期间患儿家属基本掌握电解质紊乱预防及应对的方法，了解电解质紊乱的相关知识并重视其对疾病的预后影响。

（九）反思与收获

（1）反思：未对患儿术后电解质紊乱的情况进行早期有效、围手术期全程的干预。术前健康教育不充分，与家属之间的沟通缺乏电解质紊乱方面的指导，导致患儿出现嗜睡、淡漠症状时，家属过度紧张等，给患儿及家属带来不必要的痛苦与负担。

（2）收获：术后进行水和电解质紊乱的护理干预，制定个体化早期康复方案，教会患者及家属早期识别病情变化对颅咽管瘤患者的治疗及预后具有非常重要的意义。关于电解质紊乱的健康教育不仅仅体现在术后，而应该贯穿于整个围手术期以及出院后，应针对患者病情制定内容细致化、个体化的健康指导方案，持续跟踪随访，以改善患儿临床预后。

（刘玉霞 段玉玉）

六、1例营养不良的糖尿病老龄患者椎管内肿瘤切除术后的个性化加速康复护理

（一）病例介绍

患者女，76岁，因"腰痛伴双下肢麻木、乏力2年余"，于2023年6月25日入院。入院时患者神志清醒，无发热、恶心、呕吐、手足抽搐等，精神胃纳尚可，饮食睡眠可，二便无失禁，体重无明显下降。

入院查体：意识清楚，对答切题，双侧瞳孔等大3mm，GCS评分：E4V5M6。神经查体无明显异常，双上肌肌力5级，双下肌肌力3级，肌张力正常。双下肢膝关节以下痛、温觉减退。生理反射存在，巴宾斯基（＋）、查多克氏（＋）。主要阳性症状：腰痛不适，双膝疼痛，平卧时腰痛加重，伴双下鼓麻木、乏力，膀胱区酸胀感，尿意及便意频繁，无排尿、排便困难等。其余体查：生命体征平稳，体温36.9℃、脉搏76次/分钟、呼吸21次/分钟、血压137/86mmHg。患者皮肤粘膜正常，无水肿无出血，无溃疡，无皮疹、肝掌、蜘蛛痣。全身浅表淋巴结未及明显肿大。口腔粘膜正常。齿龈无红肿，扁桃体无肿大。颈静脉无怒张，甲状腺未扪及肿大，颈无抵抗。胸廓对称，胸壁静脉无曲张，双肺触觉语颤对称，扣诊呈清音，双肺呼吸音清，未闻及干湿啰音，心前区无隆起，未触及震

颤。心律整齐，各瓣膜听诊区未闻及病理性杂音。腹部平软，未见胃型、肠型、蠕动波，全腹无压痛，反跳痛，未扪及包块。肝脾未扪及，Murphy's sign 阴性，肝肾区无扣痛，移动性浊音阴性，肠鸣音正常。脊柱四肢无畸形。

辅助检查：2023 年 6 月 26 日 MRI 提示：T11 – 12 椎体水平椎管内髓外硬膜下肿瘤，考虑脊膜瘤可能性大。超声提示排尿后膀胱残余尿约 264.88ml。心脏彩超示：左房左室增大，左室心尖部室壁瘤形成。主动脉游关闭不全（轻微），二尖关闭不全（轻度）。心包积液（少量），左心室收缩功能减低，舒张功能减低（Ⅰ级）。右室收缩功能正常。胸片提示：左下肺野可疑少许渗出；未除外左侧胸腔积液。

（二）诊疗经过

患者入院前查头颅磁共振（MRI）检查提示：T11 – 12 椎体水平椎管内髓外硬膜下肿瘤，考虑脊膜瘤可能性大。

7 月 3 日患者在全麻下行"胸 11 – 12 髓外硬膜下肿瘤切除术 + 椎板切除减压术"，术程顺利；术后患者恢复清醒并拔除气管插管后，转 ICU 病房继续监护。予新活素等强心、抗感染、防癫痫、镇痛、静脉营养、神经营养等治疗。

7 月 4 日患者转回病房，意识为清醒，GCS 评分：E4V5M6，认知功能正常，对答切题。查体：双侧眼睑闭合可，双侧瞳孔等大等圆，约 2.5mm，对光反射灵敏，双侧鼻唇沟无变浅，口角无歪斜，伸舌居中，四肢肌力肌张力正常。双上肢肌力为 4 级，双下肢肌力为 3 级。生命体征平稳，血压 122/66mmHg、心率 88 次/分钟、呼吸 20 次/分钟、SpO_2：100%（鼻导管低流量给氧），体温无异常。腰部 NRS 疼痛评分为 4 分，遵医嘱予新活素以 2ml/h 静脉泵注，尼卡地平动态调控血压等药物治疗。患者背部伤口敷料干洁，镇痛泵以 2ml/h 镇痛，予糖尿病饮食指导。

7 月 5 日患者检验阳性指征有：C 反应蛋白（快速）：3.53mg/L、白细胞：10.12 × 10^9/L、中性分叶粒细胞：8.9 × 10^9/L、淋巴细胞：1.06 × 10^9/L、单核细胞：0.10 × 10^9/L、肌酸激酶同工酶 CK-MB（mass 法）：7.69ng/mL、肌红蛋白（肌血球素）：410ng/mL、B 型钠尿肽前体（NT-proBNP）测定：1135pg/mL、血清降钙素原 PCT（化学发光法）：0.06ng/mL。遵嘱予记录 24h 出入量，持续静脉匀速泵注新活素等药物治疗，静脉补液调控速度为：70ml/h，患者进食量较前减少约 50%，白蛋白：28.3g/L，存在营养失调，监测患者早餐后血糖为：20mmol/L，血糖数值波动较前波动较大，予糖尿病营养教育及增加营养口服补充。

7 月 16 日患者突发寒战，体温为：最高体温 38℃，中段尿检验结果示：尿粒细胞酯酶：阳性（3 +）、尿隐血：阳性（2 +），急查血示：C 反应蛋白升高，钠离子降低。患者出入量较平衡，予抗感染补液治疗等对症处理。

7 月 25 日患者背部伤口愈合良好，疼痛较前缓解，体温无异常，感染等检验指标较前控制，营养状况较前好转，双上肌肌力 5 级，双下肌肌力 4 级，能下床活动，暂无并发症发生，遵嘱予带药出院，告知患者营养管理及康复指导并定期随访。

（三）主要护理问题

①自主排尿障碍；②营养不良；③切口愈合不良；④疼痛。

（四）循证依据

（1）加速康复外科护理：加速康复护理主张患者术后早期做主动和被动活动，体位训练等。有效的主被动活动可促进躯体感觉功能恢复，同时提高全身肌肉力量。神经外科加速康复外科（ERAS）推荐术后营养管理应早期、快速恢复肠内营养。早期肠内营养有助于改善危重病患者的临床预后。在生命体征稳定的情况下，神经外科昏迷患者尽可能在伤后1周内获得充足的热量，其肠内营养支持可在24～72h开始，一旦营养不足，病死率和并发症增长。血糖是糖尿病患者和急危重症患者重要的监测指标，血糖水平不仅预示疾病严重程度，还与不良结局相关。对于脊柱不稳定的患者，术后用轴线方法协助患者翻身，可取俯卧位或45°侧卧位，注意保持脊柱的生理曲度，术后不宜随意摇高床头，应征求医师意见后方可头高位，避免因体位压迫手术切口导致脑脊液漏等并发症的发生。术后指导患者进行抬手、腿，活动脚趾、手指，询问患者感觉并与术前做对比，出现感觉、运动、疼痛障碍加深，及时上报医师，判断有无出现脊髓压迫症。指导患者从被动运动过渡到主动运动，如踝泵运动、股四头肌等长收缩等，根据患者的耐受程度循序渐进，既要防止神经根粘连及预防下肢深静脉血栓形成，也要避免因活动过度导致手术切口撕裂。在营养干预方面，要注重患者的实际饮食情况与推荐食谱上的区别，关注患者的血糖变化，推荐使用适合糖尿病患者的配方奶粉。对于手术治疗的椎管内肿瘤患者，术后严密监测病情变化，有利于预防和及时发现并发症，一旦发现并发症，需积极采取有效的护理和治疗措施，促进患者康复。对椎管内肿瘤切除术患者实施加速康复护理，可减轻患者术后疼痛，促进肌力及躯体感觉恢复，降低并发症发生率。

（2）自主排尿障碍：椎管内占位可能压迫马尾神经以及术中对马尾神经的搔动，均可造成患者术后排尿障碍。应做好留置床尿管护理和膀胱功能训练，尽早去除导尿管。术前排便训练：椎管内肿瘤手术患者术后需卧床10～14d，有不少患者不习惯在床上大小便，造成术后排便困难，因此术前床上大小便练习很重要。

（3）营养不足的风险：针对高龄的糖尿病患者而言，椎体肿瘤切除术后的早期营养干预，显得尤为重要，需选择合适的营养评定方法，欧洲肠内肠外营养学会（ESPEN）认为，营养风险筛查是一个快速而简单的过程，通过筛查，若发现患者存在营养风险，即可制订营养支持计划。针对卧床无法测定BMI值的患者推荐采用微量营养评定法（MNA-SF），共5个Ⅰ级条目，总分为14分：得分为12～14分，提示营养状况良好；得分为8～11分，提示营养不良风险；得分为0～7分，提示营养不良。24h回顾法常用于评价住院患者的膳食摄入量，优点为：所用时间短，调查对象不需要具备较高的文化水平，就能得到个体的膳食营养素摄入情况，便于与其他相关因素进行分析比较，这种膳食调查结果对于人群营养状况的原因分析也是非常有价值的。采用洼田饮水试验，让患者一次性喝下30ml温开水，观察所需的时间和呛咳情况：1级是优：能顺利的一次将水饮下；2级是良：分两次以上，能不呛咳的咽下；3级中等：能一次咽下，但有呛咳症状；4级：可分两次以上咽下，但有呛咳的症状；5级是差：频繁呛咳，不能全部咽下。

（4）切口愈合不良：相关文献报道，切口愈合不良发生率可高达12.5%～29.2%，易导致切口感染、脂肪液化、血肿及切口裂开等，给患者及家庭带来严重的心理负担和经济压力。切口愈合标准：根据《医院感染诊断标准（试行）》规定，甲级愈合为愈合良好，乙级和丙级愈合为愈合不良。甲级：愈合优良，无不良反应；乙级：切口局部红肿、血肿、硬结、渗液；丙级：切口化脓。45°斜侧卧位与平卧位对比，可降低骶尾部切口直接受压。45°斜侧卧位不能完全让骶尾部切口避免受压，容易出现骶尾部部分切口愈合不良。而90°侧卧位与俯卧位交替应用于骶骨肿瘤手术切除患者中，90°侧卧位身体重心落于靠床侧的肩胛及髋部，压力点为耳朵、肩峰突、肋骨、股骨粗隆、膝关节与脚踝处；俯卧位的压力点为脸颊、耳朵、下颌、肩部、乳房（女性）、生殖器（男性）、膝关节和脚趾。90°侧卧位与俯卧位交替能完全避免骶尾部切口受压。因此，对于椎管内肿瘤术后患者，优先采用俯卧位。

（5）疼痛：手术是脊髓肿瘤最有效的治疗方法。调查显示，住院期间手术切除占位后1d约90%患者经历重度疼痛，术后1周约84%患者承受轻度疼痛，而源自脊髓的神经性疼痛影响超过40%的脊髓损伤患者。国外针对脊髓肿瘤术后疼痛的患者，已开展相关镇痛方法研究，但缺乏有效的、整合的疼痛管理方案。向患者详解脊髓肿瘤病因、解剖结构、手术方式、临床表现、疼痛发生机制、药物镇痛与非药物镇痛优缺点等专科内容；教会患者疼痛自我评估方法、药物和非药物镇痛方法和注意事项；术前向主要照顾者传授疼痛管理策略，以加强照顾者支持力。术后评估患者心理状态，并及时予以心理辅导，科学有效的疼痛管理方案可以有效降低患者术后疼痛阈，令身心得到放松，提高睡眠质量。

（五）护理干预

1. 营养干预

（1）分析原因：年龄大、手术应激。

（2）问题依据：患者出现胃纳差、摄入减少。

（3）护理目标：恢复正常饮食、体重无下降。

（4）护理措施：

①采用24h膳食回顾法：通过询问的方法，使患者回顾和描述在调查时刻以前24h内摄入的所有食物的数量和种类，借助食物模型、家具量具或食物图谱对其食物摄入量进行计算和评价。

②计算每日所需热量及蛋白质摄入量：该患者身高为160cm，其理想体重为55kg，计算其热量需求为1650kcal/d，蛋白质需求为66～82.5g/d，根据食物交换份法，该患者共需18份，根据对半分原则分为：主食9份，副食9份。

③拟定每日食谱：根据成人糖尿病食养指南（2023年版）的要求，坚持健康的理念，以合理搭配、能量平衡与健康体重、三减（降盐、降脂和降糖）等理念对该患者制定每日食谱。

2. 切口愈合不良

（1）分析原因：年龄大、糖尿病。

（2）问题依据：血糖控制不稳定、手术切口大。

（3）护理目标：伤口恢复良好，按期拆线。

（4）护理措施：伤口护理：

①观察有无渗血渗液、伤口位置有无红肿、热痛及散发异常气味等。敷料出现渗液时，及时更换无菌敷料，根据创面渗液情况每日采取烤灯照伤口，每次交班的时候，接班护士仔细检查患者全身受压部位的皮肤情况，并认真书写护理报告，术后早期应加强与患者及家属的沟通。于敷料外侧铺2层棉絮，平卧位时再在骶尾部下放一软枕以减轻受压部位皮肤压力。制定翻身间隔时间，并在硬板床上多活动，对活动能力、营养、摩擦和剪力

进行评估，保持伤口清洁干燥。

②管道护理：术后放置引流管，既有利于切口愈合，又利于观察有无脑脊液漏。引流管接引流袋，正压引流，无菌操作下更换引流袋 1 次/d，密切观察引流液的量及颜色变化，做好记录。一般术后当天引流液为鲜红色，24h 不超过 400ml，第 2、3 天引流量逐渐减少（＜100ml）。该患者术后 3d 拔引流管，伤口加压包扎。该患者选用 14 号带气囊的导尿管，每日更换引流袋，严格无菌操作，保持引流通畅。采用白天每隔 2～3h、夜晚每隔 4～6h 放尿 1 次，并按压膀胱区以排出残余尿，观察每次的尿量，以利于膀胱功能恢复。

③动态追踪感染性指标。

3. 疼痛

（1）分析原因：手术切口、手术部位。

（2）问题依据：患者主诉疼痛，术后 NRS 评分 5 分。

（3）护理目标：疼痛症状缓解。

（4）护理措施：

①保持环境安静舒适，耐心听取患者倾诉，观察患者生命体征，疼痛的性质，持续时间及患者所能够忍受的范围，以及伴随症状，有无恶心、呕吐等。

②根据疼痛程度，动态进行 NRS 疼痛评估，并记录在护理记录单上。做好患者及家属有关疼痛的健康教育，主动配合疼痛治疗，使患者舒适。

③指导患者减轻疼痛的方法，取舒适的体位，鼓励其参加有兴趣的活动，如看报、听音乐、与家人交谈、深呼吸、放松按摩等方法分散对疼痛的注意力，以减轻疼痛。

4. 基础护理

（1）术后床上活动指导及体位护理：采取徒手肌力检查（MMT）是以肌肉抗重力和抗阻力的程度，将其分级。评估患者双上肢肌力，选取上肢优势进行肌力评估。告知患者佩戴腰围有制动和保护脊椎的作用。颈段、胸腰段、腰段术后 5d 给予腰围固定后坐起，逐步训练下床活动，告知患者腰围佩带时间为 2～3 个月。

（2）术后体位护理：据文献报道，椎管内肿瘤切除术后，脑脊液外漏的发生率为 2.31%～9.37%。术后体位护理是预防脑脊液外漏的重要护理措施，术后宜指导侧卧位或俯卧位，禁止平卧位。采用二人轴线翻身法，由两名护士协助患者进行翻身，使患者在翻身的时候，脊柱保持一条直线，身体不扭曲，像轮轴转动一样。这能预防腰椎再损伤、关节脱位及肺部感染的发生，也能预防压疮，增加患者舒适感。

（3）预防下肢深静脉血栓形成：在患者术后活动耐力改善的情况下，主张患者术后早期做主动和被动活动、指导踝泵运动、采用 MOTOmed 下肢运动训练模式，指导患者双下肢行踏车运动，每日饮水量大于 1700ml。

（4）做好管道固定，观察深静脉管道穿刺口有无渗液，更换敷料时注意无菌原则，鼓励患者多饮水，增加排尿量，每日至少 2 次清洗尿道口，遵医嘱尽早拔除管道，拔除尿管后应跟踪其排尿情况。

（5）密切观察病情：密切观察患者一般情况及生命体征，着重观察患者有无发热、咳嗽、咳痰、咽喉痛、口腔溃疡及肛周红肿等情况，加强基础护理，注意密切观察患者生命体征，特别是体温，如出现不明原因低热或高热，应警惕切口感染。定时监测患者感染性实验室指标等变化，精准记录每日出入量情况、出入量及 CVP 值变化。

（6）出院宣教：告知患者出院后继续卧硬板床休息至术后 4 周，并坚持肢体功能锻炼。术后 3～6 个月后定期到医院复查 MRI 了解肿瘤有无复发等情况。

（六）延续护理及随访

（1）通过微信等平台使用图片、视频解答家属困惑等。

（2）及时督促进行康复治疗，通过微信平台进行心理疏导。

（七）效果评价

（1）该患者术后 3d 拔引流管，术后 7d 拔除尿管，无诉疼痛。

（2）经过精心护理，术后 7d，患者可佩戴腰围下床活动。

（3）经过住院期间的营养干预，患者出院前饮食恢复正常，体重无下降。

（4）术后伤口恢复良好，血糖控制佳。

（5）随访期间患者家属基本掌握康复方法，了解疾病的预后。

（八）反思与收获

（1）反思：术前未对患者进行床上大小便训练，未运用 ERAS 的术前禁饮、禁食时间理念。

（2）收获：椎管内肿瘤术前由于疼痛、感觉障碍、肢体活动受限或大小便障碍等。患者承受着躯体和心理的痛苦，且普遍对手术缺乏认识，担心术后出现瘫痪或手术失败加重瘫痪而成为家庭的累赘，往往出现焦虑、烦躁、悲观等消极心理。护理人员应掌握患者的心理变化，有的放矢做好心理护理。由于肿瘤刺激神经根以及硬脊膜受牵拉性疼痛多见，有时还呈剧痛。部分患者表现为平卧痛，严重影响患者睡眠，因此应遵医嘱给予止痛药，保证患者良好的睡眠。通过讲解和示范使患者领会滚动翻身、腰背肌锻炼、深呼吸、有效咳痰和床上大小便，避免术后因卧床发生坠积性肺炎、无法自主排尿、便秘等并发症。

（刘玉霞　郭小莹）

七、1 例原发性中枢神经系统弥漫性 B 细胞淋巴瘤患者的终末期护理

（一）病例介绍

患者男性，56 岁，诊断为原发性中枢神经系统弥漫性 B 细胞淋巴瘤，已婚已育。2023 年 7 月 4 日门诊步行入院。

入院专科查体：意识清醒，GCS 评分：E3V4M5，双侧瞳孔等大等圆，直径约 3mm，对光反射灵敏，双眼球活动正常，左侧肢体肌力 4 级，右侧肢体肌力 5 级，患者入睡时鼾声呼吸明显，呼吸为 28 次/分钟，心率为 110 次/分钟。患者为肿瘤终末期，基础情况差，病情危重，予告病重。

其余体查：生命体征平稳，体温 36.2℃、脉搏 87 次/分钟、呼吸 20 次/分钟、血压 85/66mmHg。患者表情自然，皮肤黏膜正常，无水肿，无出血，无溃疡，无皮疹、肝掌、蜘蛛痣。全身浅表淋巴结未及明显肿大。口腔粘膜正常。齿龈无红肿，扁桃体无肿大。颈静脉无怒张，甲状腺未扪及肿大，颈无抵抗。胸廓对称，胸壁静脉无曲张，双肺触觉语颤

对称，扣诊呈清音，双肺呼吸音清，未闻及干湿啰音，心前区无隆起，未触及震颤。心律整齐，各瓣膜听诊区未闻及病理性杂音。腹部平软，未见胃型、肠型、蠕动波，全腹无压痛、反跳痛，未扪及包块。肝脾未扪及，Murphy's sign 阴性，肝肾区无扣痛，移动性浊音阴性，肠鸣音正常。脊柱四肢无畸形。

辅助检查：入院后头颅 MRI 平扫＋增强＋头颈部 MRA 示：右侧额叶、基底节、放射冠、胼胝体膝部及左侧额叶占位伴周围脑水肿，DWI（1D）呈稍高信号；增强扫描（1E、1F），病灶不均匀强化。

（二）诊疗经过

7 月 4 日患者因"头疼加重，左侧肢体乏力"，门诊步行入院，患者既往予大剂量 MTX（6.0）化疗，同时静脉水化及碱化治疗、CF 解救等治疗方案，来院至今同方案化疗已 6 次。患者意识清醒，GCS 评分：E3V4M5，双侧瞳孔等大等圆，直径约 3mm，对光反射灵敏，左侧肢体肌力 4 级，右侧肢体肌力 5 级，头部 NRS 疼痛评分为 3 分，予止痛、脱水等治疗。

7 月 5 日行行立体定向穿刺活检术，病理检查示：冰冻示小圆细胞恶性肿瘤，免疫组化（右额灰白碎组织，直径 0.6cm）：CD20（＋），CD79a（＋），Bcl-2（＋），Bcl-6（＋），MUM-1（－），PAX-5（－），CD2（个别＋），CD3（散＋），CyclinD1（个别＋），Ki67（60%＋）。术后予醋酸可的松 4 片 tid 口服。诊断为弥漫大 B 细胞淋巴瘤。病理（左髂前穿刺标本）：送检组织长 0.3cm 和 0.4cm，镜下为破碎骨组织伴出血，其中见少量破碎造血细胞伴血稀，网状纤维染色（－），未见肿瘤细胞。胸部及腹盆部 CT 未见原发病灶。予脱水、增加营养支持治疗。家属拒绝行手术治疗，予保守治疗为主。

7 月 7 日头颅 MRI 平扫＋增强＋头颈部 MRA 示：右侧额叶、基底节、放射冠、胼胝体膝部及左侧额叶占位伴周围脑水肿。患者鼾声呼吸明显，呼吸频率为 28 次/min，心率为 110 次/min，急危重症科医师会诊后考虑中枢性呼吸节律改变。遵嘱予床上活动等运动指导，对患者及家属行心理护理。

7 月 10 日患者意识为嗜睡，双侧瞳孔等大等圆，直径约 3mm，对光反射灵敏，GCS 评分：E3V3M4，偶有烦躁不安、出现幻觉和胡言乱语等症状，遵嘱予保护性约束。

7 月 12 日患者因突发呼吸、心脏骤停，经抢救无效离世，对患者家属行心理护理。

（三）主要护理问题

①疼痛；②气体交换受损；③认知障碍。

（四）循证依据

（1）原发性中枢神经系统弥漫性 B 细胞淋巴瘤的治疗方式如下：①手术（非首选）：手术仅起诊断作用，而无治疗作用；②放疗（非首选）：大多数研究主张先化疗后放疗，认为先放疗后化疗或放化疗同时进行，均会由于放疗对血脑屏障的破坏，使得较多细胞毒药物渗透进正常脑组织，从而增加了这些药物的神经毒性；③化学药物治疗（首选）；④自体干细胞移植（autologous stem cell transplantation，ASCT）。

（2）美国胸科协会将呼吸困难定义为由不同性质、不同强度组成的呼吸不适的主观体验。呼吸困难是终末期肿瘤患者最常见的症状之一，70.2% 的肿瘤患者在生命的最后 6 周会出现不同程度的呼吸困难。呼吸困难会引发患者的痛苦、恐惧、焦虑等不良情绪，影响患者的生活质量，给患者家属造成不同程度的心理负担。呼吸困难是一种主观体验，因此评估需要使用经过验证的基于患者症状体验和自我报告的评估工具。有研究显示：临床上最常用的呼吸困难筛查量表是记忆症状评估简表和埃德蒙顿症状评估量表。数字评估量表、视觉模拟量表和改良 Borg 量表具有良好的信效度，易于理解，可以帮助医护人员快速判断患者呼吸困难的程度。对于神志不清、昏迷、插管等无法进行自我报告的患者，欧洲呼吸学会（ERS）推荐使用呼吸窘迫观察量表进行呼吸困难的评估。呼吸窘迫观察量表是观察性呼吸困难的评估工具，经过广泛的验证，其有效性、可靠性和准确性获得认可。美国胸科学会的指南强调呼吸困难是一种主观感受，患者可能伴有呼吸窘迫的生理标志（如呼吸急促）及生物标志（如低氧血症），但也可能并无相关指征。因此，呼吸困难及其严重程度评估的金标准应为患者主诉。

（3）姑息护理：是一种多学科护理方法，侧重于沟通、共同决策和提前护理规划，减轻患者的疼痛和其他痛苦症状，综合心理和精神方面的护理，并提供支持系统，帮助家庭应对疾病和丧亲之痛。研究发现，姑息护理方法与改善患者生活质量、减轻症状负担、改善护理者结局、降低医疗保健成本以及节约医疗资源存在一定关联，世界卫生组织指出，应向所有因晚期威胁生命的疾病（包括但不限于癌症）而有特殊需要的患者提供姑息护理，以改善其生活质量。住院姑息护理模式相较于其他模式具有一定的优势。医院拥有完善的医疗仪器设备和先进成熟的抢救技术以及相应的医疗团队，能够及时对住院患者的生理和心理状况进行全面评估，为患者提供良好的治疗措施。能够有效改善患者生活质量，降低再住院率，对终末期患者效果显著。

（4）活动与安全指导：参照美国运动医学会（American College of Sports Medicine）指南，根据患者前一周平均运动总步数制定运动计划。

（5）疼痛：对于可以明确指明疼痛程度的患者采取数字评分法评估其疼痛程度，让患者自己选择代表其疼痛程度的数字，参照世界卫生组织癌痛三阶梯用药指南，临床医师经过止痛药物的滴定后及时评估其疼痛缓解程度，对于不能明确指出其不适症状的患者，采用医护双对照评估方法，由医师和护士单独评估其疼痛程度，若评分不一致再次进行评估，达到一致后给予试探性止痛药物治疗。通过患者的主诉、观察患者的面部表情、患者的被动体位等方法。

（五）护理干预

（1）向患者介绍目前针对疲乏症状还没有特异性的药物，目前最佳的治疗手段就是运动和心理治疗。向患者介绍患者参与对其乏力自我管理的重要性，教给患者缓解乏力的方法，使患者了解乏力不是治疗中必须忍受的症状，通过患者参与以及良好的医疗、护理干预可以减轻或消除其乏力症状。教会患者癌因性乏力评估量表的使用方法，由于乏力是种主观感受，需对其量化来进行评价，本研究参照疼痛评估量表 – 数字分级法，以 0 ～ 10 分表示乏力的严重程度，0 分代表无乏力症状，10 分代表最严重的乏力。1 ～ 3 分代表轻度乏力，4 ～ 6 分代表中度乏力，7 ～ 10 分代表重度乏力，通过乏力评估量表的使用，使患者养成对其乏力症状常规报告的习惯。对患者进行药物指导，包括每日服药最佳时间、规律服药的重要性，提供日常生活指导，包括每日卧床时间不宜过长，防止肌肉萎缩。

（2）运动安全性监测：患者进行肌力训练的过程中，密切观察其呼吸、心率、脉搏等生命体征的变化，嘱患者运动时动作放轻柔，且缓慢进行，每次锻炼强度适中，以患者不出现疲劳过度为宜。可用牢固、稳定的物体为依托物进行锻炼，不能以可移动的物体为依托物，从而最大限度的保证患者的运动安全。若患者运动时出现呼吸急促、不能交谈或运动后肌肉酸痛、疲劳无法缓解、关节疼痛或僵硬等症状，则在次日的练习中降低运动强度，增加休息时间。主动聆听患者主诉，动态评估患者运动时是否出现明显头晕、恶心、胸闷、气喘、呼吸困难、心律不齐等不适症状，若发现患者出现类似以上症状应立即停止运动，并立即告知医师进行处理。

（3）评估患者内心情绪状况，在病房内播放抒情柔美的纯音乐，或播放患者喜爱的音乐，提供给患者精神支持，并依据患者的兴趣爱好帮助其发展某项特长，从而间接性的分散患者注意力，提供一种精神寄托，包括看剧、玩游戏等，帮助其实现未实现的心愿，让患者对生活有一定的信心，保持乐观心态。

（4）饮食方面：提供饮食指导，告知患者进食高蛋白、鱼类、谷类等营养丰富的食物，多进食深绿色、番茄类蔬菜，尽量避免进食坚果类食物，以防加重其乏力症状，嘱患者少食多餐。除了便秘的条件下，鼓励患者每天保证 8 杯饮水量。根据患者状况适当给与患者促进食欲的药物。

（5）睡眠方面：建立规律睡眠时间，保证病房内的温度、湿度适宜，睡眠前进行少量运动，形成规律的睡眠和早起时间，尽可能保证患者在睡眠时间不受干扰，保证良好的休息和睡眠。若有午睡，午睡时间不要超过一个小时，防止影响到患者夜间的睡眠，使用弱光源促进患者的睡眠，给予治疗失眠的药物保证患者有足够的休息时间。

（6）疼痛：化疗期间，护理人员全程陪伴，针对有紧张、恐惧或抑郁等不良情绪的患者实施针对性疏导，同时心理咨询师为患者提供心理服务，对每个患者提供心理干预，可使患者负面情绪得到改善实时沟通，让心理师清楚患者当下的心理问题，以此帮助患者找回自己的内心感受，帮助患者树立起抵抗病魔的信心及决心，使患者的疼痛症状得到有效控制。

（7）多种新发症状的处理：评估和处理导致患者癌因性乏力以及和乏力同时出现的新发症状，患者出现恶心、呕吐、腹泻、呼吸困难、便秘、贫血等症状时进行对症处理，指导家属相应的应急处理方法。

（8）护理人员要为家属说明谵妄是精神恍惚的表现，会引发患者出现认知障碍，让家属清楚在生命末期时这类情况比较常见，护理人员对这类患者要给予实时评估，按照医嘱使用咪达唑仑等药物，采取适当的措施减轻患者痛苦。

（9）营造舒适的人文环境：为晚期癌症患者提供舒适安宁的良好环境，调整好病房内的温湿度，尽量选择提供全天候服务，不再安排创伤性和延长生命的相关治疗措施，尽可能减轻其机体不适，合理情况下允许患者保留个人生活方式，并根据其身体状况尽可能满足患者需求，如在病房内摆放全家福、家属给予鼓励及陪伴等，使患者在终末阶段生活能充满更多美好的希望。

（六）效果评价

（1）患者的焦虑、抑郁等不良情绪有所改善，精神压力有所舒缓，生活质量得到提高。

（2）患者的疼痛有得到控制，住院期间未发生癫痫等不良并发症。

（3）患者进食有所增加，食欲得到提高。

（七）反思与收获

（1）反思：在患者生命即将结束时很多家庭选择继续进行积极治疗，继续这些治疗方案可能会以牺牲患者的舒适度为代价，且导致医疗支出的增加，而不会对患者的生存质量或总体生存率产生绝对的积极影响，所以无法获得患者及家属全面积极的配合度。同时，临床姑息护理资源存在不足，缺乏专业性培训人员。

（2）收获：姑息护理的重点是从治疗护理转向支持护理，从注意疾病的治愈到保持患者身心舒适。有效地控制了疼痛，对改善晚期患者生活质量十分重要，甚至比延长生存时间可能更有价值。在晚期肿瘤患者的临床护理上，有效帮助患者减轻躯体和精神上的痛苦，提高生命质量。

（刘玉霞　郭小莹）

八、1 例三叉神经鞘瘤术后合并肾绞痛患者的护理

（一）病例介绍

患者，女，57 岁，诊断：①左侧三叉神经鞘瘤；②肾结石。患者主诉左脸麻木 2 月，两月前出现左侧面部和左舌麻木，当时未重视。2023 年 5 月 1 日外院颅脑 MR 示：左侧桥小脑角区占位性病变，考虑神经源性肿瘤可能，为进一步治疗前往我院就诊。2023 年 6 月 14 日我院颅脑 MR 示：左侧桥小脑角区肿物，考虑三叉神经鞘瘤伴囊变。精神胃纳尚可，饮食睡眠可，二便无失禁，体重无明显下降。异地医保，离异，主要照顾者：姐姐，文化程度：大学。

入院专科查体：双侧瞳孔等大等圆，直径约 3mm，对光反射灵敏，双眼球活动正常，四肢肌力Ⅴ级、肌张力不高。其余体查：生命体征平稳：体温 36.6℃、脉搏 80 次/分钟、呼吸 20 次/分钟、血压 130/76mmHg，身高 163 厘米、体重 70 千克、体重指数（BMI）26kg/m²。发育正常，营养中等，神志清楚，精神可，自主体位，查体合作，全身皮肤及黏膜无紫绀、黄染、苍白，全身浅表淋巴结未触及肿大。头颅五官无畸形，巩膜无黄染，睑结膜无出血、水肿，双侧瞳孔等大等圆，直径约 3mm，对光反射及调节反射均存在，耳鼻未见异常分泌物，口腔黏膜光滑，无皮疹、无溃疡，咽无充血，双侧扁桃体无肿大。颈软，气管居中，甲状腺不肿大，未闻及血管杂音。胸廓无畸形，左右对称。双侧呼吸运动度一致，双侧语颤一致，双肺叩诊呈清音。双肺呼吸音清，双肺未闻及干湿性啰音。心前区无隆起，未见异常心尖搏动，心尖搏动位于第 5 肋间左锁骨中线内 0.5cm，各瓣膜区未触及震颤，叩诊心界不大，心率 76 次/分钟，律齐，心音有力；各瓣膜区未闻及病理性杂音，未闻及心包摩擦音。腹部平坦，未见胃肠型及蠕动波，未见腹部静脉曲张。腹部平软，无压痛及反跳痛，未触及腹部肿块。肝肋下未触及，无叩击痛。胆囊未触及，Murphy 征阴性，脾脏肋下未触及，无叩击痛，肝浊音界存在；双肾无明显叩击痛，移动性浊音阴性。听诊肠鸣音正常，5 次/分钟，未闻及血管杂音。脊柱生理弯曲存在，四肢无畸形。四肢活动自如，无杵状指、趾，双下肢无水肿。生理反射正常，病理反射未引出。脑膜刺激征阴性。

辅助检查：2023 年 5 月 1 日外院颅脑 MR 示：左侧桥小脑角区占位性病变，考虑神经

源性肿瘤可能；2023年6月14日我院颅脑MR示：左侧桥小脑角区肿物，考虑三叉神经鞘瘤伴囊变。

（二）诊疗经过

患者入院后治疗完善相关检查。查血常规、生化常规、肿瘤标志物等检查未见明显异常。2023年5月1日外院MR示：左侧桥小脑角区占位性病变，考虑神经源性肿瘤可能。患者6月15日影像结果如图10-5所示。

患者因左脸麻木于2023年6月15日入院，入院后完善相关术前检查。于7月6日在全麻下行左侧显微镜下三叉神经鞘瘤切除术，术后转NICU监护治疗。术后第一天转回病房，患者诉双眼视物模糊、左侧面瘫、术区疼痛难忍。术后第四天诉左侧腰腹部剧烈疼痛伴恶心，头颅MR示：术区见积血、积液及积气缓解，枕骨左侧局部骨质不连，颅骨内板下少许积液积气，皮下软组织肿胀、少许积气。余颅内未见异常密度影。余脑室脑池大小，形态及密度未见异常。中线结构无移位，脑沟未见异

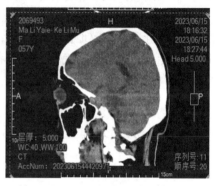

图10-5 患者影像检查结果

常。B超示：左肾、胆囊结石；予禁食，予氨溴索化痰，全营达＋立命＋氯化钾营养支持，舒普深抗感染，舒敏、匹维溴胺解痉止痛，德巴金抗癫痫，氨氯地平降压等治疗。专科评估：患者GCS评分15分，双侧瞳孔等大等圆，直径约2mm，对光反射均灵敏，左侧面瘫（鼻唇沟变浅、口角歪斜、鼓气漏气、听力下降、视力下降、眼角膜反射消失）；四肢肌力、肌张力正常；平衡功能障碍。疼痛及心理评估：夜间术区伤口疼痛难入睡，NRS疼痛评分7分、左侧腰腹部绞痛伴恶心；SAS焦虑自评量表61分（中度焦虑）；SDS抑郁自评量表71分（中度抑郁）。吞咽评估及营养评估：唾液试验正常、改良版洼田饮水试验2级、营养筛查（NRS 2002）评分6分。7月13日改半流饮食，患者可下床活动，左下嘴角带状疱疹病毒感染；7月17日患者生命体征平稳，生活可部分自理，予出院。

（三）主要护理问题

①疼痛；②营养失调（低于机体需要量）；③自我形象紊乱；④自理能力缺陷。

（四）循证依据

1. 疼痛

（1）术后化学、机械或温度改变，刺激伤害感受器导致的炎性疼痛。

（2）结石引起泌尿系统梗阻或刺激输尿管引起输尿管痉挛，并伴有尿频、尿急、尿痛、尿量减少、血尿等表现。疼痛诱发交感神经兴奋和应激反应，使血压和颅内压升高，增加颅内出血发生率；而颅内高压又加剧疼痛程度，如此反复形成恶性循环，而且疼痛引起的应激性血糖升高可加重脑缺血性损害。

（3）疼痛治疗原则：《成人手术后疼痛管理专家共识2022》指出急性疼痛管理的目标：①在安全的前提下，持续、有效镇痛；②无或仅有易于忍受的轻度不良反应；③最佳的躯体和心理、生理功能，最佳的患者满意度；④利于患者术后康复。联合应用不同镇痛

技术或作用机制不同的镇痛药，作用于疼痛传导通路的不同靶点，发挥镇痛的相加或协同作用，可使每种药物的剂量减少，副作用相应减轻。

2. 营养失调

（1）外科手术患者营养不良的的发生率为20%～80%，主要原因为进食不足、手术创伤应激、胃肠功能不全及各种治疗的不良反应等，这些因素均可引起机体分解代谢增加、滋生组织消耗，从而产生营养不良（表10－3）。

表10－3　患者术后24h膳食调查

时间	食物	重量/g	总热量/kcal	蛋白质/g
7：30	纯牛奶＋馒头	200	120	12.4
9：00	水	100		
12：20	瘦肉粥	300	180	18
15：00	水	150		
18：10	瘦肉粥	200	120	12.4
合计			420	42.8

（2）营养支持原则：在创伤感染和大手术后，肠道蠕动基本恢复，内稳态得到稳定后进行，肠内营养为首选。可根据胃肠功能、手术位置、吞咽功能等情况选择肠内营养或肠外营养。术后应激状态结合患者肾结石病情，通过各种途径供给能量充分的膳食。

3. 自我形象紊乱

周围面神经麻痹（以前称为面瘫）通常是特发性突发单侧的周围性面神经麻痹。神经受压可能是周围性面神经炎发生的主要原因之一，当面部受到外界刺激后会导致神经水肿，从而压迫面部神经出现功能障碍，导致面神经麻痹。患者术后第一天，左侧面瘫，左下嘴角带状疱疹病毒感染，造成患者对自我形象的不认可，负性情绪较高。

（五）护理干预

1. 疼痛

（1）分析原因：手术创伤、结石引起泌尿系统梗阻或刺激输尿管引起输尿管痉挛。

（2）问题依据：NRS疼痛评分7分。

（3）护理目标：改善开颅术后疼痛及肾绞痛症状。

（4）护理措施：

①患者术后第一天诉术区持续疼痛，使用数字疼痛评估表（numerical rating scale，NRS）评分为3～7分，夜间疼痛难入睡。疼痛＜5分时给予非药物干预措施，提供安静舒适的环境，指导患者深呼吸，并把注意力集中在疼痛客观体验部位，充分感受疼痛的性质、部位、类型、强度，以及随时间变化情况等，鼓励患者用客观的语言把它描述出来，

避免在指导语中加入类似"疼痛""忍受"等带有暗示或情感色彩的词语，降低患者对疼痛的心理体验。

②给予下肢按摩，促进血液循环，预防静脉血栓的发生。此时，指导患者将注意力集中在按摩的感觉体验上，也可指导听舒缓音乐、收听电台等方法，以转移对疼痛的感受。

③利用认知行为原理，完善术后疼痛宣教，改善患者疼痛认知，降低患者疼痛感受。

④疼痛≥5分时，遵医嘱给予止痛药物，及时进行疼痛再评估，根据再次评估的结果对患者的疼痛治疗及护理措施做相应的调整；协助患者在疼痛减轻时，进行适量运动。

⑤遵医嘱禁食不禁水，使用肠外营养，使用热毛巾湿敷在命门穴、肾俞穴。同时使用穴位按摩如下：选择阴陵泉穴、肾俞穴等穴位，用拇指尖按压各穴位至产生酸胀感，按程度在患者可忍受范围即可，按摩时间1～2min。之后，按摩者搓热双手，将手掌鱼际肌贴合腰部疼痛区及各穴位进行按压，持续时间为3～5min。在按摩时询问患者疼痛情况，调整按摩用力程度，同时完善皮肤清洁工作，避免皮肤感染。

⑥制定合理的饮食饮水方案，每日饮水量＞3000ml。

2. 营养失调

（1）分析原因：手术应激及疼痛刺激导致患者摄入不足。

（2）问题依据：24h摄入量低于正常需要量。

（3）护理目标：摄入能量达到目标能量，改善患者营养状况。

（4）护理措施：患者入院时体重70kg，术后第六天体重为60kg，通过24h膳食回顾法得出患者摄入总热量约420kcal/d，因患者肾结石，需要限制蛋白质的摄入，告知患者及家属高热量、低蛋白饮食及多饮水的重要性，并通过身高、体重算出患者每日所需总热量及蛋白质（身高163cm，入院时体重70kg，目前体重60kg），理想体重：58kg，BMI：20.2%，目标能量：1600～1800kcal/d，目标低蛋白质：30g/d，每日交换份20份，制定每日膳食计划及每日饮水计划，并督促患者完成情况。

3. 自我形象紊乱

（1）分析原因：与面肌瘫痪及嘴角带状疱疹病毒感染有关。

（2）问题依据：House-Brackmann面神经分级为2级，左下嘴角带状疱疹病毒感染。

（3）护理目标：改善面瘫症状，避免感染，改善嘴角带状疱疹病毒，缓解患者负性情绪，早日回归家庭和社会。

（4）护理措施：通过心理护理、床边指导、发放宣教手册、视频指导等方法对患者进行宣教，措施如下：①告知患者及家属发生面瘫的病因、临床表现及预后，加强患者及家属心理护理，进行生活上的指导，稳定情绪。②面部表情肌功能锻炼顺序分三个阶段，第一阶段：热敷；第二阶段：面部按摩；第三阶段：面部功能锻炼等。面瘫康复操可以锻炼额部肌肉、眼轮匝肌、口轮匝肌、笑肌和颊肌，进一步促进面神经功能恢复。③保持眼部清洁卫生，嘱勿抓挠，揉眼等。

4. 自理能力缺陷

通过心理护理、床边指导、发放宣教手册、视频指导等方法对患者进行宣教，措施如下：

（1）加强巡视，从生活上关心体贴患者，以理解宽容的态度主动与患者交往，了解生活所需，尽量满足患者的要求。

（2）协助患者床上大小便，进餐等，满足日常生活所需；为患者做好口腔、皮肤清洁护理，使患者身心舒畅，保持乐观情绪。

（3）安慰患者不要急于活动，所有动作要慢而稳，循序渐进；指导少量多餐从流质饮食，逐渐过渡到普食；口腔护理 bid，保持口腔卫生。

（4）术后早期活动，如面部表情肌训练、踝泵运动、抬臀运动、肢体功能锻炼等，病情稳定后尽早下床活动，行平衡能力测试后再行步行实验，预防感染、跌倒、深静脉血栓等并发症。

出院时 ADL 评分由术后的 20 分升至 65 分；住院期间未发生感染、跌倒及深静脉血栓等并发症。

（六）延续护理及随访

（1）出院后使用微信平台进行随访，未出现疼痛症状，饮食结构正常，体重维持在 67kg，未发生跌倒，指导家属每天监督患者饮食、饮水及运动情况，动态了解患者康复情况，及时纠正指导。

（2）跟踪随访：制定专属出院指导方案，及时督促患者进行康复锻炼，通过微信平台进行心理疏导。

（3）通过微信等平台使用图片、视频解答家属困惑等。

（七）效果评价

（1）出院时患者无诉头痛及肾绞痛、中度焦虑降至轻度焦虑、中度抑郁降至轻度抑郁。

（2）出院时体重较术后增加 7kg，ADL 评分由术后 20 分增加至 70 分。

（3）出院时左侧面肌瘫痪及口角歪斜明显改善、鼓气未见漏气，House-Brackmann 面神经分级由 2 级转变为 1 级，左下嘴角带状疱疹病毒感染已好转。

（八）反思与收获

（1）反思：面瘫患者如何通过评估及护理有效避免疱疹病毒感染是接下来需要学习的重点；三叉神经鞘瘤术后合并肾绞痛的患者，每日所需蛋白质的摄入量仍存在争议，是否可以通过 MDT 联合会诊得到解决。

（2）收获：对个案护理报告有较全面的理解，拓展了思维；多模式疼痛管理可有效提高疼痛护理质量，减轻患者术后的疼痛体验；开颅术后患者营养管理至关重要，及时有效的进行营养干预以及早期康复，能帮助患者改善自理能力，从而提高患者生活质量以及减轻家属的经济负担，极大地提高了手术疗效及患者就医体验。

（刘玉霞　王娜娜）

九、1 例线粒体脑肌病合并肌张力障碍患者的护理

（一）病例介绍

患者佘某某，女，26 岁，主诉"四肢活动不灵 2 年余"于 2023 年 6 月 15 日拟"肌张力障碍"门诊入院。既往病史：患者于 2021 年 3 月逐渐出现右下肢无力，左下肢肌张力高，言语稍欠流利。予营养神经治疗，现口服艾地苯醌片、精氨酸片、辅酶 Q10 胶囊、B 族维生素等，病情无明显改善，自觉症状加重，不能行走，偶有饮水呛咳，双手功能尚可。四肢出现进行性僵硬、强直、痉挛，现患者病情无明显改善，患者及家属为求进一步诊治治疗，入院，拟住院行脊髓电刺激治疗。个人史、婚育史、月经史无异常。家族史：母亲有线粒体肌病病史。

入院查体：神志清醒，双侧瞳孔等大等圆，直径约 3mm，对光反射灵敏，言语欠流利，饮食睡眠尚可，二便无失禁，体重无明显下降。生命体征平稳：体温 36.5℃、脉搏 82 次/分钟、呼吸 20 次/分钟、血压 122/76mmHg，身高 150 厘米、体重 40 千克、KPS 评分为 50。护理评估：Morse 跌倒评估评分为 7 分（高危），营养风险评估（NRS 2002）评分为 3 分（有风险），Barthel 评分为 30 分（有风险）。情感无异常，定向力正常，记忆力及计算力、判断力无明显障碍。

专科体查：意识清楚，言语稍欠流利，构音障碍，双眼球活动正常，情感无异常，定向力正常，记忆力及计算力、判断力无明显障碍。脊柱：胸椎轻度侧突，胸腰椎后仰，旋转稍受限。颅神经检查：偶有饮水呛咳，无吞咽困难。运动系统：双上肢肌张力增高，双下肢肌张力增高，折刀样强直，远端痉挛畸形，双足跟腱挛缩，双上肢肌力 5 级，双下肢肌力 4 级，站立不能。感觉系统：四肢浅深感觉对称存在，未见明显异常，复合觉无明显异常。反射：双侧腹壁反射对称存在，双侧肱二、三头肌腱反射（＋），双侧骨膜反射（＋），双下肢膝反射、跟腱反射（＋）。膝阵挛（－），双侧 Hoffmann 征（－），双侧 Babinski 征（－），双侧 Chaddock 征（－），双侧 Oppenheim 征（－），双下肢直腿抬高试验（－）。脑膜刺激征：颈软，Kernig 征（－），Brudzinski 征（－）。

辅助检查：2021 年外院行头颅磁共振提示双侧基底节区坏死，基因检查提示 mtDNA 14487T＞C，合子状态 67.85%，考虑诊断为线粒体病。

（二）诊疗经过

入院后完善相关检查：血常规、肝肾功能、电解质、激酶、凝血功能、甲功七项、粪常规、乳酸等均未见明显异常；糖化血红蛋白 5.1%。尿常规检查示：尿细菌为 5346.2/μL。心电图报告：窦性心律，逆钟向转位。肝胆胰脾彩超结果示：肝内光点粗糙、肝内胆管管壁结构显露，胆、胰、脾未见异常。

2023 年 6 月 21 日患者在全麻下行"脊髓电刺激植入术（DBS）"，术程顺利，术中出血约 10ml；术后患者恢复清醒并拔除气管插管后，返回病房。患者神清，意识可，认知功能正常，对答切题，言语欠流利，构音障碍。查体：双侧瞳孔等大等圆，直径 3mm，对光反射灵敏，双眼活动正常，口角无歪斜，伸舌居中，四肢肌力肌张力同手术前。生命

体征平稳：血压 103/62mmHg、心率 78bpm、呼吸 18 次/min、SpO$_2$100%（鼻导管中流量给氧）。术后总出量（尿量）600ml。患者返回原科室继续进行抗炎、营养等对症治疗。

6 月 22 日，复查 CT 显示脊髓电刺激器在位，详见图 10-6。肌张力及肌力同术前，调节脊髓电刺激器参数；指导患者继续口服艾地苯醌片、精氨酸片、辅酶 Q10 胶囊、B 族维生素等对症处理，同时指导患者及家属注意保护术后伤口，进行早期康复训练、合理饮食。康复训练方法：包括弯腕、曲肘、抓物、转踝、肌肉舒缩；上肢：手→手腕→肘→肩关节；下肢：足趾→踝→膝→髋；每天 3～5 次，每次 15～20min。

6 月 24 日，术后三天患者四肢肢体痉挛稍好转，肌张力稍下降，肢体较前灵活，双足跟腿仍挛缩，双上肢肌力 5 级，双下肢肌力 4 级，站立不能。继续调节脊髓电刺激器参数，患者无其他不适，遵医嘱停止心电监护监测生命体征及拔除尿管。

6 月 27 日后左上肢肌力下降至 4 级，右上肢肌力 5 级，双下肢肌力为 4 级，肌张力无明显变化。颈部伤口较多渗液，由伤口专科护士进行伤口换药护理。

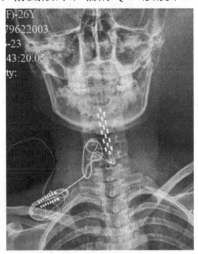

图 10-6　患者电刺激植入术后部分影像检查结果

7 月 2 日经过脊髓电刺激测试持续 10d，经过反复调试高频和低频电刺激参数，患者肌张力无明显缓解，经患者同意遂于 2023 年 7 月 2 日行测试电极取出，术程顺利，伤口情况尚可。生命体征平稳：血压 113/68mmHg、心率 89bpm、呼吸 20 次/分钟、SpO$_2$99%。

患者于 2023 年 7 月 4 日和 2023 年 7 月 7 日分别以 50μg 和 100μg 巴氯芬注射液行鞘内注射测试。注射巴氯芬注射液后垫高臀部 1h，使用《改良 Ashworth 痉挛量表评定》观察登记患者肌张力情况，患者肌张力均无变化。同时注意关注患者有无嗜睡、头痛等不适。于 2023 年 7 月 8 日出院后继续康复治疗。

（三）主要护理问题

①知识缺乏；

②躯体移动障碍。

（四）循证依据

（1）知识缺乏：线粒体病（mitochondrial diseases，MD）是由于线粒体 DNA 和（或）核 DNA 变异导致线粒体结构或功能障碍。线粒体是以 ATP 的形式提供能量的主要细胞器。ATP 水平的降低会导致细胞和器官的功能障碍。最严重受累的器官通常是那些能量需求最高的器官，包括大脑、感觉上皮、眼外肌、心脏和骨骼肌。典型表现包括癫痫发作、卒中样发作、听力丧失、视网膜病变、外眼瘫、运动不耐受和糖尿病。线粒体疾病根据病变部位分为线粒体脑病、线粒体脑肌病、线粒体神经病及线粒体肌病。线粒体脑肌病（mitochondrial encephalomyopathy，ME）主要表现为运动后即感觉疲惫无力，休息后可明显减轻。该病通常累及多个系统，临床表现较为多样，如癫痫、精神行为障碍、肢体瘫痪、肌阵挛、共济失调、听力障碍、运动不耐受及周围神经病等。线粒体病是相对常见的罕见病，病因复杂，遗传方式多样，可导致多脏器损伤，发病年龄及轻重程度不一，致死致残率高，诊断、治疗与预防技术有限。肌张力障碍是指一种以持续或间断性肌肉收缩引起的异常（通常是重复的）运动和（或）姿势为特征的运动障碍。一般为模式化的扭曲动作，可呈震颤样。目前，对于大多数肌张力障碍尚无有效的病因学治疗方法，临床主要采用对症治疗。临床治疗的目标包括减少不自主运动、纠正异常姿势、减轻疼痛、改善功能及提高患者的生活质量。目前治疗方法包括一般支持与康复治疗、病因治疗、药物治疗及手术治疗等，主要方案见图 10 – 7、图 10 – 8。

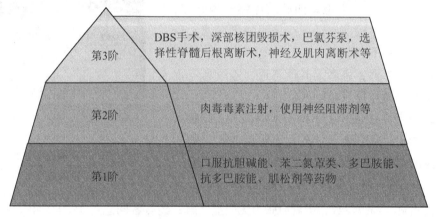

图 10 – 7　症状的非康复阶梯治疗

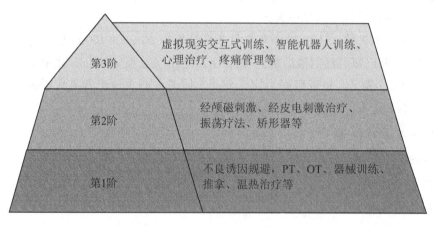

图 10 – 8　症状的康复阶梯治疗

（2）KAP 模式：KAP 理论（knowledge-attitude-practice model）也被称为"知信行"理论，是一种行为改变理论。它将人们的行为改变分为获取知识、产生信念及形成行为 3 个连续过程，认为充分的知识是形成态度和信念的基础，积极的态度与信念是改变行为的动力。在医疗护理领域，有许多研究通过运用 KAP 理论，制定知识讲座和定期随访等干预措施，对患者群体进行健康教育和行为干预，提高了患者群体的自我健康管理意识，促进了患者群体的疾病康复。这显示出 KAP 理论对健康行为引导的有效性。运用 KAP 理论促进患者健康行为，辅助其进行疾病防控，提升其生活质量，不仅符合转折个人健康需求，也符合社会长期需要。①传授知识（K）：结合患者对疾病知识的掌握情况、患者的文化程度，进行健康教育知识，包括疾病、治疗、饮食、康复训练、用药、心理、病情观察、家庭支持及自我管理的方式等方面的内容，包括文字讲解、图片展示等多种形式；患者及家属认识到严格按照医嘱进行治疗和养成良好的生活饮食习惯的重要性；②转变观念（A）：于出院后进行阶段性电话回访，时间规律，应答率较高；③促使行动（P）：鼓励患者参与护理工作以提升患者的参与性和能动性，使患者能遵医嘱用药，合理饮食，适宜运动，保证临床护理的正确实施和干预效果。回访询问患者近期的健康状况，按照回访记录表的内容对患者进行健康教育监督。

（五）护理干预

1. 知识缺乏

（1）分析原因：罕见病，病因复杂。

（2）问题依据：经过访谈后，患者及家属虽经历病程长达两年多，并经过康复治疗、内科治疗，但对线粒体疾病的知识了解仍很少，对全面的线粒体疾病护理知识的需求很高。

（3）护理目标：提高患者对疾病的认知度。

（4）护理措施：应用 KAP 理论方法给患者传授相关知识，促使患者观念转变，改变患者行为，促进患者康复。

2. 出院健康教育

（1）伤口护理指导：指导患者及其家属保持伤口干洁，避免挠抓伤口，按时返院行伤口拆线，如有伤口继续渗血、渗液及时就医。

（2）饮食指导：参考成人糖尿病食养指南（中华人民共和国国家卫生健康委员会2023年版），使用食物交换份表，制定个性饮食方案；避免饥饿，防止酸中毒，饮食中要给予碱性食品，包括豆和豆制品、蔬菜、水果、粗粮和多数的鱼类。葡萄、茶叶、海带为强碱性食品。

（3）用药指导：清楚药物的剂量和功效，并能识别药物副作用，出现相关不良反应及时汇报。若发生其他疾病需在医护人员指导下增减药物，禁止擅自更改药物的种类和剂量。尽量避免使用以下药物，包括丙戊酸、他汀类、二甲双胍、高剂量对乙酰氨基酚，某些抗生素如氨基糖苷类、利奈唑胺、四环素、阿奇霉素、红霉素。

（4）康复训练指导：日常生活能力训练：翻身、坐位、穿衣服、洗漱、吃饭等，注意防止疲劳及外伤；言语训练：读字→词→句子→段→文章的循序渐进方法进行。

（5）行为指导：在日常生活中保持能量代谢的均衡和连续。防止能量代谢危象的发生，也要避免精神刺激、过度劳累、熬夜、感染导致能量消耗增加。在消化功能异常、腹泻或感冒不能正常进食时需及时静脉补充能量。保证充足的睡眠。定时复查，及时治疗。

（6）肌张力障碍危象识别：如有情绪烦躁、易激惹、异常坐姿，不耐受平躺、睡眠障碍、发热、喉肌痉挛、吞咽障碍、症状进行性加重等立即就诊。

（六）延续护理及随访

（1）通过微信等平台使用图片、视频解答家属困惑等。

（2）及时督促进行康复治疗，通过微信平台进行心理疏导。

（七）效果评价

（1）患者四肢痉挛稍缓解，生活基本能自理，肌张力障碍未加重。

（2）体重增加，2周增加1kg，术区伤口愈合良好。

（3）患者及其家属对健康知识达到了预期目标，满意度为100%。

（4）患者出院后坚持每天进行康复训练。

（八）反思与收获

（1）反思：观察时间有限，未能观察到远期应用效果。

（2）收获：线粒体脑肌病伴肌张力障碍经过DBS治疗及鞘内注射巴氯芬后无明显效果，更应做好康复护理指导。另外，因病程较长，易造成不同程度的心理负担和负性情绪。护士应重视心理护理，完善健康教育，增加与患者和家属的沟通，帮助其树立战胜疾病的信心。本案例在改善患者营养状态和提高护理满意度方面有一定的效果，患者要配合医护人员治疗，促进其康复进程。

（刘玉霞　邓秋菊）

十、1例子宫内膜癌并颅内多发转移患者的术后护理

（一）病例介绍

患者，女，59岁，因"体检发现颅内多发占位半月余"于2023年5月15日步行入院，入院时携带右侧胸壁输液港，患者既往有子宫内膜癌，行"全子宫双附件切除＋双侧盆腔淋巴结清扫"术后1年余，术后已行多程化疗。入院时患者神志清醒，无发热、恶心、呕吐、手足抽搐等，精神胃纳尚可，饮食睡眠可，二便无失禁，体重无明显下降。

入院专科查体：双侧瞳孔等大等圆，直径约3mm，对光反射灵敏，双眼球活动正常，四肢肌力5级、肌张力不高。其余体查：生命体征平稳：体温36.1℃、脉搏81次/分钟、呼吸21次/分钟、血压95/66mmHg。患者皮肤黏膜正常，无水肿无出血，无溃疡，无皮疹、肝掌、蜘蛛痣。全身浅表淋巴结未及明显肿大。口腔粘膜正常。齿龈无红肿，扁桃体无肿大。颈静脉无怒张，甲状腺未扪及肿大，颈无抵抗。胸廓对称，胸壁静脉无曲张，双肺触觉语颤对称，扣诊呈清音，双肺呼吸音清，未闻及干湿啰音。心前区无隆起，未触及震颤。心律整齐，各瓣膜听诊区未闻及病理性杂音。腹部平软，未见胃型、肠型、蠕动波，全腹无压痛，反跳痛，未扪及包块。肝脾未扪及，Murphys sign阴性，肝肾区无扣痛，移动性浊音阴性，肠鸣音正常。脊柱四肢无畸形。

（二）诊疗经过

患者入院后完善相关检查。入院前查头颅磁共振（MR）检查提示：脑内散在结节，考虑转移瘤可能性大。患者部分影像结果如图10-9所示。

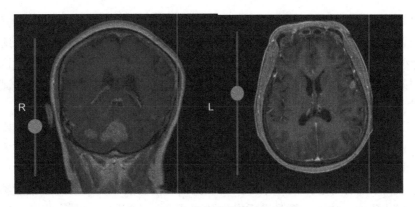

图 10 - 9　患者部分影像检查结果

　　患者于 6 月 8 日在全麻下行荧光素钠 + B 超辅助电生理监测下小脑蚓部肿瘤显微切除 + 硬脑膜修补 + 去骨瓣减压 + 颅内压监护传感器置入术，术后转 ICU 监护。6 月 9 日晨 7：00 患者神志较前转差，不能呼唤睁眼，不能遵嘱动作，ICP 16 ～ 18mmHg，予急查颅脑 CT，提示双侧侧脑室、第三脑室脑积水较前明显，急诊行"右侧脑室钻孔外引流术"，术后转 ICU。

　　6 月 18 日患者于 ICU 转回病区，神志清醒，双眼瞳孔直径 2mm，对光反射灵敏，四肢肌力均为 4 级，血压 154/76mmHg，ICP 波动：8 ～ 19mmHg，红细胞总数：2.66×10^{12}/L，血红蛋白 81g/L，钾 2.98mmol/L。予硝酸甘油、亚宁定静脉泵入调控血压，地塞米松抗炎，甘油果糖脱水，口服氯化钾。6 月 19 日血压稳定，改口服硝苯地平降血压，洼田饮水试验评估为 2 级，予拔除胃管。患者有间歇性头痛，予塞来昔布止痛。6 月 20 日体温 37.5 ～ 38.8℃，予美林降温，白蛋白改善脑灌注，ICP 波动：5 ～ 15mmHg，予拆除颅内压监测仪。7 月 2 号予床旁留置腰大池引流管，术后 26d 体液标本培养为表皮葡萄球菌，改用罗氏芬抗感染。7 月 10 日，红细胞总数：3.47×10^{12}/L，血红蛋白 93g/L，氧分压 74.9mmHg，氧合指数 358mmHg，持续低流量给氧。7 月 12 日血压 184/86mmHg，予亚宁定降压，体温 37.5 ～ 38.8℃，胸部 CT 提示双肺炎性病变，舒普深抗感染，沐舒坦化痰，行床旁纤支镜检查后气促症状可缓解。7 月 16 日，患者一般情况好转后出院，遵嘱予带药出院，告知家属康复指导并定期随访。

　　（三）主要护理问题

　　①颅内感染；②肺部感染；③认知功能障碍；④误吸的风险。

　　（四）循证依据

　　（1）颅内感染：是神经外科手术后由于创伤、水肿、出血、应激等原因导致各种病原微生物侵犯中枢神经系统引发的感染。神经外科手术会导致血脑屏障破坏，增加感染风险，神经外科手术术后颅内感染的发病率达 2.2% ～ 25%。因此，及早识别神经外科手术部位感染高风险因素，正确诊断颅内感染，规范治疗，对患者的预后及降低死亡风险起着重要作用。感染性脑脊液浑浊，颅内压力高，脑脊液中白细胞计数可作为预测脑脊液细菌载量的指标。临床表现以发热、头痛和脑膜刺激征为主，除脑膜受累外，还可出现精神与行为异常、认知功能下降、癫痫和肢体无力等局灶性症状体征，患者前期化疗导致免疫功能低下，更易发生机会性感染。治疗原则是针对病原菌的药物治疗、感染灶的外科清除、并发症的处置及系统性脏器功能维护。指南指出，早期抗菌药物使用与患者预后呈正相关，腰大池外引流可引流出蛛网膜下腔脑脊液中含大量病原菌的渗出物及炎性因子，可降低脑脊液中的细菌浓度，能加速脑脊液循环，防止室管膜和蛛网膜下腔粘连，减少脑积水的发生，降低颅内压，促进脑脊液代谢，减轻感染症状，有效控制感染。

（2）肺部感染：研究显示，我国神经外科术后肺部感染率在24.57%。主要原因是术中暴露时间：由于中枢神经系统的解剖结构很复杂、手术过程极其繁琐，导致术野暴露的手术操作时间较长，人体原有的保护性屏障有可能或已经遭到外部破坏。术后留置胃管又是诱导发生颅脑术后肺部感染的一个原因，因为内置的胃管可能会为病原微生物提供有利于形成和生存的环境，加大了颅脑术后发生肺部感染的几率和危险性。患者伴有其他基础疾病，颅脑术后组织经久不愈，全身抵抗力低下，也是肺部易感染的重要原因。另外，长期的意识障碍、卧床，并处在院内感染最集中的重症监护室中也极易导致肺部感染。临床上肺部感染的致病菌主要是金黄色葡萄球菌、多重耐药革兰氏阴性杆菌，碳青霉烯类为一种抗菌活性强、抗菌谱广的 β－内酰胺类抗菌药物，其对 β－内酰胺酶稳定性较强且不良反应少，是目前临床治疗中重度细菌感染性疾病的常用抗生素，其典型药物有亚胺培南西司他丁、美罗培南。

（3）认知功能障碍：是一种或多种关键大脑功能的缺陷，如记忆力、学习能力、注意力和决策能力等方面的缺陷，可降低患者的生活质量，影响患者的依从性，增加患者死亡风险。患者术后一旦合并认知功能障碍，严重影响患者术后恢复进程，降低生活质量。患者睡眠－觉醒昼夜节律紊乱，与损害睡眠觉醒系统受损、神经生物学改变、神经递质失调等有关，严重影响患者的休息、进食及康复训练，可能加重患者病情诱发呛咳和误吸，增加护理人员的工作难度，直接影响患者神经功能的恢复。认知行为干预通过影响个体现有认知模式改变其行为水平的各种措施，是目前治疗认知功能障碍的常用方法，可矫正患者错误认知，从而影响患者日常行为水平，提高生活质量。

（4）误吸风险：患者因意识障碍、吞咽障碍、咳嗽能力下降、长期卧床等因素容易并发误吸。误吸是指在进食或非进食状态下，食物残渣、口腔分泌物或胃食管反流物等液体或微小颗粒进入声门以下的气道内或肺部的现象。吞咽反射异常使患者保护性咳嗽能力减弱，增加了隐性误吸的发生。在运动感觉上，广泛的皮层和皮层下吞咽网络破坏，吞咽肌群受到损伤，常因此出现漏食、舌震颤、舌部抽动或长时间抬高、咀嚼不足、口腔期下颌骨移动缓慢且受限、咽喉部自发咽频率降低等症状，严重者出现频繁隐性误吸或严重误吸。脑干延髓和双侧大脑半球损伤患者，更容易发生吞咽障碍。由于脑干网状结构、丘脑下部和大脑皮质间部位的直接损害或脑水肿、血肿间接压迫，伴随不同程度的意识障碍。意识状态与误吸有明显的相关性，尤其是意识不清或格拉斯哥昏迷评分小于9分的患者。为预防胃内容物反流，贲门括约肌在不进食情况下处于关闭状态，而意识障碍患者呈开放状态，括约肌功能作用下降。颅内压升高会导致腹内压增加和胃排空延迟，反流的胃内容物极易积聚在咽喉部，将反流的胃内容物误吸入呼吸道。意识障碍患者由于体位调节能力丧失且伴随着张口反射下降和咳嗽反射下降等，无法吞咽唾液分泌物，气管清除能力减弱、咽喉分泌物下坠和胃内容物反流，更容易导致误吸。吞咽功能的康复对于预防误吸、提高患者生活质量和降低病死率至关重要，干预方法包括直接训练、间接训练、穴位刺激、电刺激、冷刺激等。

（五）护理干预

1. 颅内感染

（1）分析原因：二次手术、引流管留置时间长。

（2）问题依据：患者出现发热，脑脊液生化：葡萄糖 1.53mmol/L，蛋白 1329mg/L；脑脊液常规：白细胞 358×10^6/L。

（3）护理目标：降低感染指标、体温恢复正常。

（4）护理措施：

①加强术后伤口、引流管的管理，动态进行颅内压监测，了解颅内压变化，促进患者康复。予弹性绷带双重固定颅内压监测管道，清除桌面杂物，妥善放置颅内压监测仪，监测管道与输液管道分开放置，避免监测仪与水杯放置在同一平面，观察 ICP 波动范围，有异常及时与管床医师沟通。经协商由患者配偶全程照顾，避免人员过多、环境噪音等因素影响患者 ICP 结果，床旁配置手部消毒液，交代家属接触患者前后注意手卫生，叮嘱家属食物当日即食，勿过夜放置，易滋生细菌，及时更换污染的枕巾和床单，避免引起手术切口的污染。

②对症予退热、抗生素（头孢曲松 4g qd，联合利奈唑胺 0.6g q12h）抗感染、营养支持治疗。妥善固定管道："工字形"胶带固定导管接头处，从颈后部连接三通，采用"工字形"胶带固定导管于锁骨下缘。控制引流量：研究指出，根据流量控制理论，通过动态变化引流瓶高度控制引流速度，缓慢、匀速引流脑脊液可有效避免因引流速度因素导致的不良后果。每班记录引流量，及时与医师反馈引流结果，动态调整引流管高度。观察病情：使用心电监护密切观察患者生命体征，加强巡视，动态评估患者的意识和瞳孔变化，严密观察并准确记录腰大池管的颜色、性质、量。控制情绪与血压：患者夜间偶有情绪躁动，夜间予约束双上肢，口服奥氮平控制患者情绪；收缩压 >140mmHg 时，遵医嘱予口服硝苯地平控释片，以防颅内压突然增高导致脑脊液引流过快而引发脑疝。指导与宣教：指导家属予水平位翻身，不可抬高床头，枕头不宜过高，可以翻身，但只能卧床，如需摇高床头，及时与管床护士沟通，需同时抬高引流管。注意活动和翻身时避免牵拉、扭曲引流管；对病房内陪护人员数量进行控制，避免人员过多、过杂加重患者的感染，经协商每日留一位家属陪护。

2. 肺部感染

（1）分析原因：术后长期卧床，GCS 评分低，患者咳嗽反射越差。

（2）问题依据：患者出现气促伴高热，白细胞高，体温波动在 38.1 ~ 39.0℃，行胸部 CT 检查，提示：双下肺肺炎。

（3）护理目标：体温恢复正常，气促缓解，肺部情况好转。

（4）护理措施：

①及时清除气道内分泌物。呼吸道分泌物不能正常排出、痰液堆积，容易促进病原菌向肺部移动，引发肺部感染。术后 30d，予物理降温并加强抗感染治疗，予抬高床头30°，按症状吸痰。患者痰液积聚部位较深，吸痰前行雾化吸入，15min/次，同时每 2h翻身、叩背 1 次；患者咳嗽咳痰能力较差，气促仍无法缓解，行床旁纤支镜检查，及时

清除深部痰液。

②保持环境清洁舒适，避免交叉感染。对病房温度进行调控，室内温度保持在 21～23℃，湿度保持在 55%～60%，每天定期开窗通风，保持空气清新。日常饮食应以清淡类食物为主，加强对高蛋白和高纤维食物的摄入，增强患者体力、免疫力，提高患者组织修复能力。在每次进食后，叮嘱患者及时应用温开水漱口，有效进行口腔清洁。

3. 认知功能障碍

（1）分析原因：功能区受损。

（2）问题依据：患者蒙特利尔认知评估 7 分。

（3）护理目标：延长患者清醒时间，提高患者认知度。

（4）护理措施：

①上午 8:00～12:00，下午 15:00～18:00 之间每 1h 给予声音、疼痛（如言语、一定的疼痛刺激、肢体被动活动）等刺激使患者从思睡或睡眠状态中觉醒，达到使患者可以进行言语、指示动作等沟通，持续至少 10 min 以上的清醒状态。调整患者睡眠节律，促进神经功能恢复。

②温情交流，尊重患者，应经常用抚摸动作和亲切的话语，谈话时语调低、语速慢、态度要和蔼、吐词清晰、缓慢。

③鼓励和诱导患者参加益智活动，如可以利用听音乐、朗读、看简易图片，给之以视听方面的外界刺激，调节情绪，改善记忆力。可以让家属多讲有趣的往事，适当地让家属进行轮换，让照护人员适当休息并放松心情，以更好地照顾患者。

4. 潜在并发症：误吸

（1）分析原因：肿瘤侵袭、手术应激。

（2）问题依据：意识为嗜睡，注意力无法集中，吞咽食团进程慢。

（3）护理目标：无误吸发生。

（4）护理措施：

①高频次的吞咽筛查，能有效避免后颅窝肿瘤患者误吸的发生，每日餐前实施改良洼田饮水试验，术后 12d 为患者行改良洼田饮水试验结果为 Ⅱ 级，确定患者安全一口量为 5～8ml，予拔除胃管，指导家属喂食，但患者嗜睡，误吸风险高。

②进餐前评估患者的意识，唤醒可配合状态才予以喂食，进餐时全程巡视。

③指导家属喂食，选择半流质食物或软食，如豆腐、蛋羹、瘦肉粥，根据安全一口量（5～8ml），选择最佳进食工具——中号圆勺，咽完一口再喂，喂食时全程予坐位或半卧位进食，进食后保持体位 30min。

④进食时环境保持明亮、安静，进食过程中勿播放视频，避免干扰吞咽进程引发误吸。

⑤指导患者做简单的面部肌肉训练：闭眼→睁眼→张嘴，维持 5s，每天 3 次，在患者清醒时进行干预，根据患者意识状态动态调整评定时间，避免结果波动过大。

5. 出院健康教育

（1）转回当地医院继续做康复治疗（高压氧、理疗等）。

（2）合理饮食，保持营养均衡，多吃富含蛋白质、维生素和矿物质的食物。

（3）保持规律的作息时间，保证充足的睡眠和休息，有助于身体康复。

（4）术后应避免剧烈运动、咳嗽、打喷等可能导致颅内压增高的行为。保持大便通畅，避免用力排便。定期复查，及时发现并处理可能存在的病情变化情况。

（5）术后三个月复查颅脑 CT。

（6）保持积极乐观的心态，相信患者能够战胜疾病，树立康复信心。

（六）效果评价

（1）经过9天的腰大池引流，患者体温逐步恢复正常，脑脊液检验结果显示感染指标下降，予拔除引流管。

（2）经过精心护理，患者气促症状消失，体温可维持正常水平，肺部情况逐渐好转。

（3）经过住院期间的认知干预，患者出院前白天睡眠时间减少，配合程度提高。

（4）本例患者住院期间，后期吞咽筛查结果为Ⅰ级。

（5）随访期间患者家属基本掌握康复方法，了解疾病的预后。

（七）反思与收获

（1）反思：本案例仅偏向术后护理，缺乏对疾病的全程护理，由于 EC 并颅内转移病例较少，临床实践中十分罕见，国内尚无规范的治疗方式，缺乏大数据的循证支持，故对于此类患者的护理经验还需进一步探讨与总结。

（2）收获：有效的病情观察可以避免病情的突然变化，颅内感染合并肺部感染是患者死亡的独立危险因素，根据循证制定个性化护理方案，可有效改善患者预后，"工字形"胶带固定引流管，可更加妥善固定引流管，降低患者的拔管风险，有效预防颅内感染。舒适清洁的室内环境既可使患者愉快、轻松，防止外来细菌的传染。口腔护理避免对治疗预后有不良影响的各种因素，从而改善了治疗结果，则可以防止口腔内细菌传播造成的肺部感染。心理治疗将有助于降低家属负面情绪，使其以积极态度对待生命，有助于改善生命品质、希望水平、社会支持程度。

（刘玉霞　周灿）

参考文献

[1] 刘春兰. 神经外科护理专科发展的现状与展望 [J]. 齐鲁护理杂志, 2019, 25 (6): 1-3.

[2] 中华医学会神经外科学分会, 中国神经外科重症管理协作组. 中国神经外科重症管理专家共识 (2020 版) [J]. 中华医学杂志, 2020, 100 (19): 1443-1458.

[3] 中华医学会神经外科学分会, 中国神经外科重症管理协作组. 神经外科脑脊液外引流中国专家共识 (2018 版) [J]. 中华医学杂志, 2018, 98 (21): 1646-1649.

[4] 中华医学会创伤学分会颅脑创伤专业委员会. 颅脑创伤患者脑脊液管理中国专家共识 [J]. 中华神经外科杂志, 2019, 35 (8): 760-764.

[5] 中国医师协会神经外科分会神经内镜专家委员会, 中国医师协会内镜医师分会神经内镜专业委员会, 中国医师协会神经修复学专业委员会. 内镜经鼻颅底外科手术后中枢神经系统感染诊治中国专家共识 [J]. 中华神经外科杂志, 2022, 38 (3): 7.

[6] 中国卒中学会, 中国卒中学会神经介入分会, 中华预防医学会卒中预防与控制专业委员会介入学组, 等. 急性缺血性卒中血管内治疗中国指南 2023 [J]. 中国卒中杂志, 2023, 18 (6): 684-711.

[7] 丁亚平, 夏姗姗, 童祥飞, 等. 2022 版《AARC 临床实践指南: 人工气道内吸痰》解读 [J]. 护理研究, 2022, 36 (22): 3953-3957.

[8] 中华医学会神经外科学分会颅脑创伤专业组, 中华医学会创伤学分会神经损伤专业组. 颅脑创伤患者脑监测技术中国专家共识 [J]. 中华神经外科杂志, 2020, 36 (12): 6.

[9] 苏立新, 范新东. 动静脉畸形诊断与介入治疗专家共识 [J]. 中国血管外科杂志 (电子版), 2020, 12 (03): 180-184.

[10] 中华医学会神经外科学分会, 中华医学会麻醉学分会, 中国医疗保健国际交流促进会加速康复外科学分会. 未破裂颅内动脉瘤患者加速康复外科临床实践指南 [J]. 中华医学杂志, 2022, 102 (41): 10.

[11] 张鸿祺, 杨新健, 屈延, 等. 中国颅内未破裂动脉瘤诊疗指南 2021 [J]. 中国脑血管病杂志, 2021, 18 (9): 31.

[12] 苏新, 马永杰, 涂天琦, 等. 硬脑膜动静脉瘘病因及其发病机制的研究进展 [J]. 中国脑血管病杂志, 2022, 19 (8): 572-575.

[13] 王忠诚. 神经外科学 [M]. 武汉: 湖北科学技术出版社, 2015.

[14] 天津市护理质控中心. 预防成人经口气管插管非计划性拔管护理专家共识 [J]. 中华护理杂志, 2019, 054 (006): 822-828.

[15] 胡延秋, 程云, 王银云, 等. 成人经鼻胃管喂养临床实践指南的构建 [J]. 中华护理杂志, 2016, 51 (2): 9.

[16] 江华. 石汉平 刘明. 中国成年患者营养治疗通路指南 [M]. 北京: 人民卫生出版社, 2022.

[17] 米元元, 黄海燕, 尚游, 等. 中国危重症患者肠内营养支持常见并发症预防管理专家共识 (2021 版) [J]. 中华危重病急救医学, 2021, 33 (8): 16.

[18] 中华护理学会重症护理专业委员会, 北京医学会肠外肠内营养学分会护理学组, 郭淑丽执笔刘芳高岚王晓英. 神经重症患者肠内喂养护理专家共识 [J]. 中华护理杂志, 2022, 57 (3): 261-264.

[19] WANG N, WANG M P, JIANG L, et al. Association between the modified Nutrition Risk in Critically Ill (mNUTRIC) scoreand clinical outcomes in the intensive care unit: a secondary analysis of a largeprospective observational study [J]. BMC Anesthesiol, 2021, 21 (1): 220.

[20] 中华医学会神经病学分会神经心理与行为神经病学学组. 综合医院谵妄诊治中国专家共识 (2021) [J]. 中华老年医学杂志, 2021, 40 (10): 8.

[21] 黄师菊, 蔡有弟. 临床营养高级护理实践 [M]. 广州: 华南理工大学出版社, 2021.

［22］GreenbergMarkS. 神经外科手册［M］. 9 版. 赵继宗主译. 江苏：凤凰科学技术出版社，2021.

［23］吕传真，周良辅. 实用神经病学［M］. 5 版. 上海：上海科学技术出版社，2021.

［24］孟凡刚，刘玉光. 临床神经外科学［M］. 北京：人民卫生出版社，2023.

［25］张亚卓. 内镜神经外科学［M］. 3 版. 北京：人民卫生出版社，2022.

［26］王军. 神经外科护理学与操作技术［M］. 北京：人民卫生出版社，2020.

［27］郭铁成，王强. 周围神经疾病康复［M］. 北京：人民卫生出版社，2020.

［28］李乐之，路潜. 外科护理学［M］. 7 版. 北京：人民卫生出版社，2021.

［29］孙玉梅，张立力，张彩虹. 健康评估［M］. 北京：人民卫生出版社，2021.

［30］中国难治性垂体腺瘤诊治专家共识（2019）［J］. 中华医学杂志，2019，99（19）：6.

［31］杨吉垒，温晓霞，王文丽，等. 三叉神经痛的诊疗研究进展［J］. 中国疼痛医学杂志，2023，29（3）：201－206.

［32］陈忠平. 神经系统肿瘤［M］. 2 版. 北京：北京大学医学出版社，2023.

［33］蔡卫新，贾金秀. 神经外科护理学［M］. 北京：人民卫生出版社，2019.

［34］NABORS L B, PORTNOW J, AHLUWALIA M, et al. Central Nervous System Cancers, Version 3. 2020, NCCN Clinical Practice Guidelines in Oncology［J］. Journal of the National Comprehensive Cancer Network：JNCCN, 2020, 18（11）：1537－1570.

［35］刘岩红，国家卫生健康委员会医政医管局. 脑胶质瘤诊疗规范（2018 年版）［J］. 中华神经外科杂志，2019，35（3）：23.

［36］范艳竹，陶子容，唐云红. 神经外科专科护理［M］. 北京：化学工业出版社，2022.

［37］颅咽管瘤治疗专家共识编写委员会，中华医学会神经外科学分会小儿神经外科学组. 颅咽管瘤围手术期管理中国专家共识（2017）［J］. 中华医学杂志，2018，98（1）：6.

［38］郭起浩，洪震. 神经心理评估［M］. 2 版. 上海：上海科学技术出版社，2016.

［39］陈红，汪慧娟，陈瑜. 术后谵妄患者非药物管理最佳证据综合［J］. 护理研究 2019，33（23）：4108－4112.

［40］尤黎明，吴瑛. 内科护理学［M］. 7 版. 北京：人民卫生出版社，2022.

［41］王群，单伟，杨华俊. 2022 年癫痫领域十大研究进展［J］. 中国现代神经疾病杂志，2023，23（3）：149－155.

［42］孔维佳. 耳鼻咽喉头颈外科学［M］. 3 版. 北京：人民卫生出版社，2021.

［43］方玉. 肿瘤患者家庭营养指导手册［M］. 北京：北京大学医学出版社，2018.

［44］漆松涛. 显微神经外科手术图解及述评［M］. 2 版. 北京：人民卫生出版社，2018.

［45］李新钢，王任直. 外科学神经外科分册［M］. 2 版. 北京：人民卫生出版社，2023.